JN234317

漢方処方と方意

[著者]

石毛 敦
横浜薬科大学客員教授
Kaon漢方アカデミー特別講師
(株)クスリのサンロード学術顧問

西村 甲
伊勢慶友病院
小児科部長

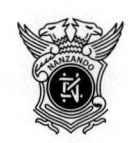

南山堂

序

　本当に，漢方薬を理解しようとする初心者の薬剤師あるいは医師の苦悩は計り知れない．これまで，彼らの苦悩を考慮して書かれた漢方薬解説書があったであろうか．漢方用語の難解さ，不統一など，漢方専門家にはわかるが，初心者にとっては，漢方用語に弄ばれている感が否めない．

　本書は，そのような悩みを念頭に置きながら，自分だったら，このように説明してくれれば分かるのではないかと自問自答しながら，できるだけ平易な言葉で執筆した．しかも，原典を忠実に解釈するようにも心がけた．さらに，方剤を50音順に配列して，漢方薬の辞書としても利用できるよう配慮した．

　本書を開いてみると，見開き2ページで一つの方剤が理解できることがわかる．左にイラストと方剤解説を配置してあるので，この方剤はいったい何をしたいと思っているのかを大雑把につかんでいただきたい．一目で方剤の性格が分かるようにイラストにも工夫を凝らしている．一方で，右ページの症例を読み解いていくことによって具体的な方剤の使い方の理解も可能になろう．処方箋から患者をみなければならない薬剤師にとって症例で方剤を理解することは重要である．医師にとっても，症例を通して，診断・治療の組み立て方が理解されるであろう．

漢方は着実に医療現場に根を広げ，80％以上の医師が漢方薬を処方しているという．医学教育でもモデルコアカリキュラムに「和漢薬を概説できる」という項目が組み込まれ，益々漢方を処方する医師が増えることが予想される．当然その処方箋を受ける薬剤師も漢方の知識が必須となる．しかし，多くの薬剤師にお聞きすると「漢方薬の服薬指導は苦手です．」と口をそろえたような答えが返ってくる．当初，本書は，このような薬剤師の漢方服薬指導に少しでも役に立ちたいという気持ちで書かれたのである．

　しかし，並々ならぬ熱意を持った編集者の宮本正則氏の的確な助言をいただき，今までにはなかった本へと変身させることができた．ここに感謝の意を表したい．これにより，本書が，薬剤師のみならず，医師にも役立つものになったと自負する次第である．十分に本書が活用され一人でも多くの患者に漢方薬が使われるようになれば著者としてこれほど嬉しいことはない．

2010年2月

石毛　敦　　西村　甲

本書の使用に際して

　本書は，漢方初心者，特に薬剤師が漢方薬の特徴を理解しやすいよう配慮して，解説したものである．現在，保険適応をもつエキス製剤を中心にした全 148 種類の漢方薬について，生薬構成に基づいて特徴を解説し，さらに具体的な症例を提示することで，漢方薬の特徴を把握しやすいよう配慮した．症例も登場することから，薬剤師ばかりでなく，診療にあたる医師にとっても有益なものといえる．では，その利用方法について説明しよう．

　本書は見開き 2 ページで，一漢方方剤を理解できるよう工夫されている．左ページには，漢方方剤の方意を示している．上段には，漢方方剤名と各漢方方剤が適する患者さんのイメージをイラストで表示して，方剤を構成する生薬がどのような症状に対して作用するかを示している．なお，方剤名を重要度に従って赤・青・黒色で表現した．重要度については，基本方剤として理解すべき点と臨床エビデンスレベルの点の 2 点から判断した．

　方意解説の最初には，構成生薬を提示して，さらに基本処方が含まれる場合には，基本処方＋その他の生薬といった形で，方剤の特徴を浮き出すようにしている．

　次には，漢方方剤のもつ適応疾患・症状を明記して，保険上の適正使用がなされるように配慮した．

　さらに，方剤を構成する個々の生薬，生薬同士の作用について，具体的に説明している．この中では，これまでの意味が理解しずらい語句を極力さけて，初心者の漢方薬理解を妨げないよう十分な配慮を行った．そして，上段のイラストを参考にすることで，理解がさらに容易になると思われる．徐々にイラストに慣れてくると，解説本文をあまり見なくても方剤の理解がすぐできるようになるであろう．

　この方剤方意解説の大きな特徴は，各方剤が創生された原典の中で述べられた方剤のもつ意味を忠実に解説し，さらに，読者が理解を深める中で，生じる様々な疑問になるべく答えるように配慮したことである．日本では，原典の条文にない適応症状・疾患にも漢方薬投与を行い，適応を拡大してきている．それ自体は非常に重要なことであるが，まずは基本を押さえる

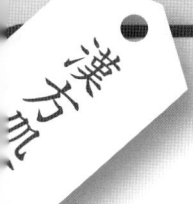

ことが先決であると思われる．

　例えば，桂枝湯の中の芍薬が増量されると全く方意が変化すると説明されるが，その漢方医学的な機序については触れられることは少ない．我々は，芍薬の作用について，仮説を立てて，ある程度一般的な法則を提示してみた．また，桂枝加竜骨牡蛎湯，当帰四逆加呉茱萸生姜湯は，桂枝湯の類方として桂枝湯の証があり，さらに＋アルファの症状に対して有効とする解説をよくみかけるが，実は，桂枝湯以外の生薬が加味されることで，方意が大きく変わったことを本書では提示させていただいた．さらに，他書においても，記載があるが，五積散などにおいては，各種基本方剤の集合体とみることができることを提示した．

　イラストに関しては，構成生薬が基本的には，表裏・寒熱・気血水に関わる病態について，関係する部位を指すように表現した．特に重要な温める生薬を左に，冷やす生薬を右に配置して，理解の便を図った．さらに，表裏・寒熱・気血水に関わる病態で，生薬の作用を表現しにくい場合には，改善させる効果が期待できる症状・病態を白抜き文字により明記して，その点について生薬が作用するよう表現した．ある症状・病態に対して作用するとする表現が困難な場合には，例えば，「甘草が諸薬を調和させる」というように，生薬がもつ作用としてアミ掛で表現した．

　生薬の効能については，主要なものに限定した．

　右ページには，具体的な症例を提示した．
① 「受診の経緯とプロブレム」では症例，主訴，現病歴を提示した．
② 「診察のポイント」では現症を記載し，西洋医学的診察所見と漢方医学的診察所見に分類して記載した．
③ 「処方と治療経過」については，投与した漢方方剤と具体的な処方量，患者の経過を提示して，経過がどのようになるのか，治療期間がどの程度必要なのか，などにも理解が深まるよう配慮した．
④ 「処方決定のプロセスとヒント」では，漢方医がどのような観点から処方を決定していくか，鑑別処方としてどのような方剤を考慮しているか，などについて提示した．処方医の考え方を推測する参考になるものと思われる．重要なポイントをかぎ括弧でくくり，理解しやすいよう配慮した．

本書の使用に際して

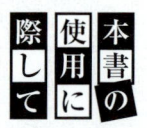

イラスト解説

【虚実】 体格により，虚実を表現した．体格を3種類に分類して，大きいものを実証，中間を中間証，小さいものを虚証とした．

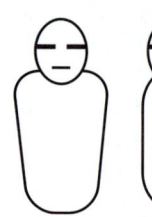

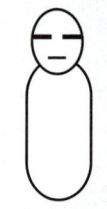

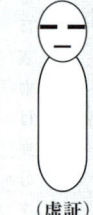

(実証)　(中間証)　(虚証)

【表裏・寒熱】 表裏・寒熱について，表寒については体表部外側に青色の帯を，表熱については体表部外側に赤色の帯を，裏寒については体内に青色の塊を，裏熱については体内に赤色の塊を配置して表現した．

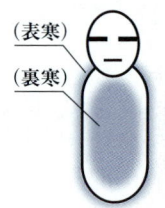

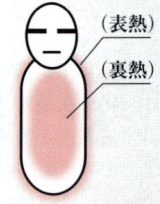

(表寒)　(表熱)
(裏寒)　(裏熱)

【気の異常】

(気虚)　(気滞)　(気逆)　(普通)

(気虚＋気逆)　(気虚＋気滞)　(気逆＋気滞)

(気虚＋気滞＋気逆)

顔の表情で，気の異常を表現した．気の異常には気虚，気滞，気逆があり，単独のもの，2種類が合併するもの，3種類が合併するものがあり，それぞれ上記の通りである．

【血・水の異常】

血・水の異常については，体内に赤丸・青丸を用いて表現した．
血虚は白抜きの赤丸，瘀血は赤塗りの赤丸，血虚＋瘀血は上半分が白抜き，下半分が赤塗りの赤丸．
水毒は青塗りの青丸，亡津液は白抜きの青丸で表現した．

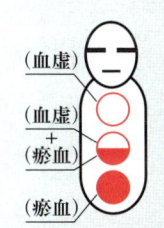

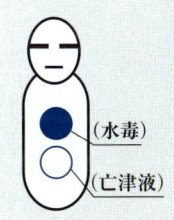

（血虚）
（血虚）＋（瘀血）
（瘀血）
（水毒）
（亡津液）

7 越婢加朮湯（えっぴかじゅつとう）

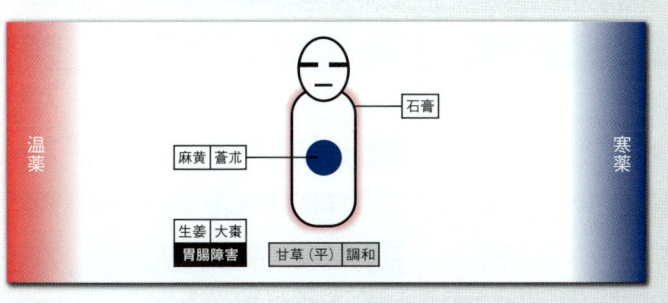

温薬／寒薬
石膏
麻黄　蒼朮
生姜　大棗
胃腸障害
甘草（平）　調和

具体例として，「7．越婢加朮湯」を取り上げて説明する．
麻黄・蒼朮は，温薬・利水薬として水毒を改善する．
石膏は，寒薬として表熱を改善する．
生姜・大棗は，温薬であるが主として胃腸障害の改善に作用する．
甘草は，平薬として諸薬の調和に作用する．

[目次]

あ

1	安中散	2
2	胃苓湯	4
3	茵蔯蒿湯	6
4	茵蔯五苓散	8
5	温経湯	10
6	温清飲	12
7	越婢加朮湯	14
8	黄耆建中湯	16
9	黄芩湯	18
10	黄連解毒湯	20
11	黄連湯	22
12	乙字湯	24

か

13	葛根加朮附湯	26
14	葛根湯	28
15	葛根湯加川芎辛夷	30
16	加味帰脾湯	32
17	加味逍遙散	34
18	甘草湯	36
19	甘麦大棗湯	38

き, く

20	桔梗石膏	40
21	桔梗湯	42
22	帰脾湯	44
23	芎帰膠艾湯	46
24	芎帰調血飲	48
25	九味檳榔湯	50

け

26	荊芥連翹湯	52
27	桂枝加黄耆湯	54
28	桂枝加葛根湯	56
29	桂枝加厚朴杏仁湯	58
30	桂枝加芍薬大黄湯	60
31	桂枝加芍薬湯	62
32	桂枝加朮附湯	64
33	桂枝加竜骨牡蛎湯	66
34	桂枝加苓朮附湯	68
35	桂枝湯	70
36	桂枝人参湯	72
37	桂枝茯苓丸	74
38	桂枝茯苓丸加薏苡仁	76
39	桂芍知母湯	78
40	啓脾湯	80
41	桂麻各半湯	82

こ

42	香蘇散	84
43	五虎湯	86

44	五積散	88
45	牛車腎気丸	90
46	呉茱萸湯	92
47	五淋散	94
48	五苓散	96

さ

49	柴陥湯	98
50	柴胡加竜骨牡蛎湯	100
51	柴胡桂枝乾姜湯	102
52	柴胡桂枝湯	104
53	柴胡清肝湯	106
54	柴朴湯	108
55	柴苓湯	110
56	三黄瀉心湯	112
57	酸棗仁湯	114
58	三物黄芩湯	116

し

59	滋陰降火湯	118
60	滋陰至宝湯	120
61	紫雲膏	122
62	四逆散	124
63	四君子湯	126
64	梔子柏皮湯	128
65	七物降下湯	130
66	四物湯	132
67	炙甘草湯	134
68	芍薬甘草湯	136
69	芍薬甘草附子湯	138
70	十全大補湯	140
71	十味敗毒湯	142
72	潤腸湯	144
73	小建中湯	146
74	小柴胡湯	148
75	小柴胡湯加桔梗石膏	150
76	小青竜湯	152
77	小半夏加茯苓湯	154
78	消風散	156
79	升麻葛根湯	158
80	四苓湯	160
81	辛夷清肺湯	162
82	参蘇飲	164
83	神秘湯	166
84	真武湯	168

せ, そ

85	清上防風湯	170
86	清暑益気湯	172
87	清心蓮子飲	174
88	清肺湯	176

89	川芎茶調散	178
90	疎経活血湯	180

た

91	大黄甘草湯	182
92	大黄牡丹皮湯	184
93	大建中湯	186
94	大柴胡湯	188
95	大柴胡湯去大黄	190
96	大承気湯	192
97	大防風湯	194

ち, つ

98	竹茹温胆湯	196
99	治打撲一方	198
100	治頭瘡一方	200
101	調胃承気湯	202
102	釣藤散	204
103	腸癰湯	206
104	猪苓湯	208
105	猪苓湯合四物湯	210
106	通導散	212

と

107	桃核承気湯	214
108	当帰飲子	216
109	当帰建中湯	218
110	当帰四逆加呉茱萸生姜湯	220
111	当帰芍薬散	222
112	当帰芍薬散加附子	224
113	当帰湯	226

に

114	二朮湯	228
115	二陳湯	230
116	女神散	232
117	人参湯	234
118	人参養栄湯	236

は, ひ, へ

119	排膿散及湯	238
120	麦門冬湯	240
121	八味地黄丸	242
122	半夏厚朴湯	244
123	半夏瀉心湯	246
124	半夏白朮天麻湯	248
125	白虎加人参湯	250
126	茯苓飲	252
127	茯苓飲合半夏厚朴湯	254
128	附子理中湯	256
129	平胃散	258

ほ

130	防已黄耆湯	260
131	防風通聖散	262
132	補中益気湯	264

ま，も

133	麻黄湯	266
134	麻黄附子細辛湯	268
135	麻杏甘石湯	270
136	麻杏薏甘湯	272
137	麻子仁丸	274
138	木防已湯	276

よ

139	薏苡仁湯	278
140	抑肝散	280
141	抑肝散加陳皮半夏	282

り，ろ

142	六君子湯	284
143	立効散	286
144	竜胆瀉肝湯	288
145	苓甘姜味辛夏仁湯	290
146	苓姜朮甘湯	292
147	苓桂朮甘湯	294
148	六味丸	296

その他

イラストで学ぶ漢方の基礎	299
漢方用語解説	313
索引	317

148
保険適応方剤

1 安中散
あんちゅうさん

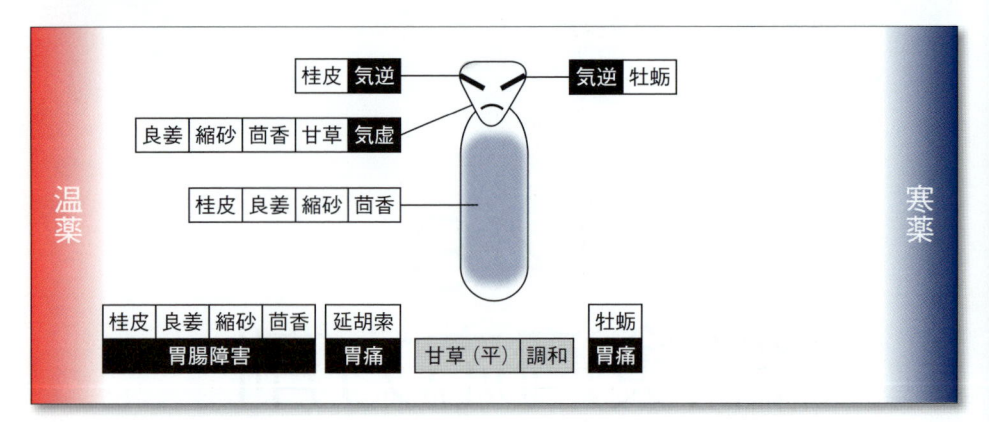

```
       桂皮 気逆          気逆 牡蛎
  良姜 縮砂 茴香 甘草 気虚
  桂皮 良姜 縮砂 茴香

桂皮 良姜 縮砂 茴香   延胡索         牡蛎
     胃腸障害           胃痛    甘草(平) 調和   胃痛
```

温薬　　　　　　　　　　　　　　　　　　　寒薬

方剤と保険適応

○桂皮　甘草　延胡索　良姜　牡蛎　縮砂　茴香

【保険適応】 やせ型で腹部筋肉が弛緩する傾向にあり，胃痛または腹痛があって，ときに胸やけ，げっぷ，食欲不振，はきけなどを伴う次の諸症：神経性胃炎，慢性胃炎，胃アトニー．

方意と解説

- ◆ 本剤は身体を温め胃の痛みを和らげる方剤である．イラストでも分かるようにほとんどの生薬は身体を温める．
- ◆ 牡蛎だけが冷やす作用を持ったもので，本剤の温め過ぎを緩和する目的にも配合されている．
- ◆ 桂皮・良姜・縮砂・茴香は芳香性健胃薬として知られる生薬で鎮痛作用もある．
- ◆ 牡蛎は胃酸を中和することで，胃痛にも効がある．
- ◆ 延胡索は鎮痙・鎮痛作用がある．
- ◆ そして，患者としては冷え症あるいは冷えることにより胃の具合が悪くなる人が見えてこよう．
- ◆ 牡蛎には精神的緊張を緩和させる作用があり，精神的に動揺しやすい人に有効である．

カルテ

受診の経緯とプロブレム

- 44歳女性．主訴：胃痛．
- 6か月前から，上腹部の膨満感，もたれ感，疼痛が続いている．1か月前からは，胃痛がやや悪化して，食欲も低下してきた．近医で上部消化管内視鏡検査を受けたが，軽度の胃炎所見は認められたが，悪性所見はなかった．制酸剤などの投与を受けたが，改善しなかった．漢方治療を希望して来院．

診察のポイント

- 身長156cm．体重45kg．血圧112/68mmHg．体温36.3℃．咽頭発赤軽度．肺野清．心音正常．腹部平坦軟．心窩部から臍部にかけて軽度圧痛あり．グル音異常なし．肝脾触知せず．やや疲れた印象．冷えあり．
- 脈：沈細[*]．舌：やや瘦せ，淡紅色，歯痕軽度あり．舌下静脈怒張なし．腹部：腹力弱．軽度振水音[*]あり．腹部全体に冷感あり．

処方と治療経過

- 安中散を投与．2週後，胃痛は軽度改善．6週後，もたれ感も軽減．手足も冷えていたが徐々に改善．4か月治療を継続して，体調がよいため治療を終了．

処方決定のプロセスとヒント

- 本症例は「胃痛，冷え」を投与目標に安中散を選択し改善を得た．
- 安中散は胃痛によく用いられ，一般的には冷えを伴い，女性では生理痛などの月経に関連するトラブルにも，よい効果を示すことが多い．
- 冷えの強い不安障害，気分障害にも有効なことがある．

2 胃苓湯（いれいとう）

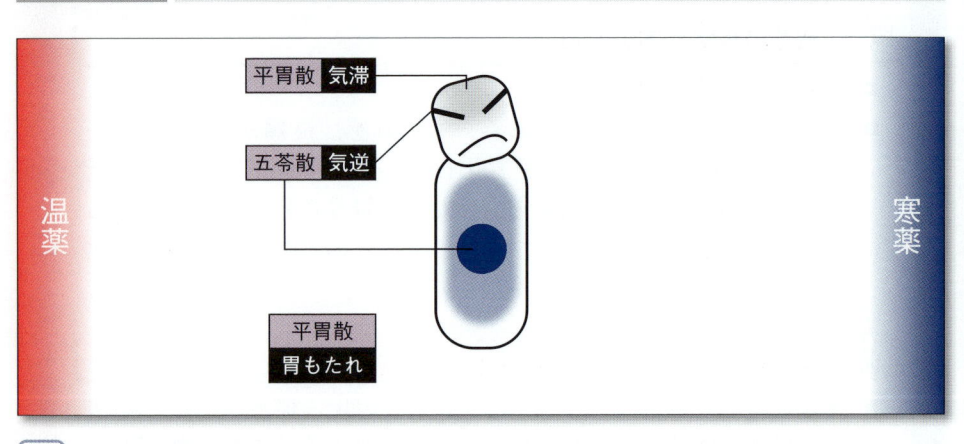

方剤と保険適応

○生姜　大棗　甘草　厚朴　蒼朮　陳皮　沢瀉　茯苓　猪苓　桂皮
＝生姜　大棗　甘草　厚朴　蒼朮　陳皮　沢瀉　茯苓　猪苓　蒼朮　桂皮
＝平胃散＋五苓散

【保険適応】 水瀉性の下痢，嘔吐があり，口渇，尿量減少を伴う次の諸症：食あたり，暑気あたり，冷え腹，急性胃腸炎，腹痛．

方意と解説

◆ 平胃散(129)と五苓散(48)の合わさった方剤である．
◆ 平胃散は急性・慢性胃カタル，胃アトニー，消化不良や過食による胃腸障害を改善させる方剤である．
◆ 五苓散は浮腫などを改善する代表的な利水剤で，水の偏り（水毒）による浮腫，ネフローゼ，二日酔い，急性胃腸カタル，下痢，めまい，胃内停水などの症状を治す．
◆ したがって，この2方剤を合わせた胃苓湯は，水が悪さをする胃腸障害に使用される方剤であることが理解できる．水瀉性の下痢を止める効果が強化された平胃散と考えると理解しやすい．

カルテ

受診の経緯とプロブレム

- 49歳男性．主訴：胃もたれ感．
- 1か月前から，嘔気，上腹部の膨満感やもたれ感が続いている．それ以前の接待による飲食が続いた後からだという．症状が改善せず，3日前からは，下痢，嘔吐が出現．近所ではウイルス性胃腸炎が流行しているという．

診察のポイント

- 身長169cm．体重69kg．血圧130/78mmHg．体温37.2℃．咽頭発赤軽度．肺野清．心音正常．腹部平坦軟．心窩部から臍部にかけて軽度圧痛あり．グル音異常なし．肝脾触知せず．口渇あり．
- 脈：沈細*)．舌：やや胖大*)，淡紅色，歯痕軽度あり．舌下静脈怒張なし．腹部：腹力中等度．軽度振水音*)あり．

処方と治療経過

- 胃苓湯を投与．翌日，すこし吐気，口渇が消失．さらに2日後には下痢も改善．1週間，服用を続け，胃もたれも消失したため治療を終了．

処方決定のプロセスとヒント

- 本症例は「胃もたれの他，下痢・嘔吐を伴っている」ため，胃苓湯を選択した．もともと体調がよい症例のため，短期間の治療で軽快したと考えられる．
- 胃苓湯は胃もたれに加えて発熱，下痢，嘔吐などを伴う場合に用いられる．

3 茵蔯蒿湯
いんちんこうとう

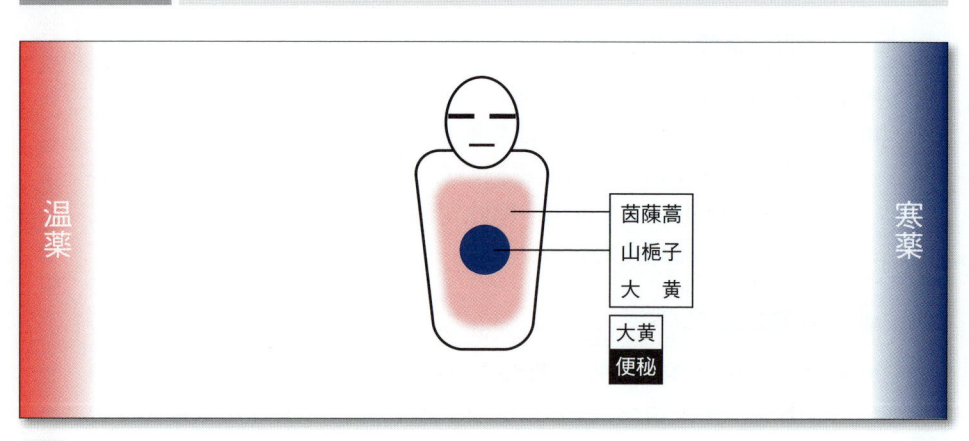

温薬 / 寒薬

茵蔯蒿
山梔子
大黄

大黄
便秘

方剤と保険適応

○茵蔯蒿　山梔子　大黄

【保険適応】 尿量減少，やや便秘がちで比較的体力のあるものの次の諸症：黄疸，肝硬変症，ネフローゼ，じんましん，口内炎．

方意と解説

◆ 3薬からなる方剤で，茵蔯蒿・山梔子・大黄はそれぞれ乾かす作用があり，湿をとる，身体を冷やす生薬である．

◆ すべての生薬が炎症など熱を冷ますもので，それに加え茵蔯蒿は黄疸をとる利胆作用[*]を有することが特徴である．

◆ したがって，炎症などの熱症状と浮腫を伴う黄疸，じんましんに使用されるのも納得できよう．

カルテ

受診の経緯とプロブレム

- 12歳男児．主訴：黄疸・発熱．
- 3週前の夕食に家族であさりを焼いて食べた．3日前から倦怠感，37.6℃の発熱が出現．前日からはだるさが悪化して食欲が低下．当日は顔色がやや黄色くなったため来院．

診察のポイント

- 身長150cm．体重50kg．体温38.2℃．体格やや太り気味．眼球結膜黄染．咽頭発赤なし．肺野清．心音正常．腹部がやや膨満し，軽い圧痛がある．ややだるい印象．血液生化学検査：AST 53IU/L．ALT 83IU/L．TB 6.4mg/dL．DB 5.2mg/dL．
- 脈：沈緊*)．舌：大きさ正常，やや乾燥，薄黄苔．腹部：腹力中等度．強い心下痞鞕*)あり．

処方と治療経過

- 茵蔯蒿湯を投与（入院の上，ベッド上安静，補液を併用）．同日夕，軽い下痢．翌日には37℃台に解熱傾向．黄疸も軽度改善．入院3日，AST 43IU/L，ALT 64IU/L，TB 4.4mg/dL，食欲も少し出てきた．入院4日，平熱となった．便性はやや軟であるが排便時に不快感はない．入院5日，体調はよく，外見上黄疸は明らかではなくなった．入院7日，AST 33IU/L，ALT 44IU/L，TB 2.3mg/dL，体調もよいため退院．4日後，外来を受診．体調に著変なく，血液検査では肝機能は正常化していた．

処方決定のプロセスとヒント

- 本症例は「体格中等度であり，急性の経過で発熱，倦怠感，黄疸が出現していることからA型肝炎」と考え，茵蔯蒿湯を選択した．
- もともと便秘傾向はないが，漢方薬が適合すると，本症例のように多少の下痢になっても不快感は出現しない．

4 茵蔯五苓散（いんちんごれいさん）

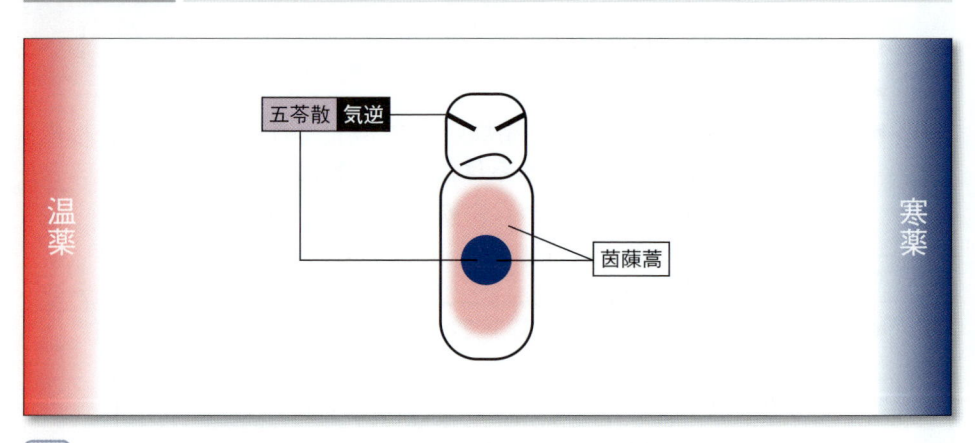

方剤と保険適応

○沢瀉　茯苓　猪苓　蒼朮　桂皮　茵蔯蒿

＝五苓散＋（茵蔯蒿）

【保険適応】 のどが渇いて，尿が少ないものの次の諸症：嘔吐，じんましん，二日酔いのむかつき，むくみ．

方意と解説

- ◆ 五苓散（48）に茵蔯蒿を加味した方剤である．
- ◆ 五苓散は，沢瀉・茯苓・猪苓・蒼朮といった浮腫，下痢，めまいなど水の滞り（水毒）を治す利水薬に，気の巡りを良くする桂皮が配合された利水剤の代表的なものである．
- ◆ したがって，下痢や浮腫，めまいを治す方剤であり，それに身体を冷やし，乾かす作用と利胆作用[*]を持つ茵蔯蒿が加わった方剤が茵蔯五苓散である．
- ◆ 茵蔯五苓散は，口渇，尿量減少，下痢などの水毒症状を伴う黄疸，じんましんに用いることができる．

カルテ

受診の経緯とプロブレム

- 23歳女性．主訴：蕁麻疹．
- 幼少時からアトピー性皮膚炎があり，加療により小学生の頃には軽快．就職して半年後，仕事が多くなり，帰宅が遅くなるようになった．人間関係にもストレスを感じるようになってきた．前日の飲み会で大量飲酒．翌日早朝，全身に蕁麻疹が出現．むくみ感が強く，引っ掻いた部位が膨疹となった．飲みすぎて嘔気，口渇がある．

診察のポイント

- 身長160cm．体重48kg．血圧128/86mmHg．体温35.9℃．全身やや浮腫状．眼瞼浮腫あり．喘鳴なし．躯幹を中心に膨疹が多発．強く引っ掻いた部位には浸出液が認められる．
- 脈：浮滑*)．舌：やや胖大*)，湿潤が強い，中等度の白苔．腹部：腹力中等度．振水音*)あり．緊張低下．

処方と治療経過

- 茵蔯五苓散を投与．1包内服後，嘔気，口渇が改善．かゆみも少し良い．3時間後さらに1包内服．膨疹が少し引いた．さらに3時間後1包内服．かゆみがほぼ軽快．膨疹の発赤も薄くなった．睡眠前にもう1包内服．翌日にはすべて蕁麻疹は消失．

処方決定のプロセスとヒント

- 本症例は「ストレスから体調不良となっていたうえに，飲み過ぎによる水毒が誘引となり，蕁麻疹を発症した」と判断し，茵蔯五苓散を選択した．
- このような水毒が関係する蕁麻疹には，茵蔯五苓散がよく用いられる．

5 温経湯（うんけいとう）

```
温薬                                                    寒薬
     呉茱萸 半夏 桂皮 気逆
     人参 生姜 甘草 気虚
                              芍薬
     当帰 川芎
                              牡丹皮
     桂皮 呉茱萸
                         麦門冬 阿膠
                         手のほてり
```

方剤と保険適応

○当帰　川芎　芍薬　人参　麦門冬　半夏　桂皮　生姜　呉茱萸　甘草　牡丹皮　阿膠
＝四物湯－地黄＋（人参　麦門冬　半夏　桂皮　生姜　呉茱萸　甘草　牡丹皮　阿膠）

【保険適応】 手足がほてり，唇がかわくものの次の諸症：月経不順，月経困難，こしけ，更年期障害，不眠，神経症，湿疹，足腰の冷え，しもやけ．

方意と解説

- ◆ 本剤は，桂皮・生姜・呉茱萸・当帰・川芎の身体を温める生薬が並び，身体が冷える（寒証）人向けの方剤である．
- ◆ 当帰・芍薬の配合は皮膚の乾燥，栄養障害など（血虚）を改善する．
- ◆ 月経不順など血液の滞り（瘀血）で生じる症状を治す川芎・牡丹皮は，更年期障害などに効率的に奏効する．
- ◆ 人参・生姜・半夏・甘草などは，胃腸機能を整える生薬（補気健脾）で，元気をつけるための補剤的要素が強いことも分かる．
- ◆ 当帰・芍薬・阿膠・麦門冬は，自ら身体を冷やす機構の機能低下（衰弱による熱：虚熱）の改善目的で配合されている．
- ◆ 麦門冬は滋潤薬であり，乾きを潤す．
- ◆ 阿膠は止血作用もあり，不正性器出血などにも応用される．
- ◆ 以上から本剤は，寒証で，元気がなく（気虚），顔色が悪く（血虚），一方で末梢循環障害もあり，末端を中心に虚熱からほてりを生じる月経不順に適応がある．

カルテ

受診の経緯とプロブレム

- 39歳女性．主訴：手荒れ．
- 中学生頃から家事などの手伝いで，手荒れがよく出るようになった．冬はあかぎれ状になりやすい．保湿クリームで軽快．その後はあまり症状がなかったが，31歳で結婚して，仕事と家事を両立させる必要が出てきてから，ストレスが増強するとともに手荒れが再度出現してきた．月経も不安定で，特に高温期が短縮する傾向がでてきた．唇の乾燥，手足のほてりが次第に悪化してきた．

診察のポイント

- 身長156cm．体重48kg．血圧114/80mmHg．体温36.3℃．顔色普通．咽頭発赤なし．肺野清．心音正常．腹部平坦軟．手掌は乾燥して一部亀裂・発赤あり．血算・血液生化学所見異常なし．LH 5.5mIU/mL．FSH 7.1mIU/mL．E2：43pg/mL．
- 脈：沈細[*)]．舌：やや痩せ，乾燥，やや紅色，舌苔は少ない．腹部：中等度よりやや弱め．下腹部に抵抗・圧痛がある．

処方と治療経過

- 温経湯を処方．2週後に再来．手の乾燥感が軽くなった．6週後，ほてりも軽減した．10週後，口唇の乾燥も改善した．さらに2か月後，月経周期が安定化してきた．さらに6か月の内服後も経過良好であったので治療を終了．

処方決定のプロセスとヒント

- 本症例は「手足のほてり・湿疹（身体に潤いが少ない津液不足），月経周期の異常を伴う病態（瘀血）」があると判断し，温経湯を選択．
- 更年期症候群でも同様な症状がみられる場合によく投与される．

6 温清飲
うんせいいん

温薬 / 寒薬

気逆 — 黄連解毒湯
四物湯

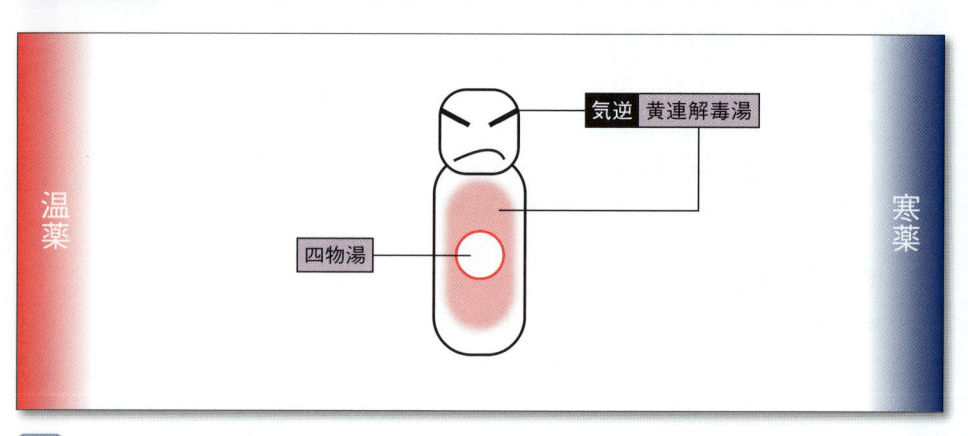

方剤と保険適応

○黄芩　黄連　黄柏　山梔子　当帰　川芎　芍薬　地黄
＝黄連解毒湯＋四物湯

【保険適応】皮膚の色つやが悪く，のぼせるものに用いる：月経不順，月経困難，血の道症，更年期障害，神経症．

方意と解説

◆ 本剤は，黄連解毒湯(10)と四物湯(66)の合方（一般に2方剤の生薬を合わせること）である．

◆ 皮膚の炎症が強く（熱証），皮膚の乾燥，顔色が悪い，貧血など（血虚）が生じた場合に使われる．炎症と血虚症状が共存した場合に用いられる方剤である．

◆ 黄連解毒湯は炎症など熱を冷ます生薬（黄芩・黄連・黄柏・山梔子）のみからなる方剤であり，長期間使用する場合は，血液，栄養などの機能を高め身体の栄養分を補う（補血）四物湯が配合された温清飲を用いた方が無難な場合が多い．

カルテ

受診の経緯とプロブレム

- 5歳5か月，男児．主訴：発疹．
- 2歳頃から肘部に発疹が出現．近医でアトピー性皮膚炎と診断され抗アレルギー剤，ステロイド軟膏による治療を受けたが，症状は改善しなかった．漢方治療を希望し来院．

診察のポイント

- 身長105cm．体重17kg．体温36.7℃．成長・発達異常所見なし．腹部平坦軟．肝脾触知せず．皮膚は全体に乾燥．胸腹部・四肢に搔破傷を認める．色黒．肘部・膝窩に発赤疹を認める．IgE RIST：360IU/mL，RAST：ダニ（3＋），ハウスダスト（3＋）．
- 脈：沈細*)．舌：軽度乾燥，軽度紅色，白～黄苔あり．腹部：腹力中等度．軽度の腹直筋緊張．軽度の下腹部抵抗圧痛あり．

処方と治療経過

- 温清飲を投与（これまで使用していた抗アレルギー剤，ステロイド軟膏は継続）．2週後，皮膚の乾燥は改善．4週後，皮膚乾燥度はさらに改善し，苔癬化も軽減．抗アレルギー剤を中止．2か月後，皮膚に軽度乾燥は認められるが，肘部・膝窩部の苔癬化はほぼ軽快．ステロイド軟膏を中止し，ワセリン，時に非ステロイド軟膏のみで皮膚ケアを維持．以後，軽度の皮膚乾燥を認めるが，症状は悪化せず経過し半年後に治療を終了．

処方決定のプロセスとヒント

- 本症例は「黒く乾燥した皮膚を呈したアトピー性皮膚炎」と判断し，温清飲を選択した．
- 温清飲は血虚と熱証が共存するアトピー性皮膚炎の病態に対する基本方剤である．

7 越婢加朮湯
えっぴかじゅつとう

温薬 / 寒薬

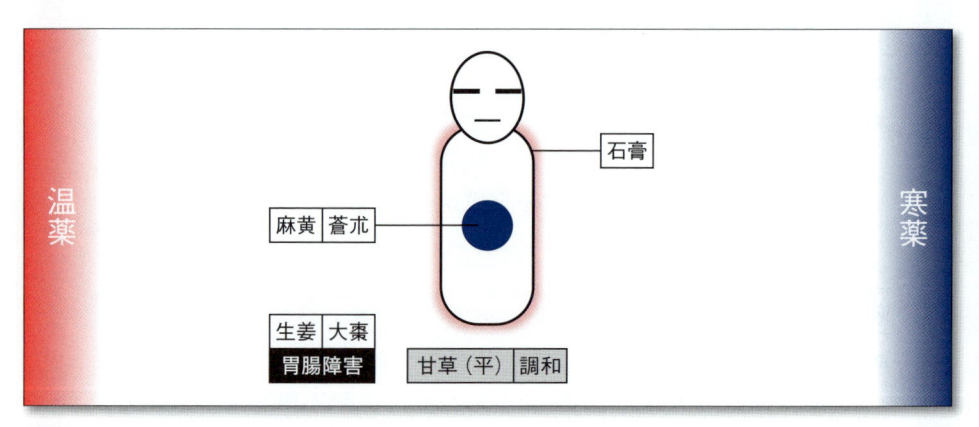

- 石膏
- 麻黄　蒼朮
- 生姜　大棗　胃腸障害
- 甘草（平）　調和

方剤と保険適応

○麻黄　甘草　石膏　生姜　大棗　蒼朮

＝麻杏甘石湯 － 杏仁 ＋（生姜　大棗　蒼朮）

【保険適応】浮腫と汗が出て小便不利のあるものの次の諸症：腎炎，ネフローゼ，脚気，関節リウマチ，夜尿症，湿疹．

方意と解説

- ◆ この方剤にも他の方剤でもよく見られる生姜・大棗・甘草の組み合わせがある．お腹を守ろうとしているようである．
- ◆ 麻黄は皮膚など（表）の滞った水（浮腫など）を治す利水薬である．
- ◆ 石膏は大いに冷やす作用を持ち，炎症を止める．
- ◆ 蒼朮は利水薬で，浮腫など水の偏り（水毒）を治す．
- ◆ したがって，浮腫（水毒）の存在する炎症を治すのに適する方剤であることが分かる．

カルテ

受診の経緯とプロブレム

- 45歳女性．主訴：関節痛．
- 半年前から朝の指のこわばり，近位手指関節の強い疼痛と腫脹，軽度発赤が出現．内科を受診し，精査により関節リウマチと診断された．ステロイド剤，免疫抑制剤などの治療をすすめられたが，漢方治療の併用を希望して来院．

診察のポイント

- 身長154cm．体重55kg．血圧134/88mmHg．体温36.1℃．やや肥満．末梢血：WBC $10.8 \times 10^3/\mu L$, Hb 12.2g/dL, Plt $244 \times 10^3/\mu L$, ESR 34/86mm, CRP 5.36mg/dL, RF 140IU/mL, 抗CCP抗体 120U/mL．
- 脈：浮緊*)．舌：やや胖大*)，薄白苔．腹部：腹力中等度．その他，特記すべき所見なし．

処方と治療経過

- 越婢加朮湯を投与．2週後には関節痛・腫脹が軽度改善．8週後には関節痛は著変なしも腫脹はかなり軽減．3か月後は疼痛・腫脹とも改善．6か月後やや症状改善が持続のため，ステロイド剤減量．しかし，胃部不快感が出現．越婢加朮湯の副作用の可能性を考慮して薏苡仁湯に変更．その後，全体として症状の改善が持続．西洋薬もある程度減量できたが，併用しながら経過観察中．

処方決定のプロセスとヒント

- 本症例は「体力中等度で関節痛・腫脹があり，表*)に病変があり，その炎症が比較的強い」ことから，越婢加朮湯の適応と判断した．
- 体力的に問題はないと判断したが，経過中に胃部不快感が出現したことは，麻黄，石膏の副作用と考えられる．まずは石膏を含まない処方に変更し，その後は順調に経過している．

8 黄耆建中湯（おうぎけんちゅうとう）

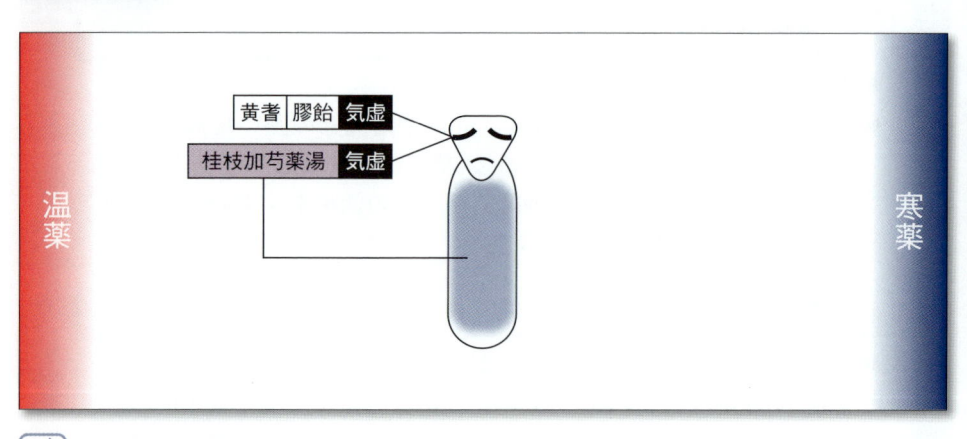

方剤と保険適応

○桂皮　芍薬　生姜　大棗　甘草　膠飴　黄耆
＝桂枝加芍薬湯＋（膠飴　黄耆）
＝小建中湯＋（黄耆）

【保険適応】身体虚弱で疲労しやすいものの次の諸症：虚弱体質，病後の衰弱，ねあせ．

方意と解説

- 桂枝加芍薬湯(31)は腹部膨満感のある腹痛を治す方剤であり，それに膠飴が加わり，全身症状（身体虚弱で疲労しやすい）の適用が入ったのが小建中湯(73)である．
- 小建中湯は，桂枝加芍薬湯に元気をつけ気力を増し急な疼痛（急痛）を緩和する膠飴が加わった方剤で，桂枝加芍薬湯の証に加え，体質虚弱や疲労しやすいなどの全身症状が現れたときに適している．それに黄耆が加わったのが黄耆建中湯である．
- 黄耆は，元気をつけ，気力を増す生薬であり，表の虚した状態，例えば汗をかきやすい，寝汗をかくなどの症状，皮膚疾患も改善する．
- したがって，効能には腹部の症状より虚労の状態（すなわち虚弱体質，病後の衰弱，寝汗）が主に書かれている．当然，建中湯であるので腹部症状の下痢や腹痛があっても良い．

カルテ

受診の経緯とプロブレム

- 3歳女児．主訴：発熱・咳嗽．
- 2歳から感冒時にクループ症状が出現．2歳半頃から，月に1回程度発熱し犬吠様咳嗽を伴う．発熱すると急に元気がなくなり，食欲低下，水分摂取も極端に減少．また，大抵クループ症状を伴い，咳嗽でさらに体力を消耗してしまう．発熱期間は3〜4日のことが多いが，1週間に及ぶこともある．

診察のポイント

- 身長90cm．体重12kg．体温36.9℃．脈拍86/分．ぽっちゃり体型で色白．リンパ節腫脹なし．心音正常．肺野清．肝肋骨弓下に1cm触知．脾触知せず．腹部に腫瘤なし．下腿浮腫なし．出血斑なし．神経学的所見に明らかな異常なし．末梢血・血液生化学検査異状なし．免疫学的検査異常なし．
- 脈：沈細*)．舌：やや胖大*)，淡紅，湿潤，地図状白苔．舌下静脈怒張なし．腹部：腹力やや低下，軽く膨隆．胸脇苦満*)なし．振水音*)なし．腹部動悸*)軽度あり．小腹不仁*)なし．

処方と治療経過

- 黄耆建中湯を投与．内服可能．2週後，体調に著変を認めない．その後も同処方を継続．1年後に気管支炎で入院加療したが，数日の加療で退院できた．それ以後は入院加療を要しない．

処方決定のプロセスとヒント

- 本症例は「ぽっちゃり体型で，皮膚にしまりがなく，感染・皮膚疾患を併発しやすい患児」と判断して，黄耆建中湯を選択した．
- 虚弱児の治療には，小建中湯，黄耆建中湯といった建中湯類が投与されることが多い．特に乳幼児の第一選択となることがよくある．

9 黄芩湯
おうごんとう

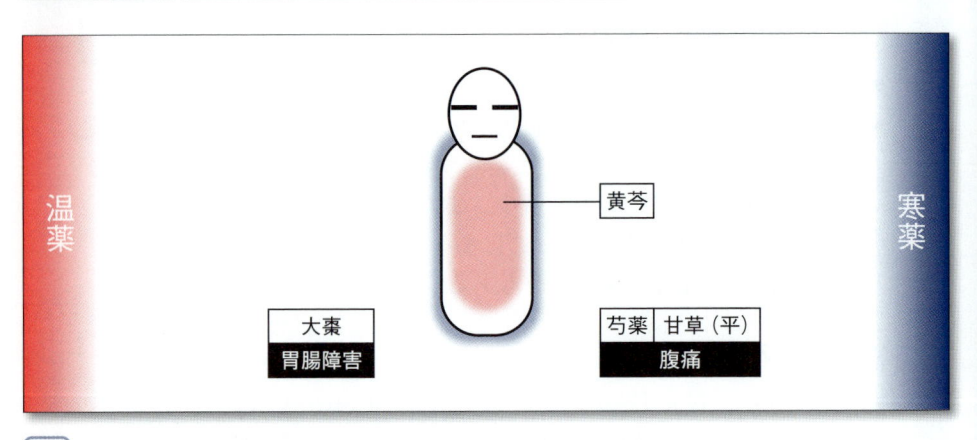

温薬 | 黄芩 | 寒薬
大棗 / 胃腸障害
芍薬　甘草（平）/ 腹痛

方剤と保険適応

○黄芩　芍薬　大棗　甘草
＝桂枝湯−（桂皮　生姜）＋（黄芩）

【保険適応】 腸カタル，消化不良，嘔吐，下痢．

方意と解説

◆ 悪寒・頭痛と，のどが渇き，口が苦いなどの症状を伴った下痢に使う方剤である．
◆ 黄芩は，身体の熱を冷まし（清熱），炎症を改善する．
◆ 芍薬は，体内の余分な水分を体外に排出する利水作用を有するので，黄芩と組んで炎症性の下痢に適用される．また，芍薬は，鎮痛・鎮痙作用があり甘草と組んで芍薬甘草湯（68）の方意を作り，筋肉の痙攣を緩和し，大棗の緩和の効と相まって引きつり痛む腹痛を治す．
◆ 大棗・甘草は胃腸機能を調整する働きもある．
◆ したがって，本剤は引きつり痛む腹痛を伴う下痢に適している．

◆コラム◆

　太陽と少陽の合病とは両方の症状が同時に生じた時で，悪寒，頭痛などの太陽の症状と口苦，のどが渇き眩暈などの少陽の症状がある．この場合，心下以下の水が捌けず下痢をしてしまうというものである．
　太陽病の症状と少陽病の症状が同時にあるので，どちらの薬を使ったらよいのか問題となる．少陽病では汗を出させること，吐かせること，下すことを禁じているので，少なくとも太陽病期の発汗させる薬は使えない．そこで太陽と少陽との合病の下痢には少陽病期の黄芩湯を使うのである．

カルテ

受診の経緯とプロブレム

- 43歳女性．主訴：下痢・嘔吐．
- 3日前から頭痛，37.8℃の発熱が出現．前日からは下痢，嘔吐も出現．腹部膨満感があり，食欲もないため当科を受診．

診察のポイント

- 身長154cm．体重49kg．血圧124/86mmHg．体温37.2℃．咽頭発赤なし．肺野清．心音正常．腹部平坦軟．肝脾触知せず．腹部全体に軽度の圧痛があるが，特に心窩部で強い．腸蠕動音が低下している．
- 末梢血・血液生化学・尿検査において，明らかな異常所見を認めなかった．発語に元気がない．口が苦い．軽度悪寒がある．
- 脈：やや浮[*)，弦数[*)．舌：大きさ正常，歯痕軽度あり，やや乾燥，薄白黄苔あり．腹部：腹力やや弱．心下痞鞕[*)あり．

処方と治療経過

- 黄芩湯を投与．翌日には腹部膨満感が軽減．2日後，下痢が改善．食欲の改善がやや遅れたため，同剤を継続．4日後くらいには食欲も改善．

処方決定のプロセスとヒント

- 本症例は「太陽病[*)の所見と少陽病[*)の所見が混在している」ことから，黄芩湯を選択した．
- 症状からは，半夏瀉心湯(123.少陽病位)，黄連湯(11.少陽病位)，葛根湯(14.太陽病かつ陽明病位)などとの鑑別は困難である．
- 本症例は感冒の初期である太陽病から，少しこじれて呼吸器・消化器へ炎症が進展した少陽病の時期に，下痢・嘔吐などの消化器症状が認められたものである．

10 黄連解毒湯 (おうれんげどくとう)

気逆	黄芩	黄連	黄柏	山梔子

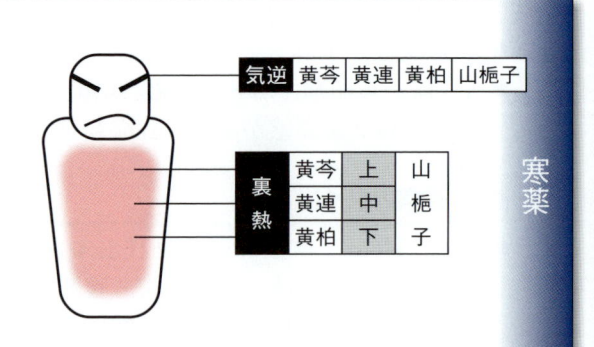

裏熱	黄芩	上	山梔子
	黄連	中	
	黄柏	下	

温薬　　寒薬

方剤と保険適応

○黄芩　黄連　黄柏　山梔子

【保険適応】 比較的体力のあり，のぼせぎみで顔色赤く，いらいらする傾向のあるものの次の諸症：鼻出血，高血圧，不眠症，ノイローゼ，胃炎，二日酔，血の道症，めまい，動悸，湿疹・皮膚炎，皮膚瘙痒症．

方意と解説

- ◆ 黄連解毒湯は，黄芩・黄連・黄柏・山梔子という，すべて冷やす生薬のみからなる方剤で，炎症やかゆみをとる目的に頻用されている．
〔上：上焦(胸部)，中：中焦(上腹部)，下：下焦(下腹部)，p.302 参照〕
- ◆ 漢方では，イライラや怒り(気逆)なども熱としてとらえており，清熱剤が使われる．
- ◆ したがって，本剤のように熱取りの生薬のみが配合されている清熱剤は皮膚の炎症，かゆみに使用されるだけでなく，イライラ，怒りっぽい，のぼせなどにも適用される．
- ◆ また，本剤は黄連・黄芩を含有し，瀉心湯の仲間でもある．そのため，胸の辺りがもやもやしたり，つかえ感(心下痞鞕)があるものにも効する．

カルテ

受診の経緯とプロブレム

- 46歳男性．主訴：蕁麻疹，のぼせ．
- 2年前から両側の首のこりが出現．仕事のストレスでこりが悪化し，ストレスが高じると顔面が紅潮し熱くなるという．1年前からは，顔面が紅潮する時に一緒に全身に蕁麻疹が出現．1か月前からは，週1回程度，蕁麻疹が出現．顔面紅潮も悪化したため来院．

診察のポイント

- 身長170cm．体重82kg．血圧132/82mmHg．体温36.2℃．体格は頑強で筋肉質．咽頭発赤なし．肺野清．心音正常．腹部平坦軟．肝脾触知せず．声には張りがある．首筋にこりがある．便秘なし．
- 脈：沈緊*)．舌：やや胖大*)，歯痕なし，薄黄苔．腹部：腹力充実．全体に緊満*)．肋骨弓角度大*)．強い心下痞鞕あり．

処方と治療経過

- 黄連解毒湯を投与．2週後，顔面紅潮やや減少．首のこりやや改善．6週後，首のこりはさらに改善．蕁麻疹の頻度は変わらないが，かゆみ，出現時間は減少．さらに10週後，首のこりは軽快し蕁麻疹の出現なし．さらに3か月服薬を継続して治療を終了．

処方決定のプロセスとヒント

- 本症例は「強い気逆があり，体力も強く便秘でないこと，全身に蕁麻疹が出現して全身性の熱状が存在する」ことから，黄連解毒湯を選択．苦味のため服用困難な場合にはカプセル剤が利用可能．
- 気逆で心下痞鞕がある場合は瀉心湯が選択されることが多い．
- 体力の強さに応じて（強⇒弱），三黄瀉心湯(56)，黄連解毒湯，半夏瀉心湯(123)，黄連湯(11)などが選択される．本薬は便秘の有無が選択基準の1つとなり，便秘(+)なら三黄瀉心湯となる．

11 黄連湯（おうれんとう）

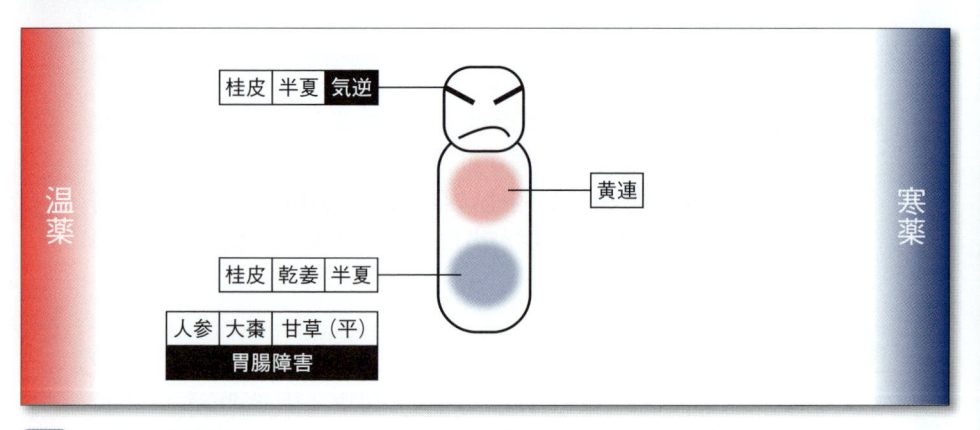

温薬 ／ 寒薬

桂皮　半夏　気逆
黄連
桂皮　乾姜　半夏
人参　大棗　甘草（平）
胃腸障害

方剤と保険適応

○黄連　乾姜　人参　半夏　大棗　甘草　桂皮

＝半夏瀉心湯－黄芩＋（桂皮）

＝小柴胡湯－（生姜　柴胡　黄芩）＋（黄連　乾姜）＋（桂皮）

【保険適応】胃部の停滞感や重圧感，食欲不振のあるものの次の諸症：急性胃炎，二日酔，口内炎．

方意と解説

◆ 半夏瀉心湯（123）から冷やす作用のある黄芩を除き，温める作用の強い桂皮を入れている．

◆ 半夏瀉心湯はみぞおち（心下）の違和感を伴う下痢を治すものであるが，本剤は胃腸炎ではあっても腹痛と嘔吐を使用目標とする．

◆ 腹部痛は冷えによるものであるが，桂皮，乾姜により温めることで治す．

◆ 嘔吐は胸中の熱によるものであり，黄芩では清熱作用が強すぎるため，黄連により対応させており，半夏瀉心湯より増量されている．

◆ 半夏も嘔吐を治し，人参・大棗・甘草で胃腸の働きを整え，元気にする目的で配合されている．

カルテ

受診の経緯とプロブレム

- 53歳女性．主訴：腹痛・下痢．
- 9年前から自律神経失調，不眠のため，茯苓飲合半夏厚朴湯，酸棗仁湯による漢方治療を継続．3日前から胃が重くなった．2日前から頭痛，心窩部痛，嘔気，下痢が出現．頭痛は緊張性である．下痢は水様性で日に1回程度．症状が改善せず当科を受診．

診察のポイント

- 身長153cm．体重48kg．血圧120/85mmHg．体温37.2℃．腹部平坦軟．腹部全体に軽度の圧痛があり，特に心窩部で強い．腸鳴が強い．末梢血・血液生化学・尿検査異常所見なし．
- 脈：沈細*)．舌：胖大*)，歯痕あり，やや乾燥，皺裂*)あり，薄白黄苔あり．腹部：腹力やや弱．心下痞鞕*)あり．臍傍の大動脈拍動を軽度触知．小腹不仁*)あり．

処方と治療経過

- 黄連湯を投与（茯苓飲合半夏厚朴湯，酸棗仁湯の投与を一時中止）．翌日には心窩部痛，嘔気が軽減．2日後，下痢は改善．食欲の改善がやや遅れたため同剤を継続．4日後には食欲も改善し，下痢は消失．計7日の内服により軽快．

処方決定のプロセスとヒント

- 本症例は「心窩部痛，嘔気，下痢があり，腹部に冷えが強かった」ことから，黄連湯を選択した．
- 半夏瀉心湯に比べ，心窩部痛，嘔気が強いことが鑑別のポイントである．
- 漢方治療中に急性胃腸炎を併発した症例．先急後緩の法則*)により，従来の治療を一時中断して急性の胃腸炎の治療を優先．

12 乙字湯（おつじとう）

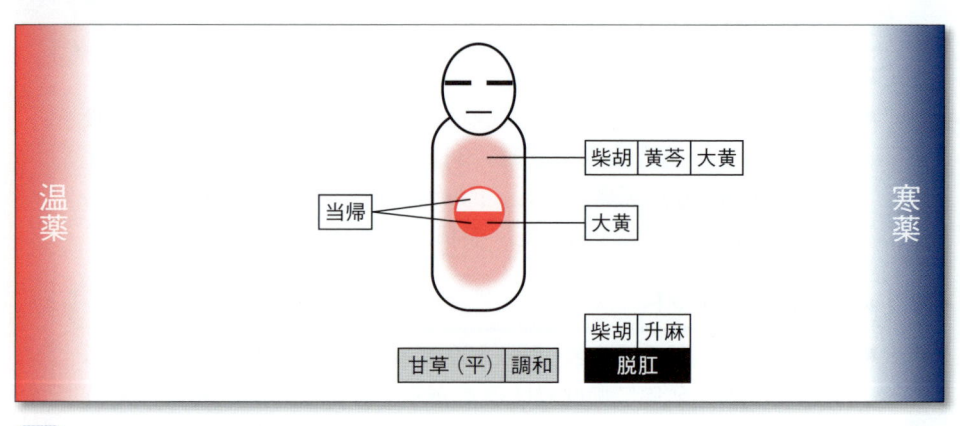

方剤と保険適応

○柴胡　黄芩　升麻　当帰　甘草　大黄

【保険適応】 病状がそれほど激しくなく，体力が中位で衰弱していないものの次の諸症：キレ痔，イボ痔．

方意と解説

- ◆ 柴胡・黄芩・大黄は身体の熱を冷ます清熱作用を有し，炎症を解消する．
- ◆ 当帰は鎮痛作用があり，血流停滞（瘀血）の改善をはかる目的でも加えられている．
- ◆ 柴胡・升麻は，肛門周囲の筋肉に適度の緊張を与え（緊張を正常化）脱肛などを治す．
- ◆ 甘草は諸薬の調和をはかる目的に加えられているとされているが，消炎効果もある．
- ◆ 柴胡は，気分を晴れやかにし，胸苦しさを改善する効がある．
- ◆ 全体として消炎・鎮痛・血流改善を目的とした方剤といえる．

カルテ

受診の経緯とプロブレム

- 55歳男性．主訴：痔出血．
- 3年前から内痔核が出現．1年前からはやや腫脹してきて，固い便を排出する時に出血を伴うことが多くなった．主治医からは手術をすすめられたが拒否．最近は疼痛も強くなってきた．外用軟膏で症状が改善せず，漢方治療を希望して来院．

診察のポイント

- 身長169cm．体重66kg．血圧136/89mmHg．体温36.1℃．体格普通．咽頭発赤なし．肺野清．心音正常．腹部平坦軟．肝脾触知せず．直径2cmの内痔核あり．発赤が強く一部出血．食欲普通．便秘なし．
- 脈：沈弦*)．舌：やや胖大*)．薄白黄苔．舌下静脈怒張あり．腹部：腹力中等度．軽度の胸脇苦満*)・心下痞鞕*)あり．軽度の下腹部の抵抗・圧痛あり．

処方と治療経過

- 乙字湯を投与．2週後，やや疼痛が改善．痔の脱出も少し軽くなった気がするとのこと．4週後，あまり脱出しなくなった．固い便でなければ出血はなく，疼痛もほとんどない．症状が軽くなったため，乙字湯の服用を漸減中止．増悪時には再服するよう指示．

処方決定のプロセスとヒント

- 本症例は「比較的炎症が強い痔核であること，便秘がないこと，胸脇苦満がある」ことから，乙字湯を選択した．
- 痔は瘀血の病態を基本としている．駆瘀血剤を主として，随伴症状により方剤を使い分ける．体格中等度で，のぼせがある場合には桂枝茯苓丸（37），虚弱で出血が多い場合には芎帰膠艾湯（23），全身倦怠が強い場合には補中益気湯（132）が適する．

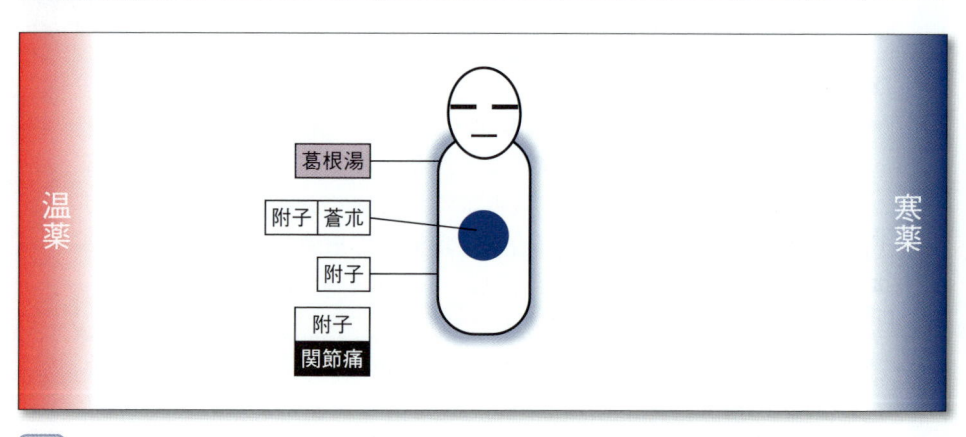

13 葛根加朮附湯 (かっこんかじゅつぶとう)

方剤と保険適応

○麻黄　葛根　桂皮　芍薬　生姜　大棗　甘草　朮　附子

＝桂枝湯＋（麻黄　葛根　朮　附子）

＝葛根湯＋（朮　附子）

＝桂枝加朮附湯＋（麻黄　葛根）

【保険適応】悪寒発熱して，頭痛があり，項部・肩背部に緊張感あるものの次の諸症：肩こり，肩甲部の神経痛，上半身の関節リウマチ．

方意と解説

◆ 葛根湯（14）に朮と附子を加えた方剤である．
◆ 桂枝加朮附湯（32）に麻黄と葛根が加えられた方剤と見ることもできる．
◆ 朮はむくみ，浮腫などの水毒を改善する利水薬で，附子は鎮痛作用を有し，強く温める生薬である．冷えと浮腫を伴う疼痛に適する．葛根湯証より悪寒が強く，より温めたい場合や，浮腫を伴う場合によい方剤である．
◆ 桂皮・麻黄の組み合わせは，身体を強く温め発汗させる．本剤では，芍薬・葛根は鎮痙の目的に加えられているとも考えられる．
◆ 葛根には血流改善作用も期待されている．冷えによって増強するしびれや痛みに適する方剤でもある．

カルテ

受診の経緯とプロブレム

- 25歳男性．主訴：発熱．
- 前日から39℃の発熱，強い悪寒が出現．肩こりを伴っていた．感冒と思い，漢方治療を希望して外来を受診．

診察のポイント

- 身長168cm．体重60kg．血圧118/76mmHg．体温38.8℃．体格普通．自汗*)なし．肩こりあり．他部位に筋肉痛は認めない．四肢末端に浮腫あり．咽頭発赤軽度．肺野清．心音正常．腹部平坦軟．肝脾触知せず．
- 脈：浮緊*)．舌：大きさ正常，薄白苔．腹部：特異所見なし．

処方と治療経過

- 葛根加朮附湯を投与．一服して悪寒・肩こりが軽減．2日目には解熱傾向がみられ，悪寒・肩こりはほぼ軽快．3日目には回復．

処方決定のプロセスとヒント

- 本症例は「脈浮緊，自汗なく，肩こりを伴う」ことから，『傷寒論』でいう感冒初期に相当する太陽病*)であり葛根湯証と判断したが，さらに「強い悪寒，浮腫あり」から，蒼朮，附子が加味された葛根加朮附湯(13)がより適すると判断し選択した．

14 葛根湯 (かっこんとう)

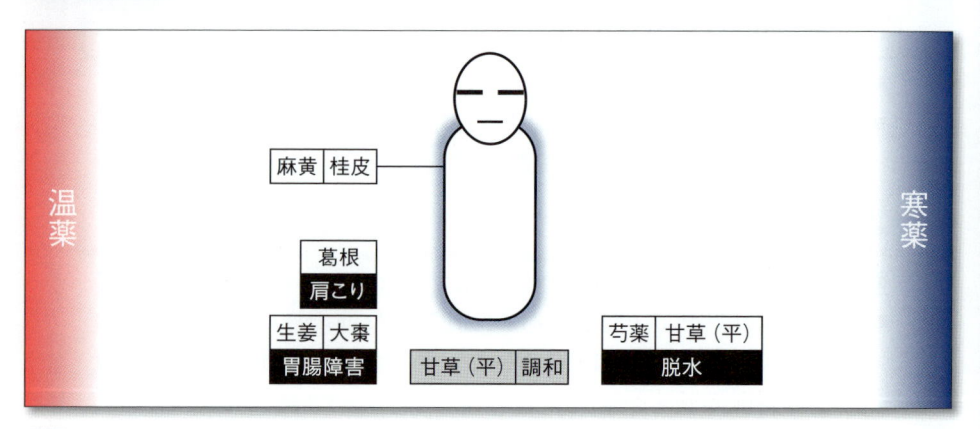

```
温薬 ←                                           → 寒薬

                    ┌─────┬─────┐
                    │ 麻黄 │ 桂皮 │
                    └─────┴─────┘
                    ┌─────┐
                    │ 葛根 │
                    ├─────┤
                    │肩こり│
                    └─────┘
        ┌─────┬─────┐                ┌─────┬────────┐
        │ 生姜 │ 大棗 │                │ 芍薬 │甘草(平)│
        ├─────┴─────┤ ┌────────┬────┐ ├─────┴────────┤
        │  胃腸障害  │ │ 甘草(平)│調和│ │     脱水      │
        └───────────┘ └────────┴────┘ └──────────────┘
```

方剤と保険適応

○麻黄　葛根　桂皮　芍薬　生姜　大棗　甘草
＝桂枝湯＋（麻黄　葛根）
＝桂枝加葛根湯＋（麻黄）

【保険適応】自然発汗がなく頭痛，発熱，悪寒，肩こりなどを伴う比較的体力のあるものの次の諸症：感冒，鼻かぜ，熱性疾患の初期，炎症性疾患（結膜炎，角膜炎，中耳炎，扁桃腺炎，乳腺炎，リンパ腺炎），肩こり，上半身の神経痛，じんましん．

方意と解説

◆ 桂枝湯（35）に麻黄と葛根が加味された方剤である．
◆ 桂枝加葛根湯（28）に麻黄が加味された方剤とも言える．
◆ 生姜・大棗・甘草でお腹をいたわり，麻黄・桂皮で強く身体を温め，発汗させる．葛根は肩こりを治し，甘草は発汗過多による脱水となるのを防ぐ．
◆ 芍薬は利水作用とともに補血作用も持ち，発汗過剰を抑制する．
◆ 桂枝湯は汗の出やすい虚弱な人が風邪をひき悪寒や頭痛，発熱といった太陽病期の表証を目的に使用され，桂枝加葛根湯はそれらに加え肩こりがひどい場合に使われる．本剤は，この桂枝加葛根湯に麻黄が加わった方剤である．
◆ 麻黄・桂皮の組み合わせは，身体を強く温め，発汗させる作用を持つ．葛根湯は風邪をひいても汗のでない，言い換えれば汗の出やすくない人に適用すべき方剤である．

カルテ

受診の経緯とプロブレム

- 35歳男性．主訴：発熱．
- 前日から38℃の発熱・悪寒が出現．もともと咽喉頭異状症のため，半夏厚朴湯を内服中．感冒に罹患したと判断して半夏厚朴湯を中断して外来を受診．

診察のポイント

- 身長175cm．体重68kg．血圧130/78mmHg．体温38.2℃．体格普通．自汗*)なし．肩こりあり．咽頭発赤軽度．肺野清．心音正常．腹部平坦軟．肝脾触知せず．
- 脈：浮緊*)．舌：大きさ正常，薄白苔．腹部：特異所見なし．

処方と治療経過

- 葛根湯を投与．一服して悪寒が軽減．医師からの1日3回の指示に，症状の改善が穏やかであるため1日5方服用．
- 翌日には症状が軽快したため，葛根湯を終了して半夏厚朴湯に変更．

処方決定のプロセスとヒント

- 本症例は「脈浮緊，自汗なし，肩こりがある」ため，『傷寒論』でいう感冒初期に相当する太陽病であり，葛根湯証と判断した．
- 通常の1日量よりも増量して効果が発現することはよく経験されることであり，必要な場合には増量することも有用．

15 葛根湯加川芎辛夷

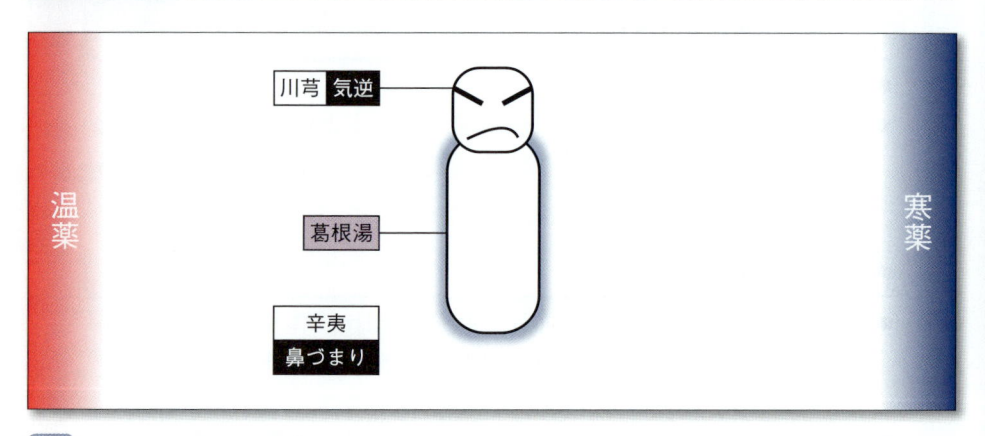

温薬 ／ 寒薬

- 川芎　気逆
- 葛根湯
- 辛夷　鼻づまり

方剤と保険適応

○麻黄　葛根　桂皮　芍薬　生姜　大棗　甘草　川芎　辛夷
＝葛根湯＋（川芎　辛夷）

【保険適応】鼻づまり，蓄膿症，慢性鼻炎．

方意と解説

- ◆ 葛根湯（14）に川芎と辛夷が加わった方剤である．葛根湯を理解し，川芎と辛夷が分かれば理解できる．
- ◆ 川芎と辛夷は身体を温めるものであり，葛根湯の温める作用を強化したものとも考えることができるが，川芎は血流を増加させる作用を持ち，辛夷は鼻閉を改善させる作用を持っている．
- ◆ したがって，本剤は冷えることで症状の悪化する鼻閉を目標に適用する．

カルテ

受診の経緯とプロブレム

- 33歳男性．主訴：発熱．
- 前日から39℃の発熱・悪寒が出現．肩こりを伴っていた．さらに鼻汁・鼻閉感を強く伴っていた．感冒と思い漢方治療を希望して外来を受診．

診察のポイント

- 身長171cm．体重66kg．血圧128/76mmHg．体温38.8℃．体格普通．自汗[*]なし．肩こりあり．他部位に筋肉痛なし．鼻閉感のため前頭部痛あり．
- 脈：浮緊[*]．舌：大きさ正常，薄白苔．腹部：特異所見なし．

処方と治療経過

- 葛根湯加川芎辛夷を投与．一服して悪寒・肩こりが軽減．2日目には解熱傾向がみられ，鼻閉感も軽減して悪寒・肩こりはほぼ軽快．3日目には回復した．

処方決定のプロセスとヒント

- 本症例は「脈浮緊，自汗なく，肩こりを伴う」ことから，『傷寒論』でいう感冒初期に相当する太陽病であり葛根湯証と判断したが，さらに「鼻閉感・頭痛も強かった」ことから，川芎，辛夷が加味された葛根湯加川芎辛夷がより適すると判断し選択した．
- 本剤は，アレルギー性鼻炎，花粉症において鼻閉感が強い症例にもよく投与される．

16 加味帰脾湯 (かみきひとう)

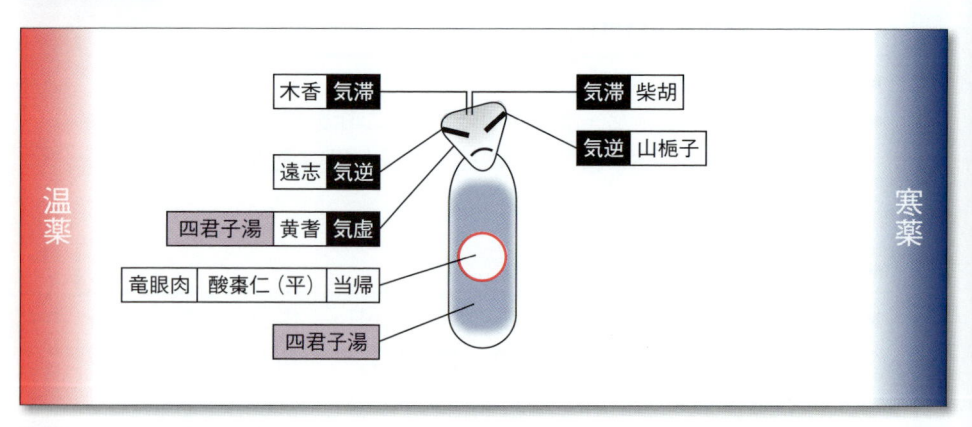

```
木香 気滞           気滞 柴胡
                   気逆 山梔子
遠志 気逆
四君子湯 黄耆 気虚
竜眼肉 酸棗仁(平) 当帰
       四君子湯
```

温薬 — 寒薬

方剤と保険適応

○人参　蒼朮　茯苓　甘草　生姜　大棗　酸棗仁　竜眼肉　遠志　当帰　黄耆　木香　柴胡　山梔子

＝帰脾湯＋（柴胡　山梔子）

【保険適応】虚弱体質で血色の悪い人の次の諸症：貧血，不眠症，精神不安，神経症．

方意と解説

◆ 帰脾湯(22)に柴胡と山梔子を加えた方剤であり，元気や気力を増す四君子湯(63)の加味方でもある．

◆ 帰脾湯は，食欲不振で元気がないなどの気虚の症候と，貧血，不安あるいは不眠などの血虚症状が同時に見られるような場合，いわゆる気血両虚の症候に適用される．

◆ 加味帰脾湯は帰脾湯の証に加え，いらいら，のぼせ，怒りなどの熱の症状が加わった場合に用いられ，身体の熱を冷ます清熱薬の柴胡と山梔子の配合が重要となる．

◆ 柴胡は，気分を晴ればれとさせる効も持つ．

カルテ

受診の経緯とプロブレム

- 46歳女性．主訴：不眠・肩こり．
- 2年前から抑うつ状態が出現．各種抗うつ剤が処方され症状は改善していたが，何となく眠れるが中途覚醒がある．頭部に熱感，締め付け感がある．また，肩こりも気になるという．胃腸が弱く，便秘，下痢しやすいという．また，打撲により内出血が起こりやすい．漢方治療を希望して来院．

診察のポイント

- 身長152cm．体重47kg．血圧108/74mmHg．体温36.7℃．やや痩せ．咽頭発赤なし．肺野清．心音正常．腹部平坦軟．肝脾触知せず．やや元気なし．
- 脈：沈弦*)．舌：やや胖大*)，薄白苔．腹部：腹力弱．胸脇苦満*)．振水音*)あり．

処方と治療経過

- 加味帰脾湯を投与．2週後，やや睡眠が改善したが，すっきりはしない．6週後，食欲，肩こりが改善した．10週後には気分の落ち込みが改善．3か月後には，既存の抗うつ剤の減量が可能となった．加味帰脾湯の服用により体調がよいため投与を継続．

処方決定のプロセスとヒント

- 本症例は「胃腸虚弱，睡眠障害，肩こりを伴った」ことから，加味帰脾湯を選択した．
- 内出血を起こしやすいことは，血管内に血液を留めておくという脾の機能が低下した病態（脾虚）といえる．
- 胃腸虚弱，睡眠障害，頭重感，抑うつ状態は加味帰脾湯の投与目標となっている．

17 加味逍遙散(かみしょうようさん)

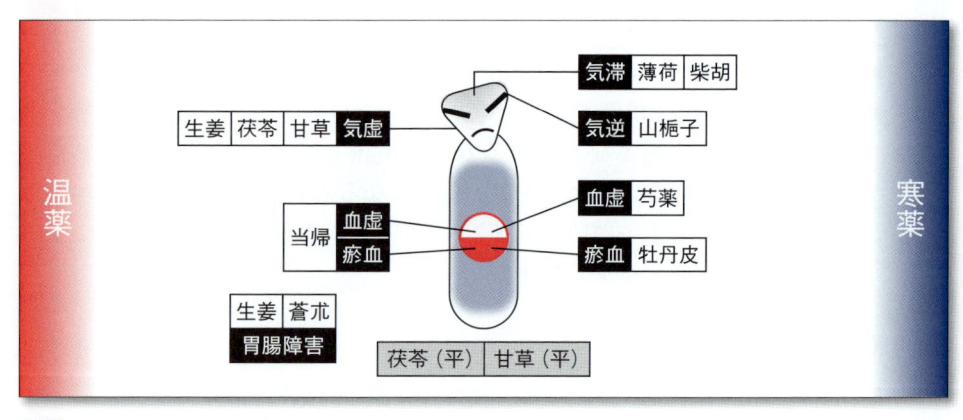

```
               気滞  薄荷 柴胡
   生姜 茯苓 甘草 気虚
温薬                気逆  山梔子
                            寒薬
              血虚  芍薬
         血虚
    当帰          瘀血  牡丹皮
         瘀血

   生姜 蒼朮
   胃腸障害   茯苓(平) 甘草(平)
```

方剤と保険適応

○柴胡　芍薬　甘草　蒼朮　茯苓　当帰　生姜　薄荷　牡丹皮　山梔子
＝四逆散－枳実＋(蒼朮　茯苓　当帰　生姜　薄荷　牡丹皮　山梔子)

【保険適応】体質虚弱な婦人で肩がこり，疲れやすく，精神不安などの精神神経症状，ときに便秘の傾向のある次の諸症：冷え症，虚弱体質，月経不順，月経困難，更年期障害，血の道症．

方意と解説

◆ 当帰・芍薬は，顔色が悪い，貧血など(血虚)を治す補血薬である．

◆ 蒼朮・茯苓・生姜・甘草は，胃腸機能を強化する目的で配合され，「体質虚弱で疲れやすく」の効能を説明できる．

◆ 薄荷と柴胡は気が晴れないなど気のうっ滞した状態(気滞)を正す理気薬で，効能にある「精神不安などの精神神経症状を改善」も理解できる．すなわち栄養状態，元気ともに低下した虚弱者で，うつうつとした気分の気滞に奏効する方剤であり，実はここまでが逍遙散の受け持ち部分である．

◆ 加味逍遙散は，これらに「イライラ・怒りっぽいなどの熱の症状」が加わった場合に適用され，そのために牡丹皮と山梔子という熱の症状を抑える清熱薬が加えられている．

◆ 水の偏在(水毒)を改善する蒼朮と茯苓の組み合わせも見られ，浮腫などにも有効である．

◆ 男性にも適する場合がある．

カルテ

受診の経緯とプロブレム

- 47歳女性．専業主婦．主訴：不眠，肩こり．
- 1年ほど前から首から肩にかけての凝りがひどくなりだした．頭はいつも重く，気分がすっきりしない．睡眠障害がある．日中は疲れやすくイライラしやすい．ほぼ定期的であった月経が最近不順気味である．便通は2, 3日に1回で，残便感がある．お腹がいつも張る．のぼせ症状が1年前からある．足は冷えている感じがする．

診察のポイント

- 身長158cm．体重54kg．血圧130/80mmHg．体温36.3℃．顔色普通．頸部リンパ節・甲状腺ともに触れない．肝腎機能・甲状腺機能異常なし．骨密度正常．子宮および付属器に異常なし．
- 脈：沈細[*]．舌：大きさ正常，淡紅色，舌苔なし．腹部：腹力やや弱．臍上部に動脈拍動あり．小腹不仁[*]あり．足は冷たい．下腿に静脈瘤．

処方と治療経過

- 加味逍遙散を投与．服用2週後に再来．少し気分が落ち着き，肩こりが少し良くなり，排便も毎日あるという．さらに1か月の服用にて，頭痛はほとんど消失，イライラや疲労感も減った．6か月の内服後も経過良好で，1年後に治療を終了．

処方決定のプロセスとヒント

- 本症例は「足が冷え，のぼせがある状態」のため，加味逍遙散を選択した．
- 本症例は上熱下寒[*]の病態で，気血水では瘀血，気滞，気虚が中心と考えられる．虚実では中間[*]から虚証[*]といえる．
- 更年期症候群において瘀血を中心に付随する病態が気滞，気虚の場合には，加味逍遙散が適応となることが多い．

18 甘草湯 (かんぞうとう)

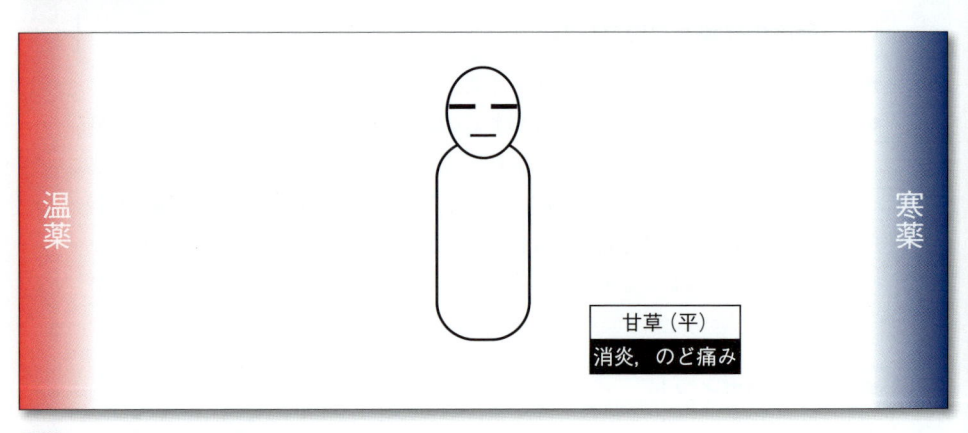

温薬 / 寒薬

甘草（平）
消炎, のど痛み

方剤と保険適応

○甘草

【保険適応】激しい咳嗽，咽喉痛の緩解．

方意と解説

◆ 甘草単味からなるもので，甘草には緩和の作用と消炎作用が知られており，単にのどの痛みを訴える場合に用いられる．

カルテ

受診の経緯とプロブレム

- 28歳男性．主訴：湿疹・胃痛．
- 幼少時からアトピー性皮膚炎で加療を受けてきた．最近は比較的症状が安定していたが，会社での残業の増加，人間関係のストレスで半年前から悪化．湿疹は肘・膝を中心に胸腹部，背部にも浸出性で瘙痒感が強い．漢方外来を受診して黄連解毒湯を処方された．皮疹は浸出性が低下して発赤も軽減した．まだ，発赤が強かったため桔梗石膏が追加された．さらに皮疹は改善したが胃痛が出現．

診察のポイント

- 身長178cm．体重75kg．血圧134/84mmHg．体格頑丈．咽頭・肺野・心音異常なし．心窩部圧痛あり．肝脾触知せず．
- 脈：沈*)．舌：やや胖大*)，湿潤が強い，薄白黄苔．腹部：腹力中等度．その他，特記すべき所見なし．

処方と治療経過

- 甘草湯を追加投与．2週後，胃痛は改善．6週後，胃痛はなく食欲も改善．半年間，同じ治療を行い皮疹はほぼ軽快．黄連解毒湯を終了して六君子湯とした．胃腸の状態は安定し皮膚状態もよい．

処方決定のプロセスとヒント

- 本症例は「体力中等度であり，浸出性発赤性皮疹であった」ことから，黄連解毒湯(10)を開始した．「皮疹の発赤が強い場合」には桔梗石膏(20)などを併用する．
- しかし，この場合は石膏による胃腸障害に注意が必要で，甘草が有効とされている．本症例は甘草湯を付加することで副作用が軽減．
- 通常，甘草湯は感冒時の咽頭痛によく用いられるが，本症例のような合併症にも有効である．

19 甘麦大棗湯
かんばくたいそうとう

気逆 小麦

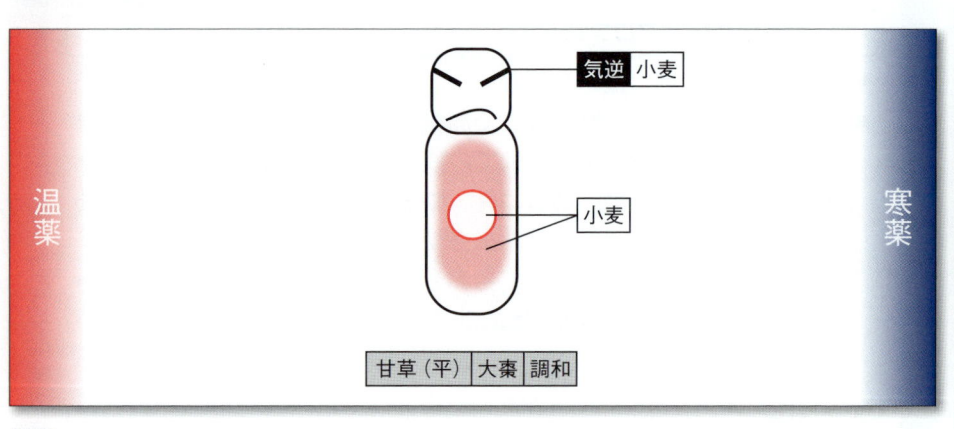

小麦

甘草（平） 大棗 調和

温薬 — 寒薬

方剤と保険適応

○甘草　小麦　大棗

【保険適応】夜泣き，ひきつけ．

方意と解説

- ◆ すべてが甘い生薬からできていて，この3薬が協力して緊張を緩和し，特に筋の痙攣や脳の興奮を和らげる．
- ◆ 大棗は降逆作用を有し，イライラやのぼせなどの興奮状態を和らげる．
- ◆ 女性のヒステリーなどに頻用される方剤であるが，ときには男性にも使われる．

カルテ

受診の経緯とプロブレム

- 6歳男児．主訴：音声チック．
- 4歳頃から首のふりが出現．近医を受診しチックと診断された．5歳半頃には音声チックが出現し，主治医から内服治療を勧められたが，見合わせた．カウンセリングも不調であった．

診察のポイント

- 身長115cm．体重17kg．体温36.5℃．神経学的所見・頭部MRI所見異常なし．やや痩せ．落ち着きなし．診察室で動きまわる．音声チックはないが，首の振りは1分に数回程度認められる．
- 脈：浮細*)．舌：胖大*)，淡紅．腹：腹力弱．腹直筋緊張あり．

処方と治療経過

- 甘麦大棗湯を投与．当日からチックは減少．3日後，チックはほぼ消失し経過良好．3か月後，チックが再燃．
- 黄耆建中湯(8)を追加（「舌やや胖大・腹直筋緊張」から）．1週後，症状は改善．1年6か月後，黄耆建中湯のみでほぼチックは消失．

処方決定のプロセスとヒント

- 本症例は「チックが頻繁に出現することを，急迫的病状」と判断して，甘麦大棗湯を選択した．
- このような「チック，疳の虫注)」には本剤のほか，抑肝散(140)，柴胡加竜骨牡蛎湯(50)，桂枝加竜骨牡蛎湯(33)などが候補となるが，急迫的，あくびが多いなどの症状があれば，甘麦大棗湯となる．
- 最終的に本例では脾が気虚の病態（脾虚）のため，黄耆建中湯が有効であった．

---

*) 疳の虫：夜泣きやひきつけなどの発作を起こす病気のことをいう．

20 桔梗石膏
き きょうせっこう

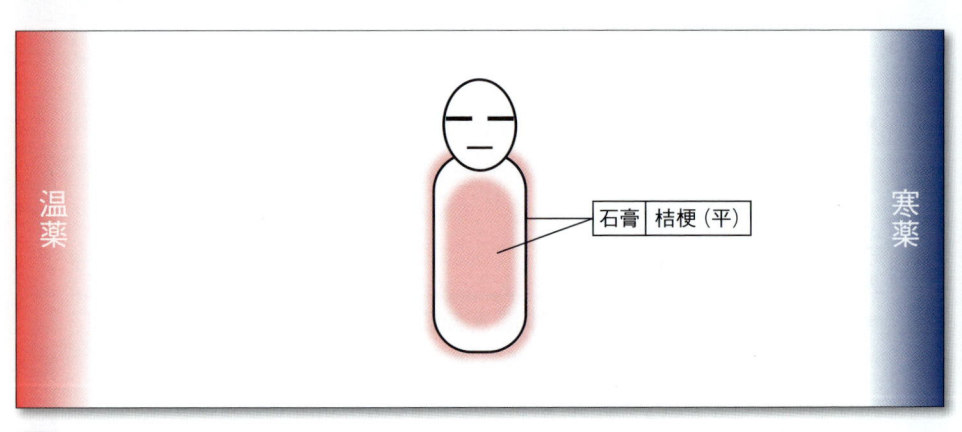

石膏 | 桔梗（平）

温薬　　寒薬

方剤と保険適応

○桔梗　石膏

【保険適応】咳嗽あるいは化膿するもの.

方意と解説

◆ 桔梗は消炎・鎮痛・排膿作用を持ち，のどの痛みなどをとる.
◆ 石膏は炎症などの熱を冷まし，桔梗と合わさることにより，炎症による発熱や，のどが渇いて水分を欲する口渇にも適応する.

カルテ

受診の経緯とプロブレム

- 33歳男性．主訴：発熱・咽頭痛．
- 前日から39℃の発熱・悪寒が出現．以前に葛根湯で感冒を治療したことがあり，今回も漢方治療を希望して来院．

診察のポイント

- 身長176cm．体重71kg．血圧120/78mmHg．体温38.5℃．咽頭発赤強い．肺野清．心音正常．体格普通．自汗なし．肩こりあり．
- 脈：浮緊*)．舌：大きさ正常，薄白苔．腹部：特異所見なし．

処方と治療経過

- 葛根湯および桔梗石膏を投与．一服して悪寒は軽減．医師からは，1日3回を指示されたが，症状の改善が穏やかであるため，1日5方服用した．翌日には症状が軽快したため治療を終了．

処方決定のプロセスとヒント

- 本症例は「脈浮緊，自汗なし，肩こりがある」ことから，『傷寒論』でいう感冒初期の相当する太陽病であり，葛根湯証と判断した．
- しかし「咽頭発赤が非常に強いことから，咽頭の炎症を早急に除去することが重要」と判断したため，桔梗石膏を追加．
- 本剤は抗炎症効果が期待され，各種炎症性疾患に追加投与される．ただし，石膏が含まれるため，胃腸虚弱のものには注意が必要である．

21 桔梗湯（ききょうとう）

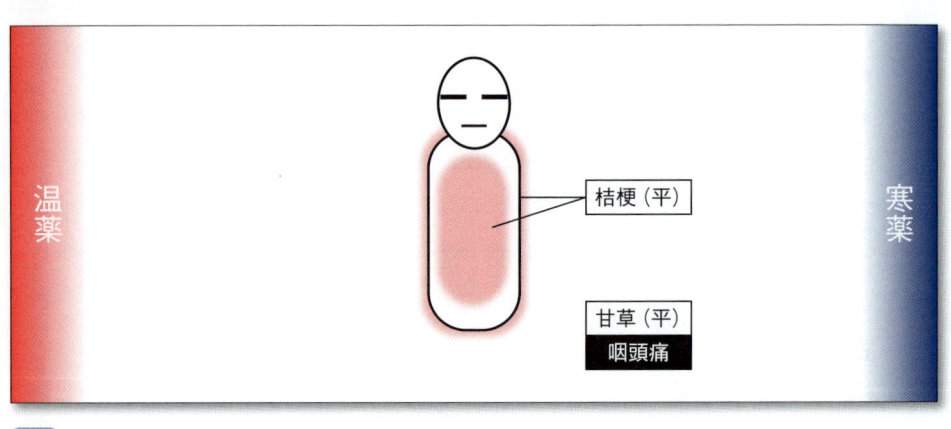

温薬 — 桔梗（平） / 甘草（平） / 咽頭痛 — 寒薬

方剤と保険適応

○桔梗　甘草

【保険適応】咽喉がはれて痛む次の諸症：扁頭炎，扁頭周囲炎．

方意と解説

◆ 甘草は抗炎症作用が知られている．
◆ 桔梗にも消炎・鎮痛・排膿作用がある．そのため，のどが腫れて痛む場合に用いられる．

◆コラム◆

　漢方では四君子湯（63）や四物湯（66）が重要である．なぜ重要なのか？　実は単独では使う機会が少ないものの非常に多くの方剤中に含有されているからである．四君子湯で見てみよう！
　四君子湯は人参，茯苓，蒼朮，甘草，（生姜，大棗）からなる漢方方剤であり，元気がない・気力がないといったいわゆる「気虚」に対する基本方剤である．今回選んだ148方剤中，四君子湯が隠れている方剤を探してみていただきたい．こんな方剤にも隠れていたのか！と驚きとともに再確認していただけると思う．すべての生薬が隠れている方剤は5～6ぐらいであろうか？　しかし，すべての生薬が入っていなくとも，例えば人参・蒼朮・甘草などが隠れているだけで，元気を回復させようという意図は見える．つまり，四君子湯の方意を持つものと考えられるのである．そのような方剤も含めると，実に多くの方剤中に加えられていることがお分かりいただけよう．
　いかに，元気や気力のない状態「気虚」を治すことに重きを置いているかがうかがえる．
　何を使ってもうまくいかないとき，基本に戻って，「食物が摂れるようにする」「元気や気力を回復させる」という健脾，補気剤を使ってみる！　そこに戻るのも漢方では大事な発想である．お試しあれ！

カルテ

受診の経緯とプロブレム

- 64歳男性．主訴：咽頭痛．
- 50歳頃から高血圧・慢性胃炎があり，西洋薬と柴胡加竜骨牡蛎湯，茯苓飲を服用．血液検査で異常所見はない．血圧はやや高めだが，体調は基本的には良いという．最近は時々，咽頭痛が出現．近医では感冒薬を処方されるが，漢方薬で対応してほしいという．

診察のポイント

- 身長168cm．体重67kg．血圧146/88mmHg．体温36.8℃．咽頭発赤軽度．肺野清．心音正常．心雑音なし．腹部平坦軟．肝脾触知せず．顔色普通．
- 脈：沈滑*)．舌：大きさ正常，軽度紅色，厚白黄苔あり．腹部：腹力中等度．軽度胸脇苦満*)あり．その他，特記すべき腹証なし．

処方と治療経過

- 桔梗湯を，咽頭痛が出現した際にうがいとして服用するよう指示．4週後，数回使用した．のどが潤い，疼痛も軽減したという．今後も同様の利用法を指示．

処方決定のプロセスとヒント

- 本症例は「体力が充実しており，柴胡加竜骨牡蛎湯(50)と茯苓飲(126)が既に投与中であり，咽頭痛に対して桔梗湯を追加」したため，甘草の増量が心配された．
- 基礎疾患に高血圧があるため，服用方法は甘草の副作用に対する配慮が重要となる．

22 帰脾湯（きひとう）

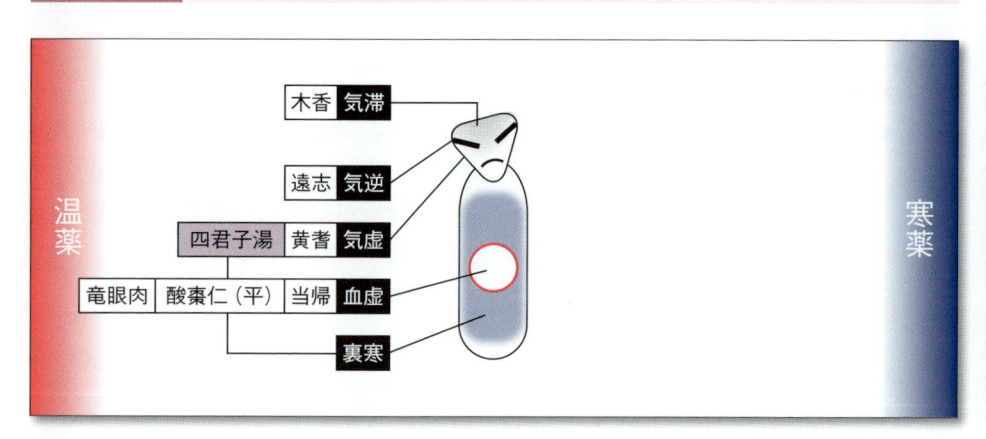

温薬 — 木香　気滞／遠志　気逆／四君子湯　黄耆　気虚／竜眼肉　酸棗仁（平）　当帰　血虚／裏寒 — 寒薬

方剤と保険適応

○人参　白朮　茯苓　甘草　生姜　大棗　酸棗仁　竜眼肉　遠志　当帰　黄耆　木香
＝四君子湯＋（酸棗仁　竜眼肉　遠志　当帰　黄耆　木香）

【保険適応】虚弱体質で血色の悪い人の次の諸症：貧血，不眠症．

方意と解説

- ◆ 四君子湯（63）に酸棗仁・竜眼肉・遠志・当帰・黄耆・木香が加わった方剤である．
- ◆ 食欲がなく，元気もなくなり（四君子湯が改善する症状），不安や悲壮感，不眠などの症状が同時に現れたときの方剤である．
- ◆ 人参と黄耆で元気をつけ（補気），白朮・茯苓・甘草・生姜・大棗で胃腸の調子を整え，食事が摂れるようにする．木香は鬱々とした気分を晴れやかにする（理気）効能を持っている．先ずは胃腸の調子を整え食事ができるようにし，元気にすることを考慮した方剤といえる．
- ◆ 竜眼肉・酸棗仁は，不安や不眠（血虚の症状の一種：心血虚）を改善する目的で配合されており，その作用を当帰・遠志が助けるような生薬構成になっている．
- ◆ したがって，疲れすぎて眠れないなどの不眠症などに使われ，貧血などの血虚症状も当帰が加わり改善するため，全体としての効能に「虚弱体質で血色の悪い人」という一文が加わっている．

カルテ

受診の経緯とプロブレム

- 50歳女性．主訴：不眠．
- 3年前から抑うつ状態が出現し，近医心療内科でうつ病と診断された．各種抗うつ剤が処方され症状は改善したが，何となくは眠れるが，中途覚醒，熟眠障害があり，頭部に熱感がある．胃腸が弱く，下痢しやすいという．また，打撲により内出血が起こりやすい．抗うつ剤が多種となってきたため，漢方治療を希望して来院．

診察のポイント

- 身長159cm．体重46kg．血圧118/76mmHg．体温35.8℃．痩せ．咽頭発赤なし．肺野清．心音正常．腹部平坦軟．肝脾触知せず．やや元気なし．
- 脈：沈細[*]．舌：やや胖大[*]，薄白苔．腹部：腹力弱．振水音[*]あり．

処方と治療経過

- 帰脾湯を投与．2週後，やや睡眠は改善したが，すっきりはしない．6週後，食欲が改善し体力が少しついてきた．10週後には気分の落ち込みが改善．3か月後には，既存の抗うつ剤の減量が可能となった．帰脾湯の服用により，体調がよいため投与を継続．

処方決定のプロセスとヒント

- 本症例は「胃腸虚弱，睡眠障害を伴った」ものである．また，内出血を起こしやすいことは，血管内に血液を留めておくという脾の機能が低下した病態（脾虚）といえる．
- 胃腸虚弱，睡眠障害は帰脾湯の投与目標となっている．

23 芎帰膠艾湯
きゅう き きょう がい とう

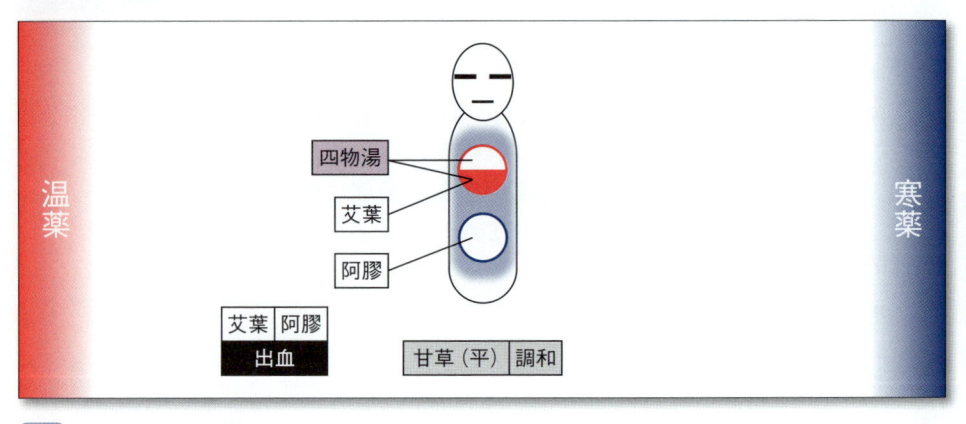

艾葉	阿膠
出血	

甘草（平）	調和

方剤と保険適応

○当帰　川芎　芍薬　地黄　艾葉　甘草　阿膠

＝四物湯＋（艾葉　甘草　阿膠）

【保険適応】 痔出血．

方意と解説

◆ 本剤は，四物湯（66）を基本方剤として，それに艾葉・甘草・阿膠を加えた方剤である．

◆ 四物湯の配合から，血虚を主体とする証（顔色が悪く，貧血気味で皮膚の色つやが悪く，かさかさしているなど）が考えられ，温める目的にも使われる方剤と考えられる．

◆ 艾葉・甘草・阿膠はともに止血の作用を持っており，出血などによる血虚の病態が適応となる．

◆ 阿膠の配合で潤す効果も期待できる

◆ したがって，婦人の不正性器出血に用いられる理由は，生薬構成を考えれば納得できる．

カルテ

受診の経緯とプロブレム

- 31歳女性．主訴：手足の冷え・月経過多．
- 20歳頃から手足の冷えが，29歳頃から月経痛が出現．30歳頃からは月経過多となり，貧血もひどくなった．婦人科では子宮内膜症と診断された．貧血には鉄剤の処方．

診察のポイント

- 身長156cm．体重53kg．血圧122/78mmHg．体温35.9℃．顔色不良．冷えは下肢に著明．拍動性頭痛，めまいを月経前に認める．月経痛には鎮痛剤が必要．経血量も非常に多い．手指，下肢の浮腫傾向．赤血球数 $3.46 \times 10^6/\mu L$．Hb 9.6g/dL．血液生化学：Fe 22μg/dL，UIBC 350μg/dL．フェリチン 2ng/mL以下．その他，異常所見なし．
- 脈：沈細[*]．舌：痩せ，淡紅から白，歯痕あり，湿潤した白苔が軽度認められる．腹力：軟弱．臍傍圧痛，振水音[*]，臍動悸[*]あり．

処方と治療経過

- 当帰芍薬散(111)を投与．2週後，冷えが軽度改善．6週後，月経痛もやや改善．頭痛，めまいは変化なし．10週後，頭痛，めまいも軽度改善．しかし，経血量は減少しない．
- その後，芎帰膠艾湯を1～2週併用（月経に合わせて）．3か月後，経血量が減少．半年後，鉄剤使用頻度減少．体調良好で，治療継続．

処方決定のプロセスとヒント

- 本症例は「特徴的なめまい・頭痛（水毒），月経痛など（血虚）がある」ことから，当帰芍薬散の適応と判断した．
- 当帰芍薬散のみでは効果が不十分なため芎帰膠艾湯を併用した．
- 芎帰膠艾湯は，血虚の改善のほか止血作用もあるため，経血量が多い場合には有効である．

24 芎帰調血飲

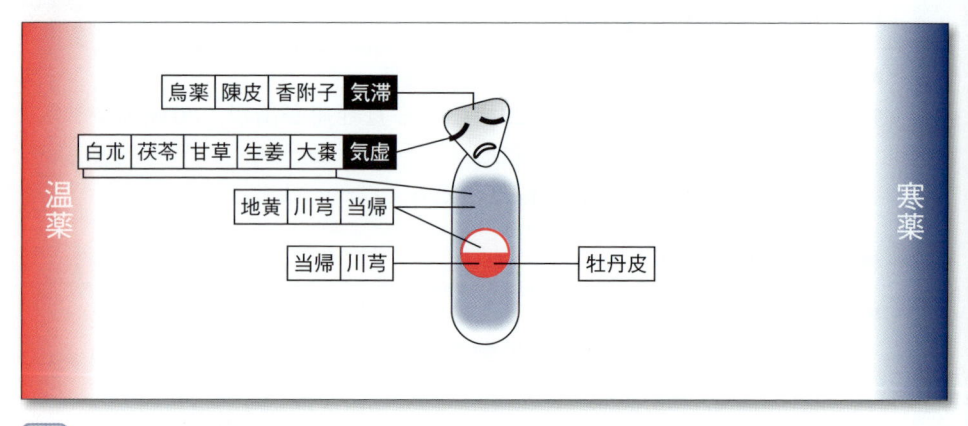

方剤と保険適応

○当帰　川芎　地黄　白朮　茯苓　甘草　生姜　大棗
　　　　　　　　　　　　　陳皮　香附子　烏薬　益母草　牡丹皮
= 四物湯 − 芍薬 + 四君子湯 − 人参 +（陳皮　香附子　烏薬　益母草　牡丹皮）

【保険適応】産後の神経症，体力低下，月経不順．

方意と解説

- 本剤は，四物湯(66)と四君子湯(63)の加減方*)である．
- 四物湯は，貧血や顔色の悪い状態(血虚)を治す．
- 四君子湯は，胃腸機能を改善し元気・気力を回復させる方剤である．
- 陳皮は蠕動を活発にさせ，本剤は元気を回復させ，全体として食事が摂れるようにすることを目的としている．
- 香附子・烏薬は，鬱々とした気分(気滞)を晴れやかにする生薬である．
- 益母草・牡丹皮は，血の滞り(瘀血)を治す生薬である．
- 浮腫など水の滞り(水毒)を正す益母草・白朮・茯苓もあり，浮腫やそれに伴う冷えなどにも良い．
- したがって本剤は元気がなく顔色も悪い人(気血両虚)で，疲れやすく鬱々とした気分を晴れやかにし，貧血気味で冷えや浮腫もある状態を改善できる．
- 産後の衰弱，血の道症，月経不順，骨盤内鬱血症候群，貧血症，痔疾患，体力低下，自律神経失調症，乳汁分泌不足などに効果がある．
- 一言で言うと，血行を促し，身体を温め，元気をとりもどし，貧血を治し，気分を晴れやかにする方剤である．

カルテ

受診の経緯とプロブレム

- 32歳女性．主訴：産後の疲労．
- 28歳で結婚したが，妊娠しないため不妊治療を受けていた．イライラ，不眠などが出現したため治療を中止．30歳の時に漢方治療を希望して来院．柴胡桂枝乾姜湯で症状が改善し，妊娠したため漢方治療も終了．無事に出産したが，子供の夜泣きが激しく，睡眠時間が減少．夫の手伝いも少ないため，精神的に不安定となった．

診察のポイント

- 身長164cm．体重61kg．血圧126/74mmHg．体温36.8℃．顔色やや不良．拍動性の頭痛，めまいが月に数回出現．赤血球数 $3.46 \times 10^6/\mu L$．Hb 10.6g/dL．血液生化学：Fe 22μg/dL．UIBC 350μg/dL．フェリチン 5ng/mL．その他，異常所見なし．
- 脈：沈細[*]．舌：やや痩せ，淡紅からやや紅，歯痕なし，薄い白苔が軽度認める．腹力：軟弱．臍傍圧痛．軽度臍動悸[*]を認める．

処方と治療経過

- 芎帰調血飲を投与．2週後，イライラは軽度改善．6週後，頭痛，めまいも改善傾向．10週後，子供の夜泣きは変わらないが，睡眠不足があまりつらいとは思わなくなった．肩が軽くなった感じ．1年服用して治療を終了．

処方決定のプロセスとヒント

- 本症例は「睡眠不足，子育ての不安などから，気滞が徐々に悪化していった病態」とみて，芎帰調血飲の適応と判断した．
- 芎帰調血飲は産後のあらゆるトラブルに使用できるよい方剤である．
- 産後の疲労は気血両虚と考えられる．

25 九味檳榔湯 (くみびんろうとう)

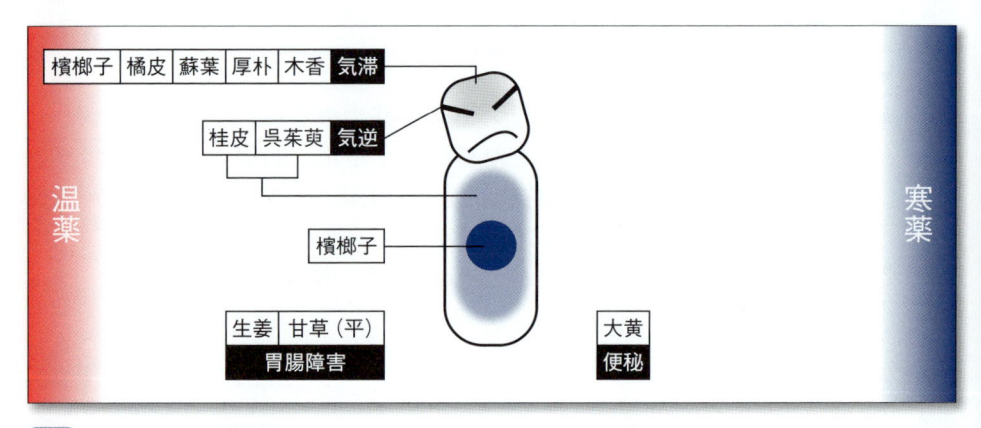

```
槟榔子 橘皮 蘇葉 厚朴 木香  気滞
           桂皮 呉茱萸      気逆
温薬                                  寒薬
                  檳榔子
           生姜 甘草(平)        大黄
              胃腸障害          便秘
```

🌿 方剤と保険適応

○檳榔子　厚朴　桂皮　呉茱萸　茯苓　蘇葉　橘皮　生姜　甘草　木香　大黄

【保険適応】 心悸亢進，肩こり，倦怠感があって，便秘傾向があるもの：脚気，高血圧，動脈硬化，およびこれらに伴う頭痛．

🧍 方意と解説

- ◆ 本剤は，ほとんどの生薬が気のつまり（気滞）を取る作用を持ち，蠕動を調整あるいは気分を晴れやかにする（理気）方剤である．
- ◆ 檳榔子は強い気滞と水毒を改善する効果を持つ．
- ◆ 檳榔子・厚朴・桂皮・呉茱萸・蘇葉・橘皮・木香は，気分を晴れやかにし，消化管の蠕動を亢進する理気の作用を持つ生薬である．
- ◆ 大黄は，便秘などを治す瀉下の作用と血の滞り（瘀血）を治す駆瘀血作用がある．
- ◆ したがって，これら生薬が協力し合い，腹部全体が張っている腹満（気滞）や浮腫（水毒），瘀血を改善する方剤である．

カルテ

受診の経緯とプロブレム

- 44歳女性．主訴：不安感．
- 25歳から月経前症候群，肩こり，片頭痛などがあった．特に治療を受けていなかったが，39歳から当科で漢方治療を開始．体調はやや改善したが気分の落ち込みが激しい．半夏厚朴湯，加味逍遙散，五苓散などを投与してきたが，3か月前から症状が悪化して，不安感が非常に強くなってきた．

診察のポイント

- 身長153cm．体重47kg．血圧98/62mmHg．体温36.2℃．末梢血・血液生化学・尿所見異常なし．不安げに早口で震えるような声で話す．こむらがえりが多い．過換気症候群を起こすこともある．便秘あり．頭痛は拍動性で天候悪化，不安増強時に増悪しやすい．
- 脈：細滑*)．舌：肥大，歯痕あり，薄白苔あり．腹部：腹力やや弱．心下痞鞕*)あり．下腹部に瘀血所見あり．

処方と治療経過

- 九味檳榔湯を投与．3週後，頭痛は軽減．気分も明るくなり安心感が出てきた．イライラ感も減少．7週後，少し体力が増強．頭痛は少しあるが，体調不良のために寝込むことがなくなった．11週後，天候悪化時には頭痛はつらいが，全体的に体調はよいという．治療を継続．

処方決定のプロセスとヒント

- 九味檳榔湯は「心悸亢進，肩こり，息切れ，疲労倦怠感，浮腫など」に対して投与される．
- 本剤は気滞があり，水毒が強めに存在する場合に良い適応がある．

26 荊芥連翹湯 (けいがいれんぎょうとう)

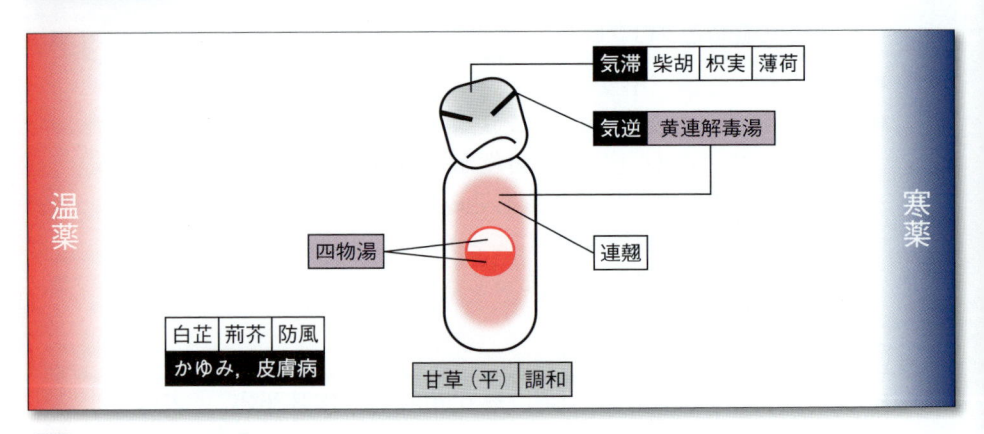

```
気滞  柴胡 枳実 薄荷
気逆  黄連解毒湯
四物湯  連翹
白芷 荊芥 防風
かゆみ，皮膚病
甘草（平）調和
温薬　　　　　　寒薬
```

方剤と保険適応

○柴胡　黄芩　黄連　黄柏　山梔子　当帰　芍薬　川芎　地黄
　　　　薄荷　連翹　荊芥　防風　白芷　桔梗　枳実　甘草
= 温清飲 +（柴胡　薄荷　連翹　荊芥　防風　白芷　桔梗　枳実　甘草）
= 柴胡清肝湯 −（牛蒡子　栝楼根）+（荊芥　防風　白芷　枳実）
= 清上防風湯 + 四物湯 +（柴胡　黄柏）

【保険適応】蓄膿症，慢性鼻炎，慢性扁桃炎，にきび．

方意と解説

◆ 柴胡清肝湯(53)から熱を冷ます牛蒡子と，潤しながら熱をとり膿を出させる栝楼根を除き，止痛，止痒の荊芥・防風・白芷と，排膿の枳実を加えた方剤である．

◆ 止痛，止痒，排膿の効果を強化し，皮膚疾患に適するように作ったものともいえる．

◆ 柴胡清肝湯より乾かす作用は強い．清熱作用は弱い．

◆ また，にきびを適応に持つ清上防風湯(85)と貧血や顔色不良，皮膚のかさかさ感などの血虚を治す四物湯(66)を合方し，柴胡と黄柏を加えた方剤とみることもできる．

◆ 温清飲(6)の加味方でもあり，鼻や皮膚などの慢性の炎症が使用目標となる．

◆ 皮膚が浅黒く，筋肉質で化膿しやすい人に多用される．

カルテ

受診の経緯とプロブレム

- 32歳女性．主訴：膿性鼻汁．
- 12歳頃からアレルギー性鼻炎のため，抗アレルギー剤の内服，ステロイド点鼻で治療．前年から再燃．次第に悪化し，副鼻腔炎と診断され，抗生剤，抗アレルギー剤が投与された．服用時には比較的改善するが，治療中止で再燃するため，漢方治療を希望して来院．

診察のポイント

- 身長159cm．体重52kg．血圧128/72mmHg．体温36.2℃．やや痩せ．気難しい印象．肩こりあり．IgE RIST：760UA/mL．
- 脈：沈弦[*]．舌：やや胖大[*]，やや乾燥，薄白黄苔．腹部：腹力中等度．胸脇苦満[*]・腹直筋緊張あり．

処方と治療経過

- 荊芥連翹湯を投与(抗アレルギー剤，点鼻薬は併用)．2週後，鼻汁はやや減少．肩が少し軽くなった．6週後，鼻汁の色が薄くなり，肩こりもあまり気にならなくなったので点鼻薬を中止．10週後，症状の悪化はない．14週後，経過良好のため，抗アレルギー剤を中止．18週後，症状は悪化しない．6か月治療を継続して終了．

処方決定のプロセスとヒント

- 本症例は「体力中等度，ストレスが症状悪化の誘因，慢性炎症，腹証」などから，荊芥連翹湯の適応と判断した．
- 生薬構成が似たものに柴胡清肝湯がある．これは，小児に対して使用されることが多く，精神的ストレスから生じる熱感を除去することを重視したものである．
- 荊芥連翹湯は皮膚炎・鼻炎・副鼻腔炎などを除去することを重視している．

27 桂枝加黄耆湯 (けいしかおうぎとう)

温薬 ─── 寒薬

桂枝湯 気虚
黄耆 止汗

方剤と保険適応

○桂皮　芍薬　生姜　大棗　甘草　黄耆

＝桂枝湯＋(黄耆)

【保険適応】体力が衰えているもののねあせ，あせも．

方意と解説

◆ 桂枝湯(35)に黄耆を加えた方剤．したがって，桂枝湯と黄耆の薬能がわかれば本剤は容易に理解できる．
◆ 黄耆は補気薬として優れ，元気をつけ気力を増す．その他には，利水消腫(注)の効能があり，汗を止める．したがって，虚弱で皮膚の緊張が緩み，汗の出やすい人(自汗)，あるいは寝汗をかくような人に配合される生薬である．
◆ 虚弱な人で汗が出るような風邪をひいた際は桂枝湯の証と思われるが，汗が多量に出る人，さらに寝汗をかくような虚弱な人の場合には本剤の適応である．
◆ 汗をかくことで増悪するアトピー性皮膚炎に用いられるのも黄耆の配合故である．虚した場合の汗の出過ぎを止める目的でも使われる．そのため，あせもなどにも使用される．

(注) 利水消腫：水の偏りを正し，浮腫などを改善させること．

カルテ

受診の経緯とプロブレム

- 43歳女性．主訴：発熱．
- 前日から38℃の発熱・悪寒が出現．もともと肥満，変形性膝関節症があり，防已黄耆湯を内服中である．感冒に罹患したと判断して外来を受診．

診察のポイント

- 身長155cm．体重65kg．血圧126/78mmHg．体温37.8℃．肥満．多量の自汗あり．水太り傾向．肩こりなし．筋肉痛なし．咽頭発赤軽度．肺野清．心音正常．腹部平坦軟．肝脾触知せず．
- 脈：浮細*)．舌：胖大*)，薄白苔．腹部：水太り様の腹部膨満あり．

処方と治療経過

- 桂枝加黄耆湯を投与．一服して悪寒が軽減し，発汗も改善．2日服用して症状は軽快した．

処方決定のプロセスとヒント

- 本症例は「脈浮弱，多量の自汗あり，水太りの状態」であったことから，桂枝加黄耆湯を選択した．
- 本来，本剤は『金匱要略』でいう水気病（浮腫，排尿困難など）で用いられる慢性疾患に適用されるものであるが，本症例のような急性疾患にも応用できる．

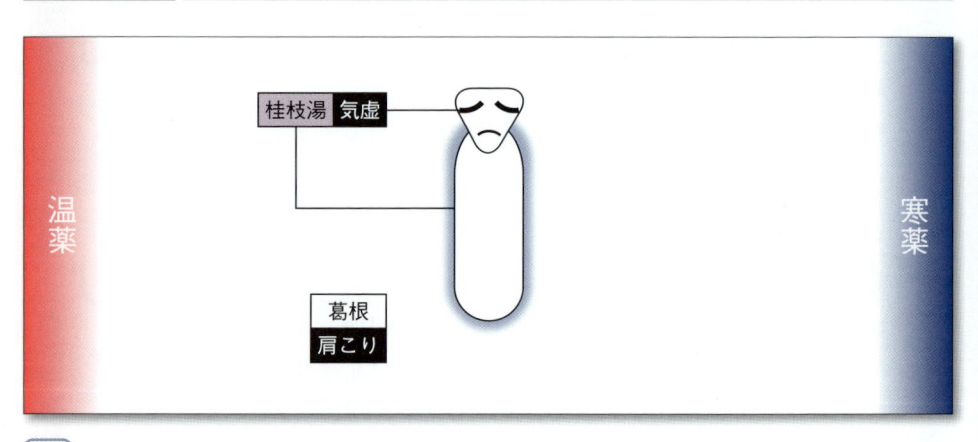

28 桂枝加葛根湯 (けいしかかっこんとう)

温薬　　　寒薬

桂枝湯　気虚

葛根
肩こり

方剤と保険適応

〇桂皮　芍薬　生姜　大棗　甘草　葛根

＝桂枝湯＋(葛根)

【保険適応】身体虚弱なものの風邪の初期で，肩こりや頭痛のあるもの．

方意と解説

◆ 桂枝湯(35)に葛根を加えた方剤である．したがって，桂枝湯と葛根の薬能がわかれば本剤は容易に理解できる．

◆ 葛根は肩こりを治す生薬であり，肩こりが強い場合の桂枝湯の適応症に有効と考えれば良い．

◆ すなわち，汗の出やすい(自汗)虚弱な人が風邪をひき，悪寒，頭痛，発熱など(表証)を伴い(桂枝湯の証)，肩こりがひどいものに使われる(桂枝加葛根湯の証)．

◆コラム◆

　汗の出やすい虚弱な人には，麻黄・桂皮の組み合わせで強く温めると脱水(脱汗)を起こすことがある．したがって，肩こりを目標に葛根湯を使いたいところだが，自汗があるので本剤の出番となるのである．

カルテ

受診の経緯とプロブレム

- 35歳女性．主訴：発熱・咳嗽．
- 前日から38℃の発熱・悪寒が出現．漢方治療を希望して外来を受診．

診察のポイント

- 身長160cm．体重50kg．血圧116/74mmHg．体温38.1℃．やや痩せ．自汗あり．肩こりあり．筋肉痛なし．咽頭発赤軽度．肺野清．心音正常．腹部平坦軟．肝脾触知せず．
- 脈：浮細*)．舌：大きさ正常，薄白苔．腹部：特異所見なし．

処方と治療経過

- 桂枝加葛根湯を投与．一服して悪寒が軽減．2日目には症状が軽快．

処方決定のプロセスとヒント

- 本症例は「脈浮弱，自汗，肩こりがある」ことから，『傷寒論』でいう感冒初期に相当する太陽病であり，虚証*)で肩こりを併発していることから，桂枝加葛根湯証と判断した．
- 本症例では，桂枝加葛根湯を投与したが，桂枝湯でも十分効果が期待できた可能性がある．肩こりを目標に本剤を使うことが多い．
- 肩こりには葛根湯も候補となるが，胃腸虚弱などで葛根湯が服用できない場合には本剤が適応となる．

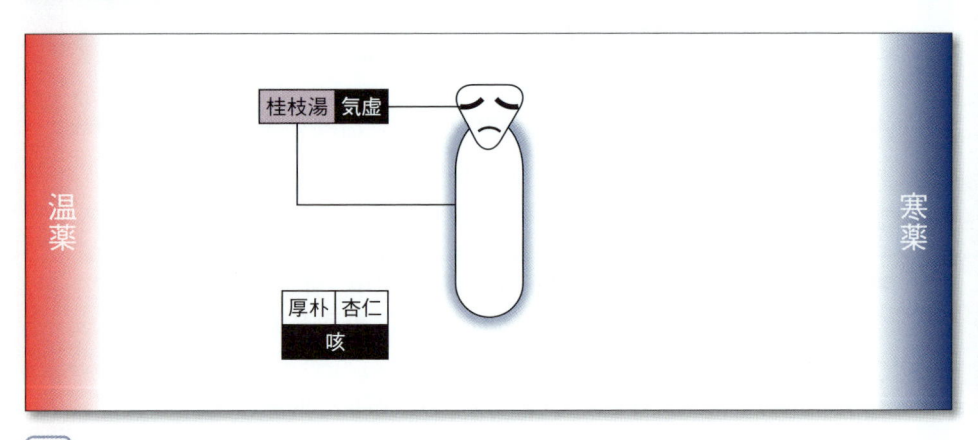

29 桂枝加厚朴杏仁湯
けいしかこうぼくきょうにんとう

温薬　　　　　　　　　　　　　　　　　　　　寒薬

桂枝湯　気虚

厚朴　杏仁
咳

方剤と保険適応

○桂皮　芍薬　生姜　大棗　甘草　厚朴　杏仁

＝桂枝湯＋(厚朴　杏仁)

【保険適応】身体虚弱なもののせき．

方意と解説

◆ 桂枝湯(35)に厚朴・杏仁を加えた方剤である．
◆ 厚朴は気のつまりをとり気分を晴れやかにし(理気)，咳を改善する．
◆ 杏仁は痰を切り，咳を止める．
◆ したがって，虚弱で汗が出やすく，悪寒，発熱，頭痛などの表証を伴い(自汗などの表虚証，桂枝湯の証)，咳が出て呼吸困難を呈しやすい人に適する．

カルテ

受診の経緯とプロブレム

- 32歳女性．主訴：発熱・咳嗽．
- 前日から38℃の発熱・悪寒が出現した．感冒時には，よく痰がからんだ咳が出ることが多い．漢方治療を希望して外来を受診．

診察のポイント

- 身長156cm．体重46kg．血圧110/78mmHg．体温37.9℃．やや痩せ．自汗あり．痰がからんだ咳が強く出る．筋肉痛なし．咽頭発赤軽度．肺野やや雑音あり．心音正常．腹部平坦軟．肝脾触知せず．
- 脈：浮細*)．舌：大きさ正常，薄白苔．腹部：特異所見なし．

処方と治療経過

- 桂枝加厚朴杏仁湯を投与．一服して悪寒が軽減．2日目には咳嗽が改善．3日間服用して症状は軽快した．

処方決定のプロセスとヒント

- 本症例は「脈浮弱，自汗あり，咳嗽がある」ことから，『傷寒論』でいう感冒初期に相当する太陽病であり，虚証*)で咳嗽を伴うことから，桂枝加厚朴杏仁湯証と判断した．
- 本症例では，桂枝加厚朴杏仁湯を投与したが，桂枝湯でも十分効果が期待できた可能性がある．
- 本症例のような症状の場合，小青竜湯(76)，苓甘姜味辛夏仁湯(145)なども候補となる．
- 小青竜湯の場合には胃腸が丈夫でないと投与できない．
- 苓甘姜味辛夏仁湯の場合には，冷えが強い慢性疾患が対象となることが多い．

30 桂枝加芍薬大黄湯

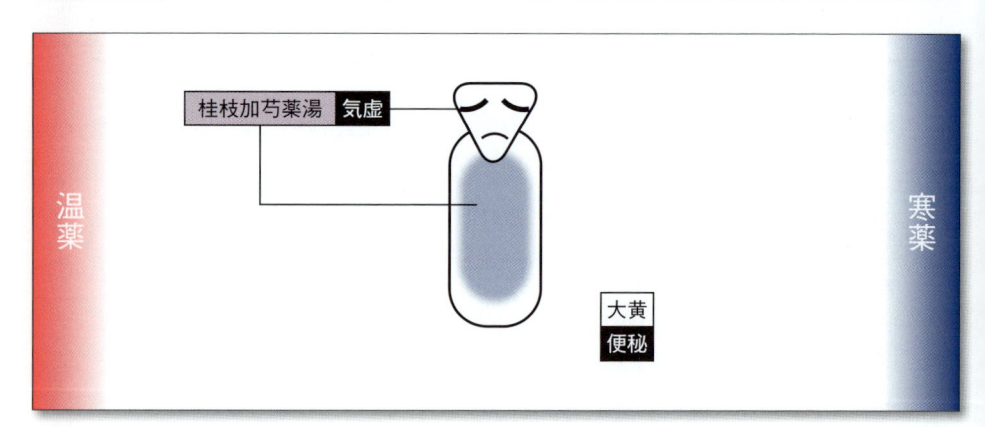

方剤と保険適応

○桂皮　芍薬　生姜　大棗　甘草　大黄

＝桂枝加芍薬湯　＋（大黄）

【保険適応】 比較的体力のない人で，腹部膨満し，腸内の停滞感あるいは腹痛などを伴うものの次の諸症：急性腸炎，大腸カタル，常習便秘，しぶり腹．

方意と解説

◆ 桂枝加芍薬湯（31）に大黄を加えた方剤である．

◆ 桂枝加芍薬湯はしぶり腹や腹痛に適応があったが，これに便を下す（瀉下）大黄が入ることにより，腹部膨満感や便秘が強い場合に本剤が適応となる．

◆ 大黄は冷やす薬であるが，体内にたまった冷えた便を早く排出させて体内の冷えを取り除くことが本来の目的である．

◆ いずれにしろ，桂枝加芍薬湯がベースであるので腹痛や冷えることで症状が悪化する場合に使うことができる．

カルテ

受診の経緯とプロブレム

- 13歳女児．主訴：腹痛．
- 小学2年生の頃，虚弱体質で2年間程度，小建中湯を内服し改善．全寮制の中学に入学．寮，学校での生活は予定がぎっしりと組まれており，一方でくつろげる時間が極めて少なかった．次第に排便が困難となり，週末自宅に帰った際に下剤を使って何とか排便．

診察のポイント

- 身長155cm．体重41kg．血圧108/76mmHg．体温35.9℃．発育・運動発達異常なし．咽頭発赤なし．肺野清．心音正常．心雑音なし．腹部平坦軟．肝脾触知せず．臍周囲に圧痛あり．左下腹部から上腹部にかけて便塊を触知する．痩せ．
- 脈：沈細*)．舌：やや胖大*)，淡紅色，薄白苔あり．腹部：腹力中等度．腹直筋緊張あり．

処方と治療経過

- 桂枝加芍薬大黄湯を処方．少し早起きをするよう指導し，2～3日に1回排便できるようになった．また，週末自宅での排便でも以前は残便感があったが，次第に改善．服薬1か月後には1～2日に1回排便できるようになった．1年間の服用で治療を終了．

処方決定のプロセスとヒント

- 桂枝加芍薬大黄湯は，『傷寒論』でいう感冒が進行し，冷え，消化器症状を発症した太陰病の薬である．桂枝加芍薬湯に比して，消化管が冷えた寒の状態が強く，疼痛をきたした病態といえる．
- このような状態において特徴的な腹証である腹直筋緊張がある場合には，本剤のよい適応である．
- 急性疾患ばかりでなく，本症例のような慢性疾患にも応用される．

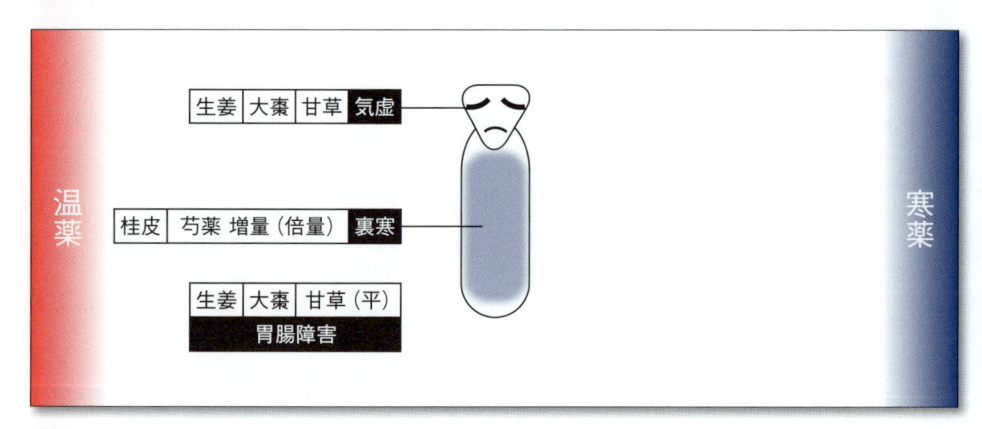

31 桂枝加芍薬湯
けいしかしゃくやくとう

```
温薬 ─────────────────────────────── 寒薬
    生姜 大棗 甘草 気虚

    桂皮 芍薬 増量(倍量) 裏寒

    生姜 大棗 甘草(平)
        胃腸障害
```

方剤と保険適応

○芍薬　桂皮　大棗　甘草　生姜

【保険適応】 腹部膨満感のある次の諸症：しぶり腹，腹痛．

方意と解説

- ◆ 桂枝湯(35)の芍薬を増量し，消化管(裏)に働くようにした方剤である．
- ◆ 桂枝湯の項でも述べたが，芍薬は体内の余分な水分を体外に排出する利水作用と，貧血や皮膚がかさかさする，顔色が悪いなどの症状(血虚)を改善する補血作用を併せ持つと考えることができる．
- ◆ 芍薬が少量であれば(桂枝湯)補血の作用が主となるが，増量することにより利水作用の比重が大きくなる(桂枝加芍薬湯)．利水作用の比重が大きくなることにより，消化管を温め，冷えにより増悪する腹痛や下痢にも応用できるようになる．
- ◆ 芍薬は鎮痙作用も有し，引きつり痛む筋肉の緊張を和らげることもできる．甘草とともに芍薬甘草湯の方意も作り，筋肉の緊張を緩和する．
- ◆ 桂枝湯の加味方注)であるが，温めながら，冷えにより増悪する腹痛や腹部膨満感を改善する方剤である．

注) 加味方：生薬をいくつか加えた方剤．

カルテ

受診の経緯とプロブレム

- 12歳男児．主訴：腹痛，下痢．
- 前日から下痢，血便，腹痛が出現したため当科を受診．細菌性腸炎の可能性を考慮して，便細菌培養を行い，抗菌剤，整腸剤を開始．2日後，腹痛は改善したが下痢は持続．

診察のポイント

- 身長153cm．体重48kg．血圧120/85mmHg．体温37.2℃．咽頭発赤なし．肺野清．心音正常．腹部平坦軟．肝脾触知せず．腹部全体に軽度圧痛あり，特に心窩部で強い．腸鳴が強い．CRP 2.27mg/dL以外，末梢血・血液生化学検査異状なし．腹部超音波検査異常なし．便細菌培養：病原性大腸菌：O-18（3+）．
- 脈：沈細*)．舌：大きさ正常，淡紅色，薄白苔あり．腹部：腹力中等度．腹直筋緊張軽度あり．臍上悸*)なし．

処方と治療経過

- 桂枝加芍薬湯を投与．3日後には腹痛，下痢ともに改善．食欲が十分回復しないため同剤を継続．1週後の便細菌培養で起炎菌が消失．さらに3日後，食欲が改善したため服薬終了．

処方決定のプロセスとヒント

- 桂枝加芍薬湯は『傷寒論』でいう感冒が進行し，冷え，消化器症状を発症した太陰病の方剤である．感染を起こすウイルス，細菌などの病邪が，消化管を中心とした体内を意味する裏に入り込み，消化管が強い炎症を示さずに，熱状より冷える状態を呈する寒の状態になった病態といえる．
- このような状態において，特徴的な腹証である腹直筋緊張がある場合には本剤のよい適応となる．

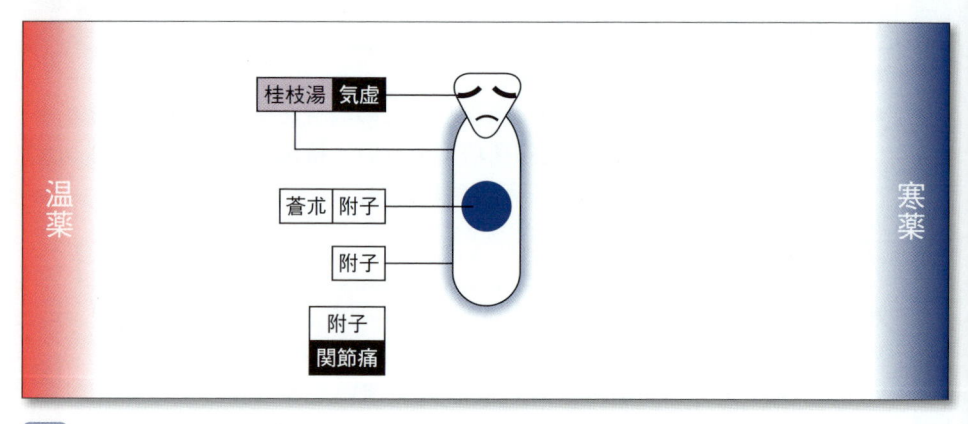

32 桂枝加朮附湯
けいしかじゅつぶとう

温薬　　　　　　　　　　　　　　　　　　　　　　　寒薬

桂枝湯　気虚
蒼朮　附子
附子
附子
関節痛

方剤と保険適応

○桂皮　芍薬　生姜　大棗　甘草　蒼朮　附子
＝桂枝湯＋(蒼朮　附子)
【保険適応】関節痛，神経痛．

方意と解説

◆ 桂枝湯(35)に蒼朮と附子を加えた方剤である．
◆ 附子は新陳代謝を亢進し，強く身体を温め，疼痛を和らげ，浮腫などを改善する利水の効能を持つ．
◆ 蒼朮は浮腫などを改善する利水薬であり，水の滞りを除く効果がある．
◆ 桂皮と附子で温め，附子と蒼朮で浮腫など水の滞りを改善する．
◆ 桂枝湯の温める作用と，利水の効果を強めたものである．
◆ したがって，冷えと湿が関連する疼痛を改善する方剤である．

カルテ

受診の経緯とプロブレム

- 38歳女性．主訴：関節痛．
- 2年前から朝の指のこわばり，近位手指関節痛と腫脹が出現．内科を受診し，精査により関節リウマチと診断された．ステロイド剤，免疫抑制剤などの治療を受けてきたが，胃腸障害が出現して必要量の服用が困難であった．漢方治療を希望して外来を受診．

診察のポイント

- 身長160cm．体重48kg，血圧146/86mmHg．体温36.3℃．やや痩せ．右第二近位手指関節の軽度腫脹・熱感・発赤あり．末梢血：WBC $1.26 \times 10^3/\mu L$．Hb 10.3g/dL．Plt $154 \times 10^3/\mu L$．ESR 50/80mm．CRP 3.56mg/dL．RF 240IU/mL．抗CCP抗体 120U/mL．
- 脈：沈細[*]．舌：大きさ正常，薄白苔．腹部：腹力弱．その他，特記すべき所見なし．

処方と治療経過

- 桂枝加朮附湯を投与．2週後には関節痛が軽度改善．4週後，関節痛は著変しないが腫脹は軽減．10週後には関節痛・腫脹とも改善．その後，症状の増悪，改善がともにあるが，全体として症状の改善が持続．

処方決定のプロセスとヒント

- 本症例は「虚弱体質で関節痛・腫脹があり（表病変あり），その炎症が強くない」ことから，桂枝加朮附湯の適応と判断した．
- 虚弱傾向なもので，関節リウマチの炎症が比較的軽度な場合には，桂枝加朮附湯が適応になることが多い．
- 浮腫が強く認められる場合，桂枝加苓朮附湯が選択される．

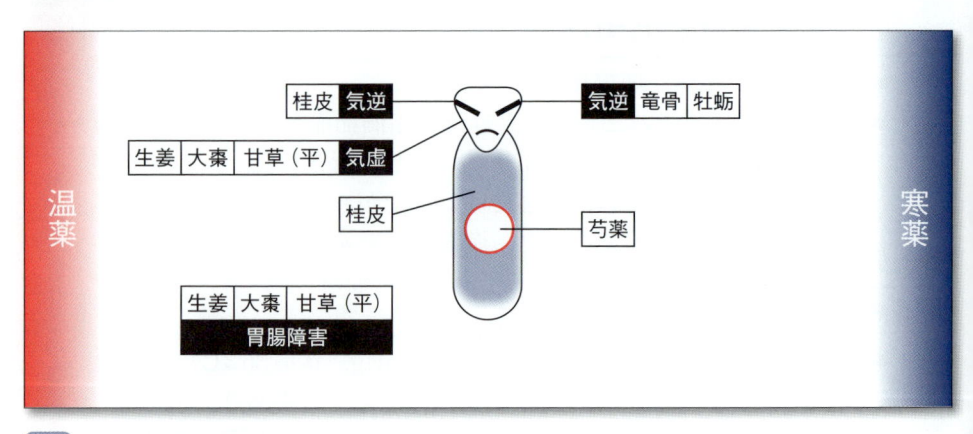

33 桂枝加竜骨牡蛎湯
けいしかりゅうこつぼれいとう

温薬 / 寒薬

桂皮→気逆
生姜 大棗 甘草（平）→気虚
桂皮
気逆 竜骨 牡蛎
芍薬
生姜 大棗 甘草（平）
胃腸障害

方剤と保険適応

○桂皮　芍薬　生姜　大棗　甘草　竜骨　牡蛎
＝桂枝湯＋（竜骨　牡蛎）

【保険適応】 下腹直腹筋に緊張のある比較的体力の衰えているものの次の諸症：小児夜尿症，神経衰弱，性的神経衰弱，遺精，陰萎．

方意と解説

◆ 本剤は，精神を安定させる竜骨と牡蛎を主体とした方剤であり，桂枝湯(35)に竜骨と牡蛎を加えた漢方薬ととらえると理解しづらくなる．

◆ 生姜・大棗・甘草の組み合わせはお腹の調子を整えるもので，虚弱な人に好んで用いられる．桂皮は冷えのある身体を温め，のぼせなどの気が頭に滞ってしまった状態(気逆)を治す目的で配合されている．したがって，体力が低下し虚弱な冷えのある人に使う方剤ということが分かる．また，虚弱な人は下腹直筋の緊張が見られることが多く，それを芍薬と甘草が緩和している．また，虚弱や疲れはイライラなどの興奮状態を生む．

◆ 疲れることにより脳の興奮性が高まった状態を竜骨と牡蛎で治す方剤である．

◆ 疲れによる脳の興奮性が上昇しているため，不安はもとより不眠，夢見が多い，夢精あるいは驚きやすいなどの症状が出るものと考えられている．これらの症状を改善させるための方剤である．

カルテ

受診の経緯とプロブレム

- 48歳女性．主訴：心窩部痛．
- 3か月前から心窩部痛が出現．1か月前から，食後2～3時間後に心窩部痛が非常に強くなり，ねじれるような疼痛である．近医を受診し，血液・尿検査，上部消化管内視鏡検査，腹部CTなどの検査を行ったが，異常所見は認められなかった．ランソプラゾール，モサプリド，ブチルスコポラミン，スルピリドなどによる治療を受けたが，改善しなかった．会社の人間関係に疲れるという．

診察のポイント

- 身長156cm．体重48kg．血圧105/63mmHg．体温36.4℃．咽頭発赤なし．肺野清．心音正常．腹部平坦軟．肝脾触知せず．心窩部に疼痛あり．イライラした口調で話す．のぼせが少しある．軽度不眠あり．
- 脈：沈細緊*)．舌：やや痩せ，淡紅色，薄白苔．腹部：腹力やや弱．腹直筋緊張あり．臍傍に激しい大動脈拍動が触知される．

処方と治療経過

- 桂枝加竜骨牡蛎湯を投与．2週後，心窩部痛は軽度改善．さらに1か月後，ほぼ心窩部痛は消失．このため西洋薬を中止したが，その後の経過も良好であり，半年後に治療を終了．

処方決定のプロセスとヒント

- 本症例は「腹直筋緊張，腹部動悸」から，桂枝加竜骨牡蛎湯を選択．
- 本症例は，問診からストレス性胃炎と判断．ストレス緩和のためにさまざまな気を巡らすための理気剤を選択した．
- 腹部動悸は交感神経の過緊張の状態と判断でき，竜骨・牡蛎が症状改善に有効な場合がある．
- 冷えが強い場合は，安中散も考慮される．

34 桂枝加苓朮附湯
けいしかりょうじゅつぶとう

```
        桂枝湯  気虚
                    ☹
        茯苓 白朮 附子
                    ●
温薬                         寒薬
            附子
            関節痛
```

方剤と保険適応

○桂皮　芍薬　生姜　大棗　甘草　白朮　附子　茯苓

＝桂枝湯＋（白朮　附子　茯苓）

＝桂枝加朮附湯＋（茯苓）

【保険適応】関節痛，神経痛．

方意と解説

◆ 桂枝湯(35)に茯苓・白朮・附子を加えた方剤である．また桂枝加朮附湯(32)に茯苓が配合された方剤と見ることができる．

◆ 茯苓は浮腫など水の滞りを改善する利水薬であり，本剤は浮腫をとる効能を増強させた方剤と考えられる．

◆ したがって，痺れや痛みに用いられるが，冷えると症状が増悪する場合に適する．

◆ また，本剤は真武湯(84)と苓桂朮甘湯(147)の方意も含まれるものと見ることができる．これらの方剤の効果も期待できる．

カルテ

受診の経緯とプロブレム

- 41歳女性．主訴：関節痛．
- 3年前から，朝の指のこわばり，近位手指関節痛と腫脹が出現．内科を受診し，精査により関節リウマチと診断された．ステロイド剤，非ステロイド性鎮痛剤などの治療を受けてきたが，症状が強くないことから，漢方治療への変更を希望して外来を受診．

診察のポイント

- 身長148cm．体重41kg．血圧134/82mmHg．体温36.2℃．やや痩せ．左第2，3近位手指関節の軽度腫脹・浮腫を伴う．末梢血：WBC $8.9 \times 10^3/\mu L$．Hb 11.6g/dL．Plt $214 \times 10^3/\mu L$．ESR 30/56 mm．CRP 2.36mg/dL．RF 140IU/mL．抗CCP抗体 140U/mL．
- 脈：沈細*)．舌：やや胖大*)，薄白苔．腹部：腹力弱．その他，特記すべき所見なし．

処方と治療経過

- 桂枝加苓朮附湯を投与．2週後には関節痛・腫脹が軽度改善．4週後，関節痛は著変しないが腫脹はかなり軽減．10週後には関節痛・腫脹とも改善．その後，症状の増悪，改善はともにあるが，全体として症状の改善が持続している．

処方決定のプロセスとヒント

- 本症例は「虚弱体質で関節痛・腫脹があり（表病変あり），その炎症は強くなく，浮腫が強めである」ことから，桂枝加苓朮附湯の適応と判断した．
- 浮腫が軽度の場合には，桂枝加朮附湯が投与される．

35 桂枝湯(けいしとう)

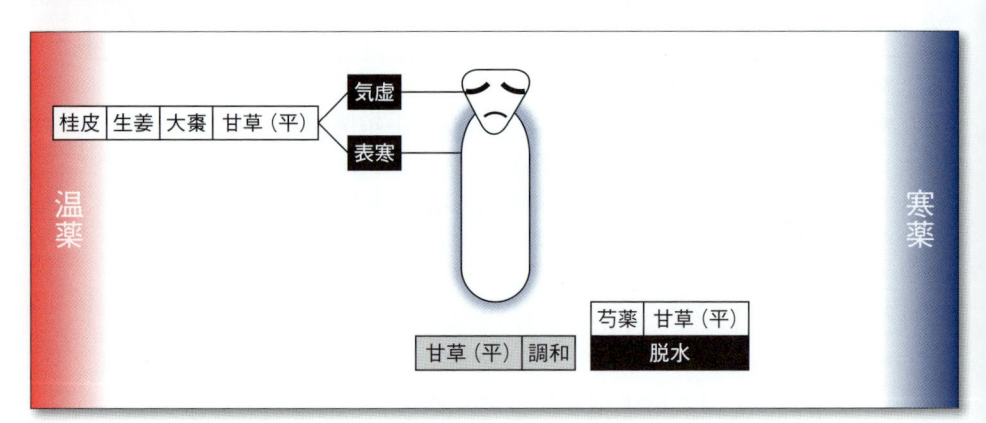

| 桂皮 | 生姜 | 大棗 | 甘草(平) | — 気虚 / 表寒 |

温薬　　　　　　　　　　　　　　　　　　　　　寒薬

| 甘草(平) | 調和 |
| 芍薬 | 甘草(平) | 脱水 |

方剤と保険適応

○桂皮　芍薬　生姜　大棗　甘草

【保険適応】体力が衰えたときの風邪の初期.

方意と解説

- ◆ 桂皮は身体を温め，汗を出させるとともにのぼせなど(気の上衝)を治す生薬である．
- ◆ 甘草と芍薬は合わさって汗の出過ぎを調整し，脱水となるのを防いでいる．芍薬は補血作用も持つ．
- ◆ 大棗・生姜・甘草は胃腸の調子を整える．
- ◆ 本剤はマイルドに身体を温め発汗させることにより，ウイルス(邪)などを排除する．そのため，すでに汗ばんでいるかあるいは汗が出やすく(自汗)，強く温め過ぎると汗が出過ぎる可能性の高い虚弱者に用いられる．
- ◆ 桂皮で温めるようになっているが，本剤の効力が弱いため，お粥を食し，方剤力を助けることが指示されている．
- ◆ 本剤服用により汗が出て症状の改善が見られれば，それ以上は服用しない．また，服用により汗がでない場合，ほんの少し汗が出るまでは服用する．汗の出させ過ぎは禁物である．
- ◆ したがって，本剤は食が細い虚弱者(汗の出やすい人)の感冒の初期に用いられる．

カルテ

受診の経緯とプロブレム

- 30歳女性．主訴：発熱．
- 前日から38℃の発熱・悪寒が出現．もともと漢方薬に興味があり，感冒に罹患したと判断して外来を受診．

診察のポイント

- 身長165cm．体重52kg．血圧120/76mmHg．体温38.5℃．体格普通．自汗あり．肩こりなし．筋肉痛なし．咽頭発赤軽度．肺野清．心音正常．腹部平坦軟．肝脾触知せず．
- 脈：浮細[*)．舌：大きさ正常，薄白苔．腹部：特異所見なし．

処方と治療経過

- 桂枝湯を投与．一服して悪寒が軽減．2日服用して症状は回復した．

処方決定のプロセスとヒント

- 本症例は「脈浮弱，自汗あり，そのほかに特徴的な所見がない」ことから，『傷寒論』でいう感冒初期に相当する太陽病であり，虚証[*)の状態であることから桂枝湯証と判断した．

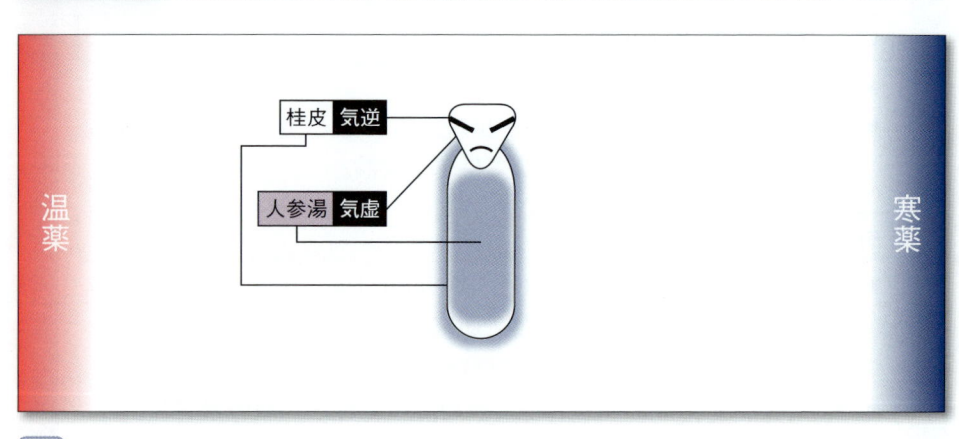

36 桂枝人参湯
けいしにんじんとう

温薬　　　　桂皮　気逆
　　　　人参湯　気虚
　　　　　　　　　　　　寒薬

方剤と保険適応

○桂皮　人参　朮　乾姜　甘草

＝人参湯＋(桂皮)

【保険適応】胃腸の弱い人の次の諸症：頭痛，動悸，慢性胃腸炎，胃アトニー．

方意と解説

◆ 人参湯(117)に桂皮を加えた方剤である．
◆ 人参湯は，冷えることで増強する腹痛や，冷えによって増悪する下痢などに用いられる．本剤の効能は，人参湯の効能に桂皮の効能が加わったものと考えれば良い．
◆ 桂皮は身体を温め発汗させ，のぼせ・頭痛など(気の上衝)を治す生薬である．すなわち，悪寒・のぼせ・頭痛・関節痛の緩和が期待できる．
◆ したがって，本剤は人参湯の温める作用を増強した方剤であり，桂皮が加わるため，頭痛・悪寒など(表証)を伴うときにも用いられる．

カルテ

受診の経緯とプロブレム

- 45歳女性．主訴：頭痛．
- 20歳頃から冷え症で，夏のエアコンがつらい．冬は靴下をはいて眠る状態である．保温をしっかりしてしのいできたが，昨年から冷えが強くなった時には頭が締め付けられるようになった．鎮痛剤で改善するが，胃痛が出現．胃腸薬で胃痛は改善するが，食欲が低下してしまうという．漢方の可能性を考えて来院．

診察のポイント

- 身長165cm．体重60kg．血圧138/86mmHg．体温36.3℃．咽頭発赤なし．肺野清．心音正常．心雑音なし．腹部平坦軟．肝脾触知せず．末梢血・血液生化学検査異常なし．肩こりあり．顔色普通．
- 脈：沈細*)．舌：大きさ正常，軽度やや淡白色，苔はほとんどなし．腹部：腹力弱．腹壁はうすく突っ張っている．心下痞鞕*)あり．その他，特記すべき腹証なし．

処方と治療経過

- 桂枝人参湯を処方．肩が軽くなった．4週後，冷えは改善．頭痛も軽くなり苦痛でなくなった．漢方薬を服用していると体調がよいと，冬期を中心に服薬を継続．夏は比較的調子がよいが，エアコンにあたりすぎると頭痛が出現するため，予防服用をすることがある．

処方決定のプロセスとヒント

- 本症例は「体力が低下して冷えから頭痛が悪化すること，心下痞鞕がある」ことから，桂枝人参湯を選択した．
- 頭痛にはさまざまな漢方薬が用いられるが，桂枝人参湯は冷えと緊張型の頭痛が併存するような場合によい適応がある．

37 桂枝茯苓丸（けいしぶくりょうがん）

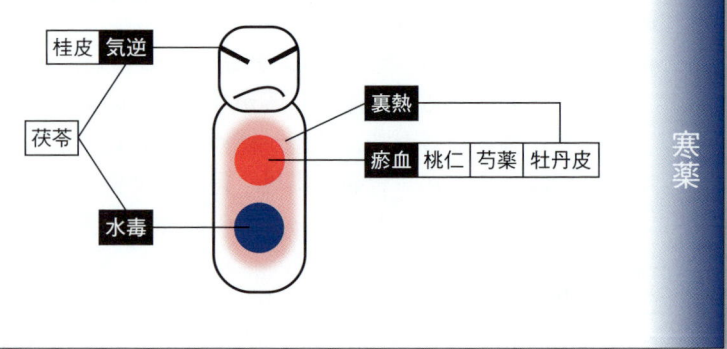

温薬　／　寒薬

- 桂皮 → 気逆
- 茯苓
- 水毒
- 裏熱
- 瘀血：桃仁　芍薬　牡丹皮

方剤と保険適応

○桂皮　芍薬　茯苓　桃仁　牡丹皮

＝桂枝湯－（生姜　大棗　甘草）＋（茯苓　桃仁　牡丹皮）

【保険適応】 体格はしっかりしていて赤ら顔が多く，腹部は大体充実，下腹部に抵抗のあるものの次の諸症：子宮ならびにその付属器の炎症，子宮内膜症，月経不順，月経困難，帯下，更年期障害（頭痛，めまい，のぼせ，肩こりなど），冷え症，腹膜炎，打撲傷，痔疾患，睾丸炎．

方意と解説

- ◆ 典型的な血の滞り（瘀血）による症状（月経不順，月経困難，帯下，痔疾患，肩こりなど）を改善させる方剤（駆瘀血剤）である．
- ◆ 桃仁・牡丹皮・芍薬で瘀血を去り，瘀血に付随して起こる浮腫などの水の滞り（水毒）を茯苓（利水薬）と他薬とが協力して改善する．芍薬は貧血など（血虚）を治す補血作用も持つ．茯苓は補気にも働く．
- ◆ 桂皮は気というエネルギーを巡らせるもので（理気），この生薬があることで血の巡りも容易にし，また，のぼせなどの気が頭に昇ってしまった症状（気逆）も改善する．
- ◆ 血をスムーズに巡らせるために，必要な生薬がうまく配合されている方剤と考えられる．

カルテ

受診の経緯とプロブレム

- 3歳8か月女児．主訴：腹痛・紫斑．
- 3日前から腹痛が出現．近医で胃腸炎と診断された．腹痛は持続し，翌日から下肢に紫斑が出現．アレルギー性紫斑病と診断された．

診察のポイント

- 身長95cm．体重14kg．体温36.3℃．両側下肢全体に紫斑を認める．腹部平坦軟，全体に圧痛を認める．関節痛なし．血液・尿検査に異常所見なし．便潜血反応陰性．やや虚弱体質．のぼせやすい体質．便秘傾向．下肢の冷え症．色黒．
- 脈：沈細[*]．舌：大きさ正常，白苔あり，軽度乾燥．舌下静脈怒張なし．腹部：腹直筋緊張軽度あり．腹部全体に圧痛あり．

処方と治療経過

- 入院してベッド上安静とし，トラニラストを投与．腹痛・紫斑は消失，再出現を繰り返すため，入院20日目から小建中湯(73)を開始．症状改善せず，入院27日目から腹痛増強，便潜血も陽性化した．入院28日目からプレドニゾロンを開始し症状改善．
- 入院35日目にプレドニゾロンを中止したが，翌日から再度紫斑が出現．症状が持続するため，40日目から桂枝茯苓丸を開始．以後，新たな紫斑の出現を認めず退院．4か月間投与を継続し断薬．

処方決定のプロセスとヒント

- 本症例では「出血斑を瘀血によるものと判断し，のぼせやすい体質，便秘傾向，下肢の冷え症，腹部全体の圧痛を認める」ことから，桂枝茯苓丸を選択した．
- 一般的に，瘀血を呈する月経関連，更年期症候群を中心によく用いられる方剤であるが，本症例のように，証が合えば適応となる．

38 桂枝茯苓丸加薏苡仁

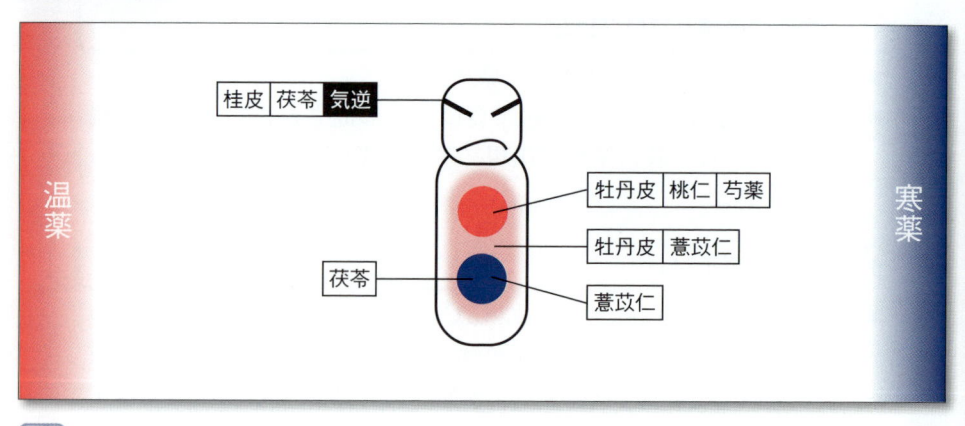

方剤と保険適応

○桂皮　芍薬　茯苓　桃仁　牡丹皮　薏苡仁

＝桂枝茯苓丸＋(薏苡仁)

【保険適応】 比較的体力があり，ときに下腹部痛，肩こり，頭重，めまい，のぼせて足冷えなどを訴えるものの次の諸症：月経不順，血の道症，にきび，しみ，手足のあれ．

方意と解説

◆ 桂枝茯苓丸(37)に薏苡仁を加えた方剤である．
◆ 薏苡仁は熱を冷まし(清熱)，膿を排泄させる効があり，桂枝茯苓丸の適応症状(月経不順・月経困難など)に皮膚の炎症やにきびなどが加わった場合に用いられる．

カルテ

受診の経緯とプロブレム

- 52歳女性．主訴：のぼせ．
- 51歳頃から首から肩にかけての凝りがひどくなった．動悸が出現することがある．最近，月経が不順気味で3，4か月も間隔が開くこともある．月経痛もあるが鎮痛剤は不要．顔が急にほてる「のぼせ」症状もある．足は冷える．食欲はあるが，便通は2，3日に1回．

診察のポイント

- 身長158cm．体重54kg．血圧130/80mmHg．体温36.3℃．顔色普通．頸部リンパ節・甲状腺ともに触れない．頸部を中心に直径1mm程度の疣贅が散在．心電図異常なし．子宮および付属器に異常なし．血算・肝腎機能異常なし．LH 9.5mIU/mL，FSH 10.1mIU/mL，E2：23pg/mL．
- 脈：沈緊*)．舌：大きさ正常，淡紅からやや紫色，薄い白苔．舌下静脈怒張あり．心肺音異常なし．腹部：腹力中等度．肝脾触知せず．臍上部に血管拍動を軽度触れる．左臍傍に圧痛あり．足は冷たい．下腿に静脈瘤．細絡*)あり．

処方と治療経過

- 桂枝茯苓丸加薏苡仁を投与．2週後に再来．「飲むと少し気分が落ち着く．肩こりが少し良くなった．のぼせもほとんどない．便も毎日出る」と話した．さらに1か月の服用で，のぼせ，肩こりはほとんど認められない．

処方決定のプロセスとヒント

- 現病歴から，まず主訴ののぼせや動悸は気逆と判断する．その他にも血虚・気虚・瘀血の病態が混在していることがわかる．身体所見は瘀血の特徴が多く存在し，一部気逆もある．
- 以上から「気逆・瘀血を考慮し，疣贅がある」ことから，薏苡仁が加味された桂枝茯苓丸加薏苡仁とした．

39 桂芍知母湯 (けいしゃくちもとう)

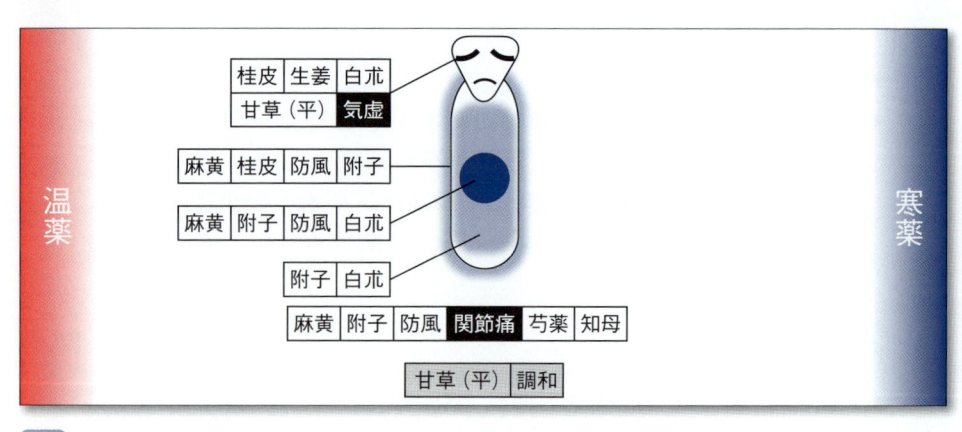

```
桂皮 | 生姜 | 白朮
甘草(平) | 気虚

麻黄 | 桂皮 | 防風 | 附子

麻黄 | 附子 | 防風 | 白朮

附子 | 白朮

麻黄 | 附子 | 防風 | 関節痛 | 芍薬 | 知母

甘草(平) | 調和
```

温薬 ／ 寒薬

方剤と保険適応

○附子　芍薬　白朮　生姜　麻黄　甘草　桂皮　浜防風　知母
＝真武湯−（茯苓）＋白朮＋麻黄湯−杏仁＋（浜防風　知母）
＝桂麻各半湯−（杏仁　大棗）＋（附子　白朮　浜防風　知母）

【保険適応】 関節痛み，身体やせ，脚部腫脹し，めまい，悪心あるものの次の諸症：神経痛，関節リウマチ．

方意と解説

- ◆ 温める生薬（附子・麻黄・桂皮・防風）がふんだんに含まれるため，炎症など熱を冷ます（清熱）知母を加え温め過ぎを防止し，胃腸機能を整える目的で白朮・生姜・甘草が配合されている．
- ◆ 基本的には冷えと水がたまることによる痛みを取るための方剤であり，附子・麻黄・防風・白朮は水の滞り（水毒）を治すための配合でもある．
- ◆ 附子は，それ以外にも強い鎮痛作用が知られており，痛みにも効く．
- ◆ 熱冷ましの知母で，局所の炎症も改善させようとしていることが伺える．
- ◆ 関節リウマチが効能効果に入っているのも，冷えによる浮腫で痛み，その一方で局所の炎症により熱を持つ場合もあるためと考えられる．
- ◆ 芍薬は鎮痙の作用とともに滋養（補血）のために配合される．

カルテ

受診の経緯とプロブレム

- 54歳女性．主訴：関節痛．
- 2年前から朝の指のこわばり，近位手指関節痛と腫脹・発赤が出現．関節リウマチと診断され，ステロイド剤，免疫抑制剤などの治療を受けてきたが，すっきり改善しない．関節部はやや浮腫状で，軽く発赤・疼痛もある．疼痛は我慢できる範囲であるが，もう少し症状の改善を望んでいる．

診察のポイント

- 身長165cm．体重62kg．血圧134/78mmHg．体温36.8℃．やや肥満．右第3近位手指関節の軽度腫脹・浮腫・軽度の発赤を伴う．下半身がよく冷える．末梢血：WBC $10.2 \times 10^3/\mu L$．Hb 12.2g/dL．Plt $244 \times 10^3/\mu L$．ESR 26/66nm．CRP 5.36mg/dL．RF 160IU/mL．
- 脈：浮緊[*]．舌：やや胖大[*]，薄白苔．腹部：腹力中等度．

処方と治療経過

- 桂芍知母湯を投与．2週後には関節痛・腫脹が軽度改善．4週後，関節痛は著変しないが，腫脹はかなり軽減．さらに4週後には疼痛・腫脹とも改善．4か月後もやや症状の改善が持続しているため，ステロイド剤の減量ができた．その後，症状の増悪・改善がともにあるが，全体として症状の改善が持続している．

処方決定のプロセスとヒント

- 本症例は「体力中等度であり，関節リウマチの炎症状態が中等度であること，病状は比較的安定しているが炎症がしっかり残存している」ことから，桂芍知母湯証と判断した．

40 啓脾湯（けいひとう）

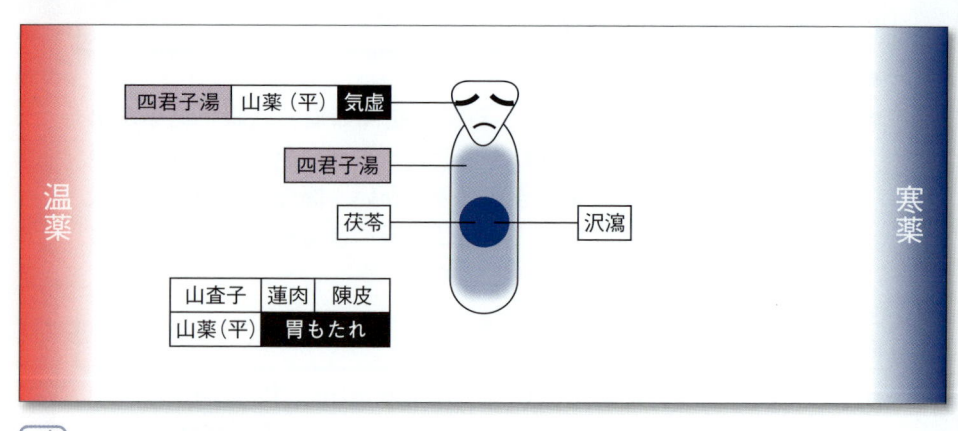

温薬 ／ 寒薬

- 四君子湯　山薬（平）　気虚
- 四君子湯
- 茯苓　　沢瀉
- 山査子　蓮肉　陳皮
- 山薬（平）　胃もたれ

方剤と保険適応

○<u>人参　蒼朮　茯苓　甘草</u>　陳皮　沢瀉　山査子　蓮肉　山薬
＝<u>四君子湯</u>＋（陳皮　沢瀉　山査子　蓮肉　山薬）−（生姜＋大棗）
＝<u>六君子湯</u>＋（沢瀉　山査子　蓮肉　山薬）−（生姜＋大棗＋半夏）

【保険適応】やせて，顔色が悪く，食欲がなく，下痢の傾向があるものの次の諸症：胃腸虚弱，慢性胃腸炎，消化不良，下痢．

方意と解説

- ◆ 四君子湯（63）の加味方[注1]である．
- ◆ 四君子湯の配合から，元気がなく気力がない（気虚）などの気というエネルギーが足りないときに使う方剤であることが分かる．その他に，陳皮・沢瀉・山査子・蓮肉・山薬を加味することで本剤の特徴を出している．
- ◆ 山薬・蓮肉は胃腸機能を強化・調整し，山査子は消化を助ける．
- ◆ 沢瀉は浮腫などの水の滞り（水毒）を治す利水薬で，胃の浮腫を除き，結果的には胃の機能を高める．
- ◆ 陳皮は気を晴れ晴れとさせ（理気），胃の動きを良くし，胃腸機能の弱った状態を改善させるとともに，元気・気力がないなどの症状（気虚）を治す．
- ◆ 六君子湯（142）の加減方[注2]と見ることもでき，少し食物が胃の中に入っただけで満腹感を生じる場合にも使える．

[注1] 加味方：生薬をいくつか加えた方剤．
[注2] 加減方：ある生薬を加えたり減らしたりした方剤．

カルテ

受診の経緯とプロブレム

- 56歳男性．主訴：下痢．
- 生来健康であった．食べ過ぎると下痢・腹痛を起こしやすかった．2か月前に食べ過ぎの後，下痢が出現．整腸剤，止痢剤の投与を受け改善傾向にあったが，軽快する前に接待で飲み過ぎ，さらにひどい下痢になった．1日に2, 3回の水様便が持続し，食欲もなく胃もたれがあるという．ここ数週間は改善傾向になってきたが，食欲は出ず疲労感が続いている．生姜湯を飲んでみたが，気持ちが悪くなるという．

診察のポイント

- 身長175cm．体重78kg．血圧126/82mmHg．体温35.9℃．やや肥満．咽頭発赤なし．肺野清．心音正常．心雑音なし．腹部軽度膨満軟．肝脾触知せず．四肢浮腫なし．活気なし．
- 脈：沈滑細[*]．舌：やや胖大[*]，湿潤，白苔中等度，歯痕あり．腹部は腹力軟弱．心下痞鞕[*]軽度あり．振水音[*]あり．

処方と治療経過

- 啓脾湯を投与．1週後，泥状便となった．3週後，有形軟便になり，回数も日に1回となった．7週後，以前と同様の普通便になった．さらに4週分処方して治療を終了．

処方決定のプロセスとヒント

- 本症例は「慢性下痢，胃もたれ，生姜が体質的に合わない」などから，啓脾湯を選択した．
- 啓脾湯は慢性の下痢に有効で，小児にもよく投与される．
- 生姜が含有されないことから，生姜不適応の症例にもよい．

41 桂麻各半湯
けいまかくはんとう

温薬　　　　　　　　　　　　　　　　　　　　　寒薬

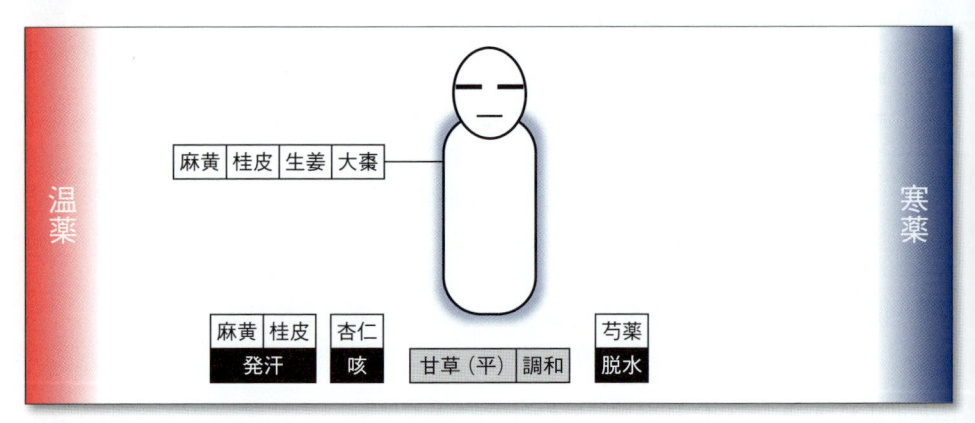

麻黄｜桂皮｜生姜｜大棗

麻黄｜桂皮　　杏仁　　甘草（平）｜調和　　芍薬
　発汗　　　　咳　　　　　　　　　　　　　脱水

方剤と保険適応

○麻黄　杏仁　甘草　桂皮　芍薬　生姜　大棗
【保険適応】感冒，せき，かゆみ．

方意と解説

◆ 桂枝湯(35)と麻黄湯(133)を合わせた方剤(合方)である．
◆ 麻黄湯のように，身体を温め発汗させる効果の強い方剤に桂枝湯を入れることで，発汗させすぎで脱水を起こすことを予防し，胃腸機能を損なうことにも気を使った方剤となっている．
◆ 本剤は，葛根湯より肩こりを治す葛根を去り，鎮咳作用を持つ杏仁を加えた方剤とみることもでき，葛根湯より鎮咳・去痰の効が強くなったものと考えることができる．

カルテ

受診の経緯とプロブレム

- 34歳女性．主訴：発熱・発疹．
- 5日前39℃の発熱・悪寒が出現．筋肉痛を伴っていた．その後，悪寒・発熱を繰り返すようになり，さらに蕁麻疹様の膨疹を強く伴ってきた．瘙痒感も強い．感冒がこじれたと思い，外来を受診．

診察のポイント

- 現症：身長153cm．体重56kg．血圧118/68mmHg．体温37.6℃．やや肥満．自汗*)はっきりせず．筋肉痛を軽度伴う．体幹を中心に地図状の膨疹が散在．
- 脈：浮緊*)．舌：大きさ正常，薄白苔．腹部：特異所見なし．

処方と治療経過

- 桂麻各半湯を投与．一服して悪寒・筋肉痛が軽減．蕁麻疹も出ているが，瘙痒感は軽減．2日目には解熱傾向がみられ，蕁麻疹は軽減．悪寒・筋肉痛はほぼ軽快．4日目には回復．

処方決定のプロセスとヒント

- 本症例は「脈浮緊，自汗はっきりせず，筋肉痛・蕁麻疹を伴うこと，また経過が長くなり，悪寒と発熱が規則的あるいは不規則に交代する熱型（往来寒熱）が出現している」ことから，『傷寒論』でいう感冒初期に相当する太陽病から風邪が少しこじれて呼吸器・消化器へ炎症が進展した，少陽病へ移行しながらも太陽病の症状が持続し，蕁麻疹が合併してきた病態と判断．桂麻各半湯が適応すると選択した．
- インフルエンザで，自然な発汗（自汗）がある場合には試してみるべき方剤である．

42 香蘇散
こう そ さん

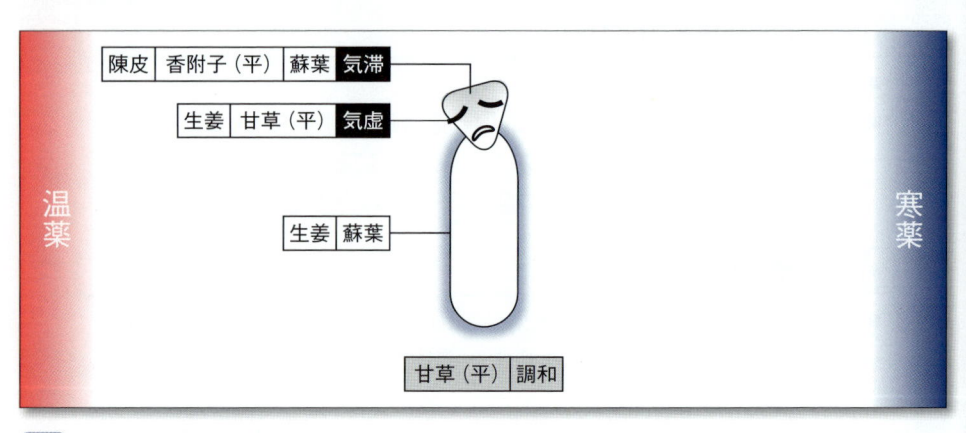

図中ラベル:
- 陳皮　香附子（平）　蘇葉　気滞
- 生姜　甘草（平）　気虚
- 生姜　蘇葉
- 甘草（平）　調和
- 温薬
- 寒薬

方剤と保険適応

〇香附子　蘇葉　陳皮　生姜　甘草

【保険適応】 胃腸虚弱で神経質な人の風邪の初期．

方意と解説

- ◆ 本剤は，風邪の初期で頭痛・悪寒があり（表証），気分がふさいでしまう（気滞）ような人に使う．
- ◆ 生姜は身体を温め発汗させる（解表）効果がある．
- ◆ 香附子・蘇葉・陳皮・生姜といった気分を晴れ晴れとさせ，低下した腸蠕動を回復させる理気薬と，それらの生薬の調和をとり，温めすぎることで脱水を起こすことを予防する甘草からなる方剤である．
- ◆ 胃腸機能を亢進する理気薬がふんだんに配合されているため，胃腸虚弱な人の風邪にも用いられる．

カルテ

受診の経緯とプロブレム

- 36歳女性．主訴：発熱．
- 前日から37.8℃の発熱・悪寒・咽頭痛が出現．うつ病のため，抗うつ剤の投与を2年前から受けている．感冒のときによく蕁麻疹が出現．感冒に罹患したと判断して外来を受診．

診察のポイント

- 身長156cm．体重45kg．血圧120/78mmHg．体温37.3℃．やや痩せ．咽頭軽度発赤，肺野清，心音正常，腹部平坦軟，肝脾触知せず．自汗[*)]はっきりせず．発言がゆっくりである．
- 脈：浮細[*)]．舌：やや痩せ，薄白苔．腹部：腹力弱．

処方と治療経過

- 香蘇散を投与．一服して悪寒が軽減．2日服用して症状は軽快．
- 今回の感冒では蕁麻疹が出なかった．以後，感冒初期に本剤を服用するようになり，蕁麻疹が出現しなくなった．

処方決定のプロセスとヒント

- 本症例は「脈浮細，自汗はっきりせず，あまり元気がなく，うつ病の加療中である」ことから，気滞が基本にあるものの感冒初期に相当する太陽病と判断し，香蘇散を選択した．
- 気滞がもともとある症例において，虚弱な体質がある場合には，香蘇散はよい適応となる．
- 本剤は魚介類による蕁麻疹にもよく投与される．
- 普段から気滞があり，感冒がこじれた場合には，参蘇飲(82)が用いられる．

43 五虎湯(ごことう)

温薬 — 寒薬

麻黄	杏仁
咳，喘鳴	

甘草（平） 調和

石膏 | 桑白皮

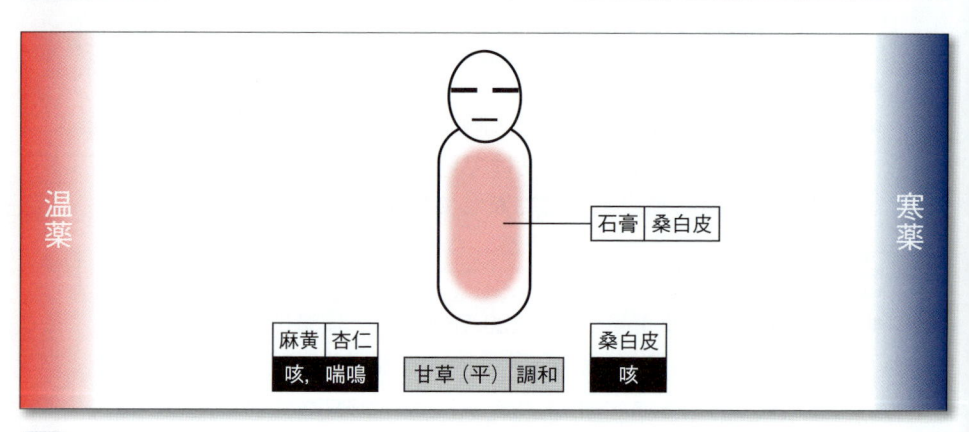

桑白皮
咳

方剤と保険適応

○麻黄　杏仁　甘草　石膏　桑白皮

＝麻杏甘石湯＋（桑白皮）

【保険適応】せき，気管支ぜんそく．

方意と解説

◆ 麻杏甘石湯(135)に桑白皮が加わった方剤である．
◆ 炎症性の呼吸器疾患である気管支喘息に使われる麻杏甘石湯に，咳を止め抗炎症（清熱）作用を持つ桑白皮を加えた方剤であり，麻杏甘石湯より鎮咳・消炎作用が強化されている．
◆ 咽喉痛，咳嗽の強いときに用いられる．

カルテ

受診の経緯とプロブレム

- 12歳女児．主訴：喘鳴．
- 5歳時から気管支喘息を発症し，テオフィリン製剤，抗アレルギー剤の投与およびクロモグリク酸ナトリウム（DSCG）による吸入療法を受けていた．喘息発作は月に1回程度であるが，発作時には喘鳴が強くなる．年に数回は点滴による治療が必要であった．ステロイド吸入は避けたいという．

診察のポイント

- 身長140cm．体重41kg．血圧120/78mmHg．体温36.1℃．軽い自汗あり．咽頭発赤なし．肺野清〜わずかに喘鳴を聴取する．心音清．心雑音なし．腹部平坦軟．腫瘤を触知せず．血算・血液生化学検査異常なし．胸部X線検査で肺気腫像を認める．
- 脈：浮数*)．舌：大きさ正常，やや乾燥，薄白苔．腹証：腹力充実し，腹壁緊張良好．

処方と治療経過

- 五虎湯を投与．服薬可能であったため，2週後からこれまで投与されていたテオフィリン製剤を中止．抗アレルギー剤とDSCGによる吸入療法は継続．3か月後，咳嗽出現し朝方症状が悪化したがサルブタモールおよびDSCGの吸入により軽快．以後，軽度の喘息発作が年に数回出現するが，吸入療法との併用で改善している．

処方決定のプロセスとヒント

- 本症例は「自汗*)があり，冷えがなく，喘鳴を伴う」ことから，五虎湯を選択した．
- 喘鳴が強いため，麻杏甘石湯より五虎湯がより適切と判断した．

44 五積散 (ごしゃくさん)

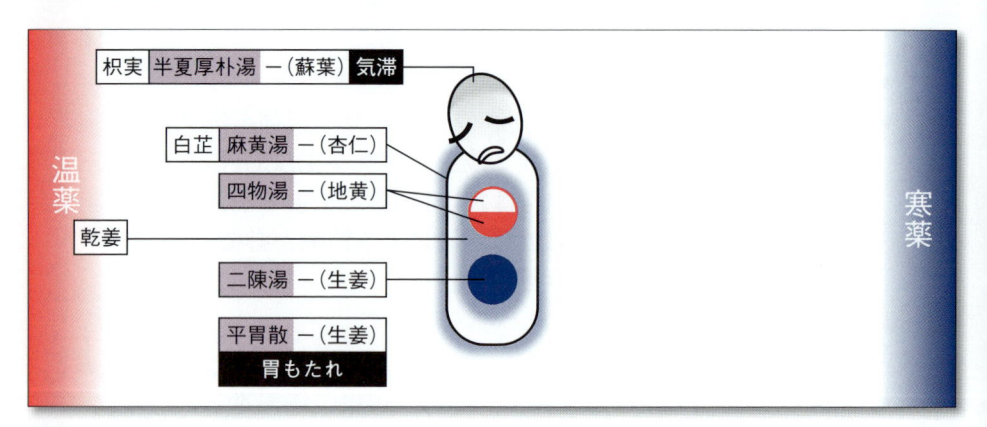

```
枳実 半夏厚朴湯 −(蘇葉) 気滞
      白芷 麻黄湯 −(杏仁)
           四物湯 −(地黄)
温薬                              寒薬
乾姜
           二陳湯 −(生姜)
           平胃散 −(生姜)
                胃もたれ
```

方剤と保険適応

○川芎　芍薬　当帰　半夏　茯苓　陳皮　甘草　乾姜　厚朴　蒼朮　桔梗　大棗　麻黄　桂皮　白芷　枳実

＝<u>四物湯</u>−地黄＋<u>二陳湯</u>−生姜＋<u>半夏厚朴湯</u>−蘇葉＋<u>平胃散</u>−生姜＋<u>麻黄湯</u>−杏仁＋（枳実　桔梗　白芷）

【保険適応】慢性に経過し，症状の激しくない次の諸症：胃腸炎，腰痛，神経痛，関節痛み，月経痛，頭痛，冷え症，更年期障害，感冒．

方意と解説

◆ 貧血などに使う四物湯(66)（血積），悪心・嘔吐などに使う二陳湯(115)（痰積），気分がふさいでいるときに使う半夏厚朴湯(122)（気積），胃もたれなどに使う平胃散(129)（食積），風邪など悪寒を治す麻黄湯(133)（寒積）が含まれている方剤と考えることができる．各々(5方剤)の方意を持ち，これら五積の治療ができるため，五積散と名付けられた．さらに以下の方意も考えられるため，それに応じた適応が考えられる．

◆ 苓姜朮甘湯(146)も含み，腰の冷え，腰痛に使われる．

◆ 苓桂朮甘湯(147)も含み，めまい，動悸，頭痛の効能がある．

◆ 当帰芍薬散(111)も方意に含まれるので，貧血，月経不順，更年期障害(血虚，瘀血)などと，浮腫，頭重，頭痛，めまい(水毒)などにも適応がある．

◆ 本剤独自にある白芷は血行を改善して冷えをとる．枳実は蠕動を促進し，桔梗は止咳，化痰に働く理気薬であり，腹部膨満を改善させる．

◆ したがって，本剤の適用は含有される基本方剤の適用症状が合わさったものと解釈できる．

カルテ

受診の経緯とプロブレム

- 60歳男性．主訴：頻尿．
- 55歳頃から腰椎ヘルニアで腰痛，右下肢痛が出現したため，鎮痛剤を服用．58歳頃からは夜間頻尿が出現．泌尿器科で精査を受け，軽度の前立腺肥大を指摘された．

診察のポイント

- 身長166cm．体重71kg．血圧120/78mmHg．体温36.1℃．顔色正常．やや発語に元気なし．
- 脈：緊*）．舌：胖大*），歯痕あり．腹部：腹力中等度，小腹不仁*）．

処方と治療経過

- 八味地黄丸(121)を投与．1週後，夜間尿は半減し3か月間経過良好．その後，腰痛が悪化して鎮痛剤の服用が増加．その後，食欲低下，胃もたれ，冷え，浮腫，抑うつ感，さらに昼間の頻尿が出現．牛車腎気丸(45)，さらにブシ末を追加投与したが，症状は改善しなかった．
- その後，五積散に変更．腰痛，頻尿は徐々に改善．

処方決定のプロセスとヒント

- 当初は，腰痛・頻尿を腎虚として八味地黄丸が有効であった．その後，腰痛の悪化により，鎮痛剤を服用して胃腸障害を発生した．
- ここから，胃もたれ(食積)，冷え(寒積)，浮腫(痰積)が合併したものといえる．所見として，瘀血は認められないが，病態(前立腺肥大)から瘀血(血積)が潜在している可能性がある．また，胃もたれ・抑うつ感は，気の流れがうっ滞する気滞(気積)による可能性も伺える．これで，五積散の五積が揃ったことになる．
- 五積散は，様々なものがうっ積した病態に適する方剤である．

45 牛車腎気丸(ごしゃじんきがん)

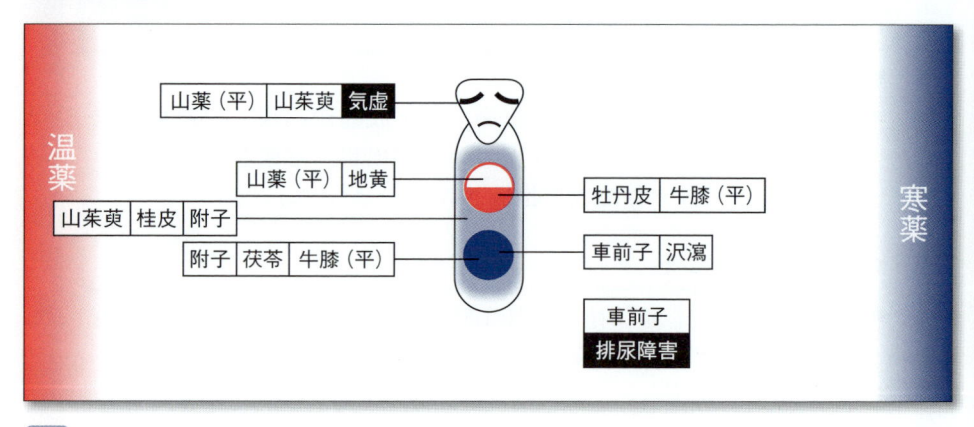

```
温薬                                                              寒薬
         山薬(平) 山茱萸 気虚
              山薬(平) 地黄        牡丹皮 牛膝(平)
  山茱萸 桂皮 附子
         附子 茯苓 牛膝(平)         車前子 沢瀉
                                  車前子
                                  排尿障害
```

🌿 方剤と保険適応

○<u>地黄　山薬　山茱萸　茯苓　沢瀉　牡丹皮　桂皮　附子</u>　牛膝　車前子
＝<u>八味地黄丸</u> ＋（牛膝　車前子）

【保険適応】疲れやすくて，四肢が冷えやすく尿量減少または多尿で時に口渇がある次の諸症：下肢痛，腰痛，しびれ，老人のかすみ目，かゆみ，排尿困難，頻尿，むくみ．

🧍 方意と解説

◆ 八味地黄丸（121）に，浮腫など水の偏りを改善（利水）させる牛膝と車前子が加わった方剤である．
◆ 八味地黄丸よりも，水が悪さをする症状（排尿困難，頻尿，むくみなど）を改善させる薬能を強化した方剤と見ることができる．
◆ したがって，八味地黄丸の適応でさらに，浮腫傾向のある頻尿や排尿困難なものに適応がある．
◆ 牛膝には血行をよくし，下半身を強化する作用もある．

カルテ

受診の経緯とプロブレム

- 74歳男性．主訴：下肢のしびれ・腰痛．
- 25年前に糖尿病を発症．血糖降下剤によりコントロールは比較的良好．10年前から，下肢のしびれが出現．末梢神経障害と診断されメコバラミンなどが処方されてきたが，特別効果はないという．半年前からは腰痛が悪化してきた．10年前から頻尿，夜間尿があり，泌尿器科で加療を受けてきたが，あまり改善がない．

診察のポイント

- 身長168cm．体重68kg．血圧144/96mmHg．体温36.1℃．咽頭発赤なし．肺野清．心音正常．腹部平坦軟．肝脾触知せず．末梢血検査異常なし．血液生化学検査：HbA1c 6.5％．
- 脈：浮緊*)．舌：やや胖大*)，鏡面舌，皺裂*)が多い．舌下静脈怒張あり．腹部：腹力やや弱．小腹不仁*)を認める．

処方と治療経過

- 牛車腎気丸を投与．2週後，しびれは少し改善．4週後，腰痛が軽くなった．8週後，下肢の冷えも取れてきた．血糖値のコントロールに著変はないが，腰痛，しびれが改善して気分がよいという．体調維持のため内服を継続中．

処方決定のプロセスとヒント

- 本症例は「典型的な腎虚*)の所見を呈している」ことから，腎気丸証と判断される．
- 特に，八味地黄丸に比べて「末梢循環障害である瘀血，水の流れが障害された水毒傾向が強く，末梢神経障害もある」ことから，牛車腎気丸を選択した．

46 呉茱萸湯

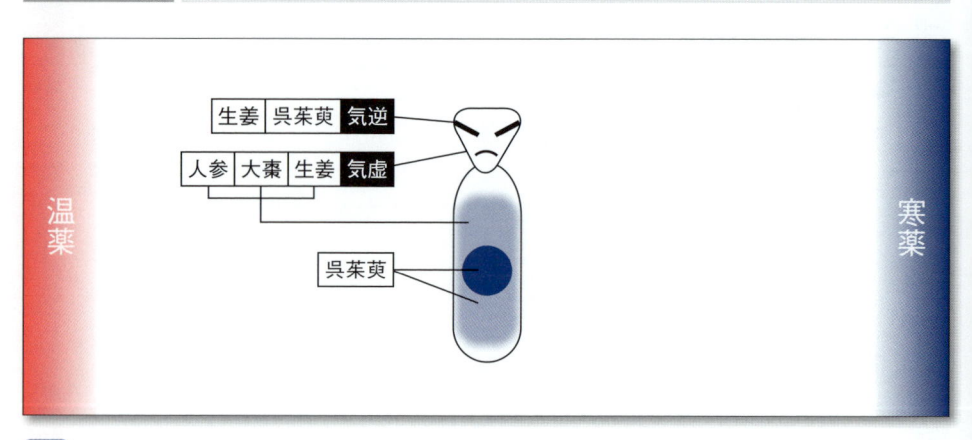

方剤と保険適応

○呉茱萸　人参　生姜　大棗

【保険適応】 手足の冷えやすい中等度以下の体力のものの次の諸症：習慣性片頭痛，習慣性頭痛，嘔吐，脚気，衝心．

方意と解説

◆ すべて温める生薬からなり，冷えることにより症状が悪化する人に使う方剤であることが分かる．
◆ 人参・大棗・生姜でお腹を温め胃腸機能を整える．
◆ 呉茱萸はお腹を温め，浮腫など湿を除くと同時に，のぼせなどの気が頭に昇ってしまった状態(気逆)を正常な状態に改善する作用を持つ．
◆ また，これらの作用の他に呉茱萸には痛みを止める効がある．
◆ 本剤はお腹や手足は冷えているが，のぼせもある片頭痛などに使われる．

カルテ

受診の経緯とプロブレム

- 45歳女性．主訴：頭痛．
- 30歳頃から人混みで目がチカチカして拍動性頭痛が出現．頻度は数か月に1回程度で，自制できていた．1年前から頻度が増加し1週に2回程度出現．鎮痛剤により制御できているが，漢方治療を希望して来院．

診察のポイント

- 身長154cm．体重57kg．血圧108/71mmHg．体温35.8℃．意識清明．肺野清．心音正常．腹部平坦軟．肝脾触知せず．体格普通．疲れた表情で眼光に力がない．冷えが強いという．末梢血・血液生化学・尿所見異常なし．頭部MRI所見異常なし．
- 脈：沈細*)．舌：胖大*)，淡紅，歯痕あり．腹部：腹力やや弱．心下痞鞕*)あり．

処方と治療経過

- 呉茱萸湯を投与．2週後には症状がやや改善．2か月後には2/3に減量したが，症状の増悪を認めなかった．冷えも改善．月に1回程度，軽い頭痛が出現するが自制できるという．食欲も増加して体調がよいため内服を継続．

処方決定のプロセスとヒント

- 本症例は「拍動性頭痛で，前兆を伴うこともあること，冷えが強い」ことから，呉茱萸湯を選択した．症状の改善から，呉茱萸湯が有効であったと考えられる．
- 呉茱萸湯は冷えが強く，激しい嘔吐を伴う片頭痛を中心に，緊張型頭痛にもよく用いられる．

47 五淋散(ごりんさん)

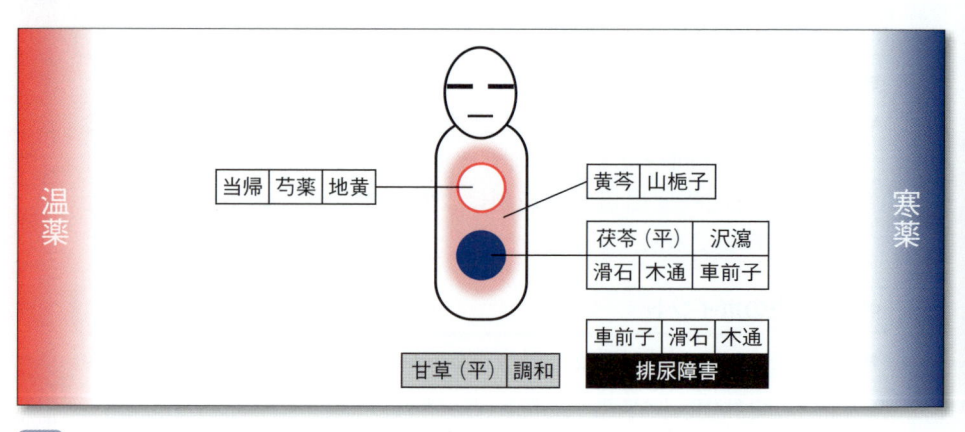

方剤と保険適応

○黄芩　山梔子　芍薬　甘草　茯苓　当帰　地黄　沢瀉　木通　車前子　滑石
＝黄連解毒湯−(黄連　黄柏)＋(芍薬　甘草　地黄　当帰)＋(茯苓　沢瀉　木通　車前子　滑石)
【保険適応】頻尿，排尿痛，残尿感．

方意と解説

◆ 熱を冷ますこと(抗炎症など)と，滞った水を排泄させること(利水)を目的とした方剤である．

◆ 山梔子・黄芩・沢瀉・車前子・滑石・木通は炎症など熱を冷ます清熱薬で，炎症を改善させようとしているのは明らかである．

◆ 茯苓・沢瀉・車前子・滑石・木通は下痢や浮腫など水の滞り(水毒)を治す利水薬であり，多すぎる場合は尿に流す．

◆ 甘草にも抗炎症作用が知られており，全体的には炎症をとりながら水を捌き，尿として排出させる方剤と理解できる．

◆ 熱を冷ます清熱薬が主体であるが，貧血など血の不足(血虚)症状を改善する補血薬である芍薬・当帰・地黄も配合され，乾かし過ぎを防止し，バランスをとっている．

◆ 芍薬・当帰・甘草には鎮痙・鎮痛作用も知られており，排尿時の疼痛緩和などにも使用される．

カルテ

受診の経緯とプロブレム

- 54歳女性．主訴：頻尿・排尿痛．
- 2年前から頻尿と軽度排尿痛が出現．近医で，無菌性膀胱炎と診断された．症状が悪化した場合には細菌尿となり，抗菌剤が投与されて症状は改善するが，繰り返し出現．漢方治療を希望して来院．

診察のポイント

- 身長150cm．体重48kg．血圧134/88mmHg．体温36.8℃．咽頭発赤なし．肺野清．心音正常．心雑音なし．腹部平坦軟．肝脾触知せず．血液生化学・免疫学的検査異常なし．一般検尿：蛋白(+)，潜血(2+)，沈渣：赤血球：20-30/HPF，白血球：20-50/HPF．腎に異常なし．尿細菌培養陰性．細胞診異常なし．腹部超音波検査異常なし．口渇軽度あり．小便不利軽度あり．
- 脈：沈細[*]．舌：痩せ，軽度紅色，白苔あり．腹部：腹力中等度．軽度の心下痞鞕[*]あり．

処方と治療経過

- 五淋散を投与．2週後，頻尿，排尿痛は軽減．6週後，特に悪化しなかった．10週後，排尿異常なし．尿検査で蛋白尿が減少．血尿は軽度持続するが，排尿障害はほとんど感じない．1年間処方を継続して治療を終了．

処方決定のプロセスとヒント

- 本症例は「やや強めの炎症がある，慢性の経過である」ことから，五淋散を選択した．
- 五淋散は，臍より下部を意味する下焦の炎症による慢性の下痢，排尿異常などに用いられる．体力がやや消耗傾向にあり，血など陰液[*]の補充が多少必要な場合によい適応がある．

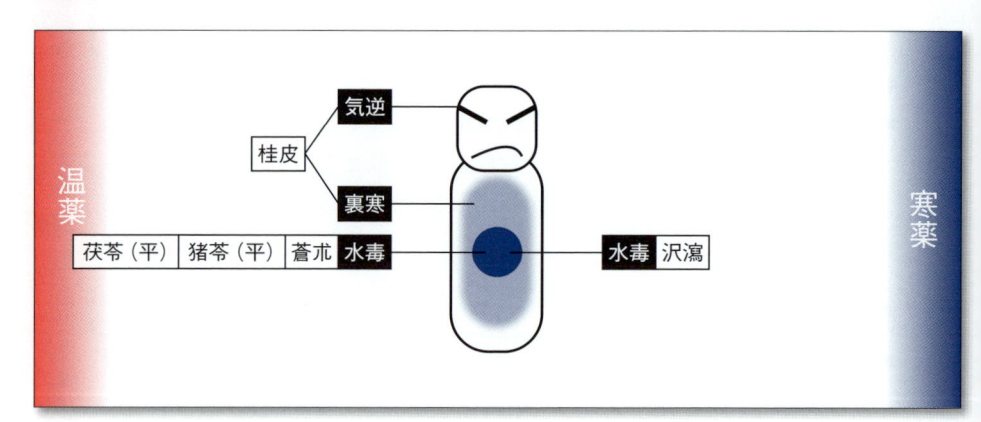

48 五苓散 (ごれいさん)

温薬 ─ 茯苓(平) 猪苓(平) 蒼朮 水毒 ／ 桂皮 ─ 気逆・裏寒 ／ 水毒 沢瀉 ─ 寒薬

方剤と保険適応

○沢瀉　茯苓　猪苓　蒼朮　桂皮

＝四苓湯＋(桂皮)

【保険適応】口渇，尿量減少するものの次の諸症：浮腫，ネフローゼ，二日酔，急性胃腸カタル，下痢，悪心，嘔吐，めまい，胃内停水，頭痛，尿毒症，暑気あたり，糖尿病．

方意と解説

◆ 浮腫，下痢などの水の滞り(水毒)を治す利水薬の沢瀉・茯苓・蒼朮・猪苓と，身体を温めエネルギーである気を巡らせ，水の滞りをスムーズに改善させる目的で理気薬の桂皮が配合されている．

◆ ほとんどの生薬が利水薬であるので，本剤は浮腫などの水の滞りを治す方剤であることは明らかだが，桂皮を加えることで利水作用を強化している．

◆ 桂皮は悪寒，頭痛などを治す解表作用もあり，また，のぼせなど気が上に昇ってしまった症候(気逆)にも奏効する．

◆ 本剤は子供の風邪でいわゆる「水逆の嘔吐」(嘔吐の一種で，口が渇き，尿量が減少し，水を飲んでもすぐに吐き出すこと)などにも使われる．

◆ 水の滞り(水毒)により，尿量減少，浮腫，二日酔い，下痢，めまいなどの症状が現れる．これらの症状改善も期待できる．

カルテ

受診の経緯とプロブレム

- 3歳男児．主訴：嘔吐．
- 生後1歳頃から年に数回くらいの頻度で嘔吐を起こし，やや吐きやすい体質といわれている．来院当日，午前7時頃から突然嘔吐が始まった．のどが渇くようで，水分を欲しがるためにスポーツ飲料を飲ませたが，そのたびに嘔吐．4〜5回嘔吐を繰り返したため，いつものように点滴が必要かと思い来院．

診察のポイント

- 身長90cm．体重12kg．体温36.5℃．脈拍110/分．顔色やや蒼白．元気なし．皮膚ツルゴールやや低下．リンパ節腫脹なし．心音正常．肺野清．肝肋骨弓下に1cm．触知．脾触知せず．腹部に腫瘤なし．末梢血：WBC $12.2 \times 10^3/\mu L$．CRP 0.5mg/dL．AMY 80mg/dL．BS 120mg/dL．U/Aket（＋＋）．
- 脈：沈細数[*]．舌：やや痩せ，淡紅，やや乾燥，薄い白苔．舌下静脈怒張なし．腹部：腹力やや低下，軽く膨隆．胸脇苦満[*]なし．振水音[*]なし．腹部動悸[*]軽度あり．小腹不仁[*]なし．

処方と治療経過

- 五苓散を投与．15分後，顔色はよくなり水分を欲しがった．スポーツドリンクを少しずつ飲むよう指示．嘔吐することなく元気である．五苓散エキス2.5g（1包）を1日量として1〜2日飲むよう指示．2日後来院．嘔吐は帰宅後もなく経過良好であった．

処方決定のプロセスとヒント

- 本症例は「口渇のため水分を欲しがるが，飲水後すぐ嘔吐」するため，五苓散を選択した．
- しかし，脱水が重症である場合には補液が望ましい．

49 柴陥湯
さいかんとう

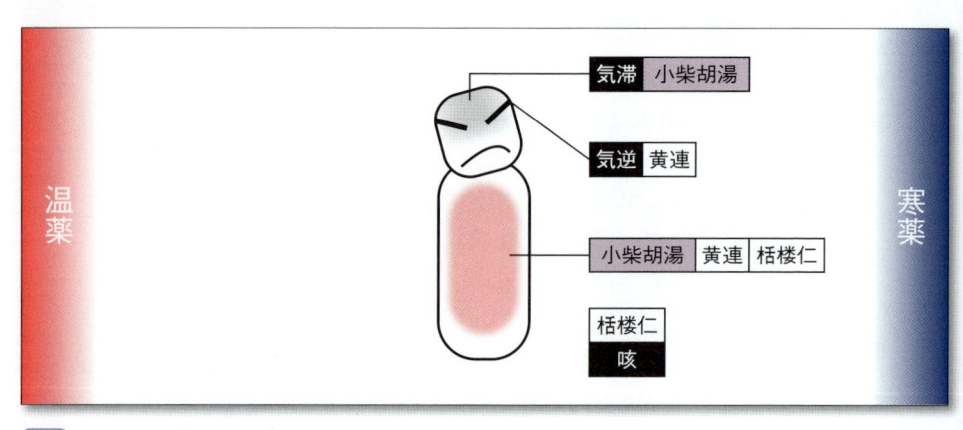

温薬 / 寒薬

気滞　小柴胡湯
気逆　黄連
小柴胡湯　黄連　栝楼仁
栝楼仁
咳

方剤と保険適応

○柴胡　黄芩　半夏　生姜　大棗　人参　甘草　黄連　栝楼仁
＝小柴胡湯＋(黄連　栝楼仁)

【保険適応】咳，咳による胸痛．

方意と解説

◆ 小柴胡湯(74)は，口が苦い，食べ物の味がわからない，嘔気がある，あるいは，胸苦しさなど(胸脇苦満)を伴った急性熱性病，肺炎，気管支炎などに使用される方剤であり，これに炎症など熱をとる黄連と栝楼仁が加わることで，咳か咳による胸痛が強いときに本剤が用いられる．
◆ 肺の炎症などによる咳にも適応される．
◆ 栝楼仁には，粘稠な痰を切れやすくする滋潤作用があり，咳を止める作用を助けている．

カルテ

受診の経緯とプロブレム

- 34歳男性．主訴：咳嗽・発熱・胸痛．
- 4日前から37.5℃の発熱・悪寒とともに咳嗽が出現．症状が軽かったため勤務を継続．発熱は38℃まで上昇し悪寒継続．悪寒が治まると高熱が出る．前日からは咳嗽が湿性となり増強．強く咳き込むと前胸部に疼痛が生じ，症状が悪化してきたため受診．

診察のポイント

- 身長172cm，体重68kg，血圧128/88mmHg．体温37.7℃．体格普通．咽頭発赤あり．左肺野に間欠的雑音を聴取．心音正常．腹部平坦軟．肝脾触知せず．胸部X線検査で左下肺野に浸潤陰影を認める．やや元気なし．咳嗽により胸痛がある．口が苦い．
- 脈：弦数*)．舌：やや胖大*)，薄白黄苔．腹部：腹力中等度．胸脇苦満*)あり．強い心下痞鞕を認める．

処方と治療経過

- 柴陥湯を投与．翌日，やや咳嗽，胸痛は改善したが発熱は持続．2日後，やや解熱傾向あり食欲改善．5日後には解熱．胸痛は消失したが咳嗽は軽度残存．後4日分，柴陥湯を服用してほぼ軽快．

処方決定のプロセスとヒント

- 本症例は「体格中等度，咳嗽，口が苦い，弛張熱などの典型的症状」などから，小柴胡湯が候補（『傷寒論』でいう少陽病に相当）．
- 本症例は咳嗽とともに胸痛も認められ，胸部の炎症が比較的強いことが推測されるため，小柴胡湯に小陥胸湯が合方された柴陥湯を選択（このような少陽病の時期には，柴胡剤が選択されやすい）．
- 体力の強さに応じて（強⇒弱），大柴胡湯(94)，小柴胡湯，柴胡桂枝湯(52)，柴胡桂枝乾姜湯(51)を使い分ける．

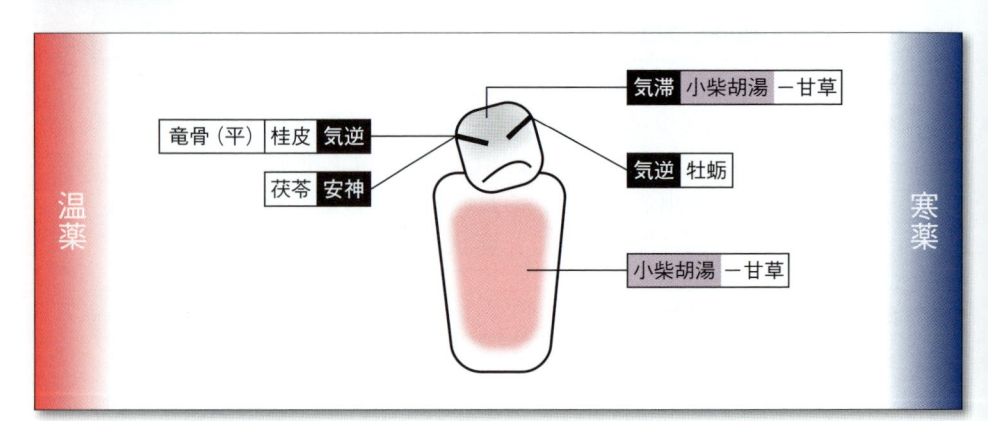

50 柴胡加竜骨牡蛎湯 (さいこかりゅうこつぼれいとう)

温薬 / 寒薬

- 竜骨（平）桂皮 気逆
- 茯苓 安神
- 気滞 小柴胡湯 − 甘草
- 気逆 牡蛎
- 小柴胡湯 − 甘草

方剤と保険適応

○柴胡　黄芩　半夏　生姜　大棗　人参　桂皮　茯苓　竜骨　牡蛎

＝小柴胡湯−甘草＋（桂皮　茯苓　竜骨　牡蛎）

【保険適応】比較的体力があり，心悸亢進，不眠，いらだちなどの精神症状のあるものの次の諸症：高血圧症，動脈硬化症，慢性腎臓病，神経衰弱症，神経性心悸亢進症，てんかん，ヒステリー，小児夜蹄症，陰萎．

方意と解説

- ◆ 小柴胡湯（74）に，身体を温めエネルギーである気を巡らせる理気薬の桂皮と，気分を安らかにしてくれる安神薬の茯苓，それに精神活動を安定させる竜骨・牡蛎が含まれたものと基本的には理解する．エキス剤ではこれに大黄が加わったものと加わらないものがある．
- ◆ 小柴胡湯は熱を冷ますなど抗炎症作用を有し，胃腸機能を整え，元気にする方剤と理解することができる．本剤は，それに精神を安らかにする安神薬が加わった方剤と考えると理解しやすい．
- ◆ 竜骨・牡蛎・大棗・茯苓は，不安・焦燥・不眠・動悸・驚きやすさなどの症状（安神）を改善する．
- ◆ 柴胡・半夏は，イライラ・緊張・抑うつなどの症状（気滞）を改善（解うつ）する．
- ◆ 黄芩・大黄は，熱を冷ます生薬で，のぼせ・ほてり・怒りなどを改善（清熱）する．
- ◆ 竜骨・牡蛎には，ふるえ・ふらつきなどを改善させる作用もある．鎮静作用も強い．
- ◆ したがって，驚きやすく，イライラしやすいなどのストレスが原因の過興奮状態を鎮静する方剤と捉えることができる．抗ストレス薬ともいえる方剤である．

カルテ

受診の経緯とプロブレム

- 61歳男性．主訴：インポテンツ．
- 公務員．退職が間近に迫った1年前からインポテンツ発症．シルデナフィルを試してみたが，あまり良い感触がなかった．漢方の可能性を考えて来院．

診察のポイント

- 身長172cm．体重68kg．血圧124/72mmHg．体温36.1℃．咽頭発赤なし．肺野清．心音正常．心雑音なし．腹部平坦軟．肝脾触知せず．末梢血・血液生化学検査異常所見なし．おどおどした感じで話す．肩こりあり．顔色普通．
- 脈：沈弦*)．舌：大きさ正常，軽度紅色，薄白苔あり．腹部：腹力中等度．胸脇苦満*)．軽い腹直筋緊張あり．腹部動悸著明．その他，特記すべき腹証なし．

処方と治療経過

- 柴胡加竜骨牡蛎湯を投与．2週処方して身体が軽くなった．ややインポテンツ改善．4週後，肩こりが改善．インポテンツも気にならなくなった．漢方薬を服用していると体調がよいと継続中．

処方決定のプロセスとヒント

- 本症例は「体力は充実しているがストレスを起因とした症状が出現しており，胸脇苦満・腹部動悸を認める」ことから，柴胡加竜骨牡蛎湯を選択した．
- 気滞*)で胸脇苦満がある場合，柴胡剤の適応が多く，体力の強さに応じて（強⇒弱），大柴胡湯(94)，柴胡加竜骨牡蛎湯(50)，四逆散(62)，小柴胡湯，柴胡桂枝湯(52)，柴胡桂枝乾姜湯(51)を使い分ける．去大黄の薬は大柴胡湯のほか，柴胡加竜骨牡蛎湯がある．

51 柴胡桂枝乾姜湯（さいこけいしかんきょうとう）

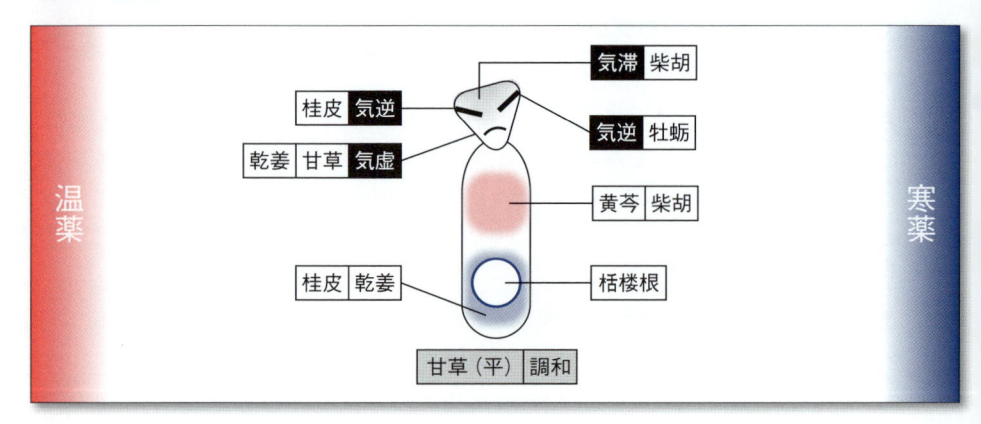

方剤と保険適応

○柴胡　黄芩　桂皮　栝楼根　乾姜　牡蛎　甘草
＝小柴胡湯−（半夏　生姜　大棗　人参）＋（桂皮　栝楼根　乾姜　牡蛎）

【保険適応】体力が弱く，冷え症，貧血気味で，動悸，息切れがあり，神経過敏のものの次の諸症：更年期障害，血の道症，神経症，不眠症．

方意と解説

- ◆ 鎮静作用を期待し熱を冷ます柴胡・黄芩・牡蛎が主役で，神経過敏な人の神経症や不眠症に使われる．
- ◆ 桂皮で寒気などからくる冷えを温め，乾姜でお腹の冷えをとる格好になっており，冷え症の人に使われることが分かる．
- ◆ 栝楼根は，口は渇くが実際には水を飲みたいわけではない（口乾）状態を改善するために配合されている．脱水を防ぐ．
- ◆ 桂皮で，のぼせなどの気逆を改善させる．
- ◆ 柴胡・黄芩で，イライラなどの熱をとる必要があるが，一方，元々，裏寒*)があるため，乾姜で裏*)を温める必要がある人に適用される．
- ◆ 本剤は，慢性疾患ばかりでなく，体力がないものが，感冒がこじれて，神経過敏を伴うような場合にも適応がある．
- ◆ 虚証*)で，冷えがある人の心身症に適用される．

カルテ

受診の経緯とプロブレム

- 34歳女性．主訴：咳嗽・発熱・動悸．
- 4日前から37.5℃の発熱・悪寒が出現．症状が軽かったため勤務を継続．発熱38.6℃まで上昇し悪寒継続．悪寒が治まると高熱が出る．前日からは咳嗽が湿性となり増強．食欲も低下してあまり摂取できていない．少し動悸もある．症状が悪化してきたため受診．

診察のポイント

- 身長155cm．体重45kg．血圧112/68mmHg．体温38.3℃．やや痩せ．咽頭発赤あり．右肺野に連続性に雑音を聴取．心音正常．腹部平坦軟．肝脾触知せず．胸部X線検査で軽度の気管支浸潤影を認める．やや元気なし．咳嗽により軽い胸痛がある．口が苦い．
- 脈：弦数*)，舌：やや胖大*)，薄白黄苔．腹部：腹力弱．軽度の胸脇苦満*)．腹部動悸あり．

処方と治療経過

- 柴胡桂枝乾姜湯を投与．翌日，やや咳嗽は改善したが発熱は持続．2日後，やや解熱傾向にあり食欲改善．3日後には解熱．咳嗽は軽度残存．後3日分，柴胡桂枝乾姜湯と麦門冬湯を服用しほぼ軽快．

処方決定のプロセスとヒント

- 本症例は「咳嗽，口が苦い，弛張熱など典型的な症状であること，体格が虚弱であること，動悸を伴う」ことから，柴胡桂枝乾姜湯を選択した（『傷寒論』でいう少陽病に相当する）．
- このような少陽病の時期には，柴胡剤が選択されやすい．
- 体力の強さに応じて（強⇒弱），大柴胡湯(94)，小柴胡湯(74)，柴胡桂枝湯(52)，柴胡桂枝乾姜湯を使い分ける．

52 柴胡桂枝湯
さいこけいしとう

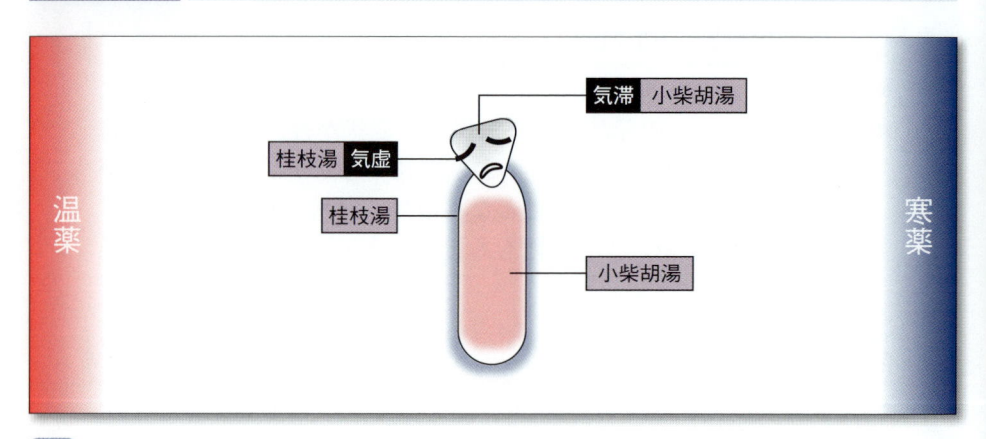

図中ラベル：
- 気滞　小柴胡湯
- 桂枝湯　気虚
- 桂枝湯
- 小柴胡湯
- 温薬
- 寒薬

方剤と保険適応

○<u>柴胡　黄芩　半夏　人参　甘草　生姜　大棗</u>　<u>桂皮　芍薬</u>
＝<u>小柴胡湯</u>＋<u>桂枝湯</u>

【保険適応】 発熱汗出て，悪寒し，身体痛み，頭痛，はきけのあるものの次の諸症：感冒・流感・肺炎・肺結核などの熱性疾患，胃潰瘍・十二指腸潰瘍・胆のう炎・胆石・肝機能障害・膵臓炎などの心下部緊張疼痛．

方意と解説

◆ 小柴胡湯(74)と桂枝湯(35)の合方された方剤である．

◆ 風邪を引き，寒気がして(悪寒)，熱があり汗が出ていて(自汗)頭痛もあるなどの桂枝湯の適応と思われる症状があり(いわゆる風邪の初期症状：太陽病*)期)，しかも，食欲がなくなり，口も粘つき吐き気も出てきたような症候が加わったときには，もはや桂枝湯だけでは対処できない．

◆ 上記のように，食欲がなくなり，口も粘つき吐き気も出てきた症状は，小柴胡湯の適用範囲(少陽病*)期)である．しかし，まだ桂枝湯の適用範囲の症状も残っているのでそれらを合わせた適応を持つ本剤が出番となる．

カルテ

受診の経緯とプロブレム

- 35歳男性．主訴：咳嗽・発熱．
- 昨日から，37.5℃の発熱，悪寒，関節痛とともに咳嗽が出現．次第に咳嗽が強くなり，咽頭痛も出現するようになった．体温もさらに上昇し，悪寒も強くなった．また，一時的に悪寒が消失すると高熱が出た．何となく嘔気も出現するようになった．

診察のポイント

- 身長173cm．体重62kg．血圧124/88mmHg．体温38.3℃．やや痩せ．咽頭発赤あり．肺野清．心音正常．腹部平坦軟．肝脾触知せず．胸部X線検査では異常所見なし．やや元気なし．口は苦い．頭痛あり，自汗軽度あり．
- 脈：浮やや弦数*)．舌：やや胖大*)，薄白黄苔．腹部：腹力中等度．胸脇苦満*)．心下痞鞕*)．軽度の腹直筋緊張あり．

処方と治療経過

- 柴胡桂枝湯を投与．翌日，やや咳嗽が改善したが発熱は持続．2日後，やや解熱傾向にあり食欲も改善．4日後には解熱，咳嗽は軽度残存．その後4日，柴胡桂枝湯を服用してほぼ軽快．

処方決定のプロセスとヒント

- 本症例は「体格中等度，悪寒，発熱（太陽病に相当），咳嗽，口が苦い，弛張熱（発熱と下熱を繰り返す熱型をとるもので，往来寒熱に相当する）などの症状（少陽病に相当），また，腹部の胸脇苦満，心下痞鞕，軽度腹直筋緊張が認められる」ことから，柴胡桂枝湯を選択した（『傷寒論』でいう太陽病と少陽病の合病に類似）．

53 柴胡清肝湯 (さいこせいかんとう)

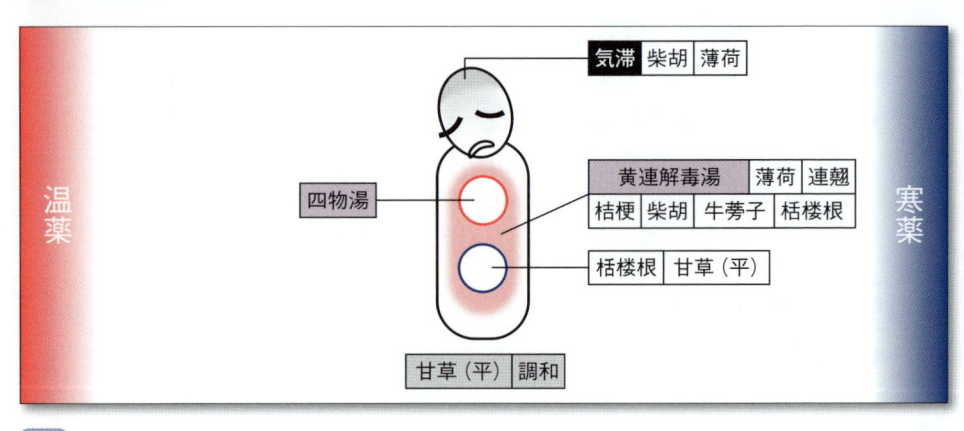

方剤と保険適応

○柴胡　黄芩　黄連　黄柏　山梔子　当帰　芍薬　川芎　地黄
　　　　　　薄荷　連翹　桔梗　牛蒡子　栝楼根　甘草
＝温清飲＋(柴胡　薄荷　連翹　桔梗　牛蒡子　栝楼根　甘草)

【保険適応】かんの強い傾向のある小児の次の諸症：神経症，慢性扁桃腺炎，湿疹．

方意と解説

◆ 温清飲(6)に，さらに熱を冷ます(清熱)牛蒡子・薄荷・柴胡・連翹・栝楼根と，精神・情緒を安定，リラックスさせ，抑鬱・憂うつ緊張を和らげる疏肝解鬱作用[注]を持つ柴胡・薄荷を加えた方剤である．

◆ 温清飲より熱取りとリラックス効果を強化した方剤といえる．

◆ 温清飲と同様，皮膚のかさつき感(血虚)と，炎症(熱)が目標となるが，排膿(桔梗，栝楼根)，止痒(薄荷)の効果も強められている．

◆ 神経質な子を穏やかにする体質改善を目的とするばかりでなく，ストレスにより症状が増す場合にもしばしば用いられる．

◆ 貧血や皮膚がかさかさするなどの血虚の症状も，四物湯の方意が存在するため改善することができる．

[注] 疏肝解鬱作用：理気作用の一種で，気が滞ることで起こる抑うつなどの症状を改善させる作用．

カルテ

受診の経緯とプロブレム

- 10歳女児．主訴：易感染．
- 3，4歳頃から月に1回は感冒に罹患．罹患時には高熱となり，扁桃腺炎のため抗菌剤投与が欠かせない．CRP高値のため，抗菌剤の静脈投与あり．食欲も少なく，体重増加もあまりよくなかった．

診察のポイント

- 身長135cm．体重28kg．体温36.2℃．やや痩せ．血液・免疫学的検査異常なし．やや色黒．気難しい印象．肩こり軽度あり．
- 脈：沈弦細*)．舌：やや痩せ，やや乾燥，薄白黄苔．腹部：腹力中等度．胸脇苦満*)．腹直筋緊張あり．

処方と治療経過

- 柴胡桂枝湯(52)を投与．2週後，6週後，著変なし．10週後，症状悪化なし．14週後，感冒に罹患．症状は同様で2日間寝込んだ．
- 柴胡清肝湯に変更(身体所見に著変はないが，やや皮膚乾燥，舌の赤みがやや強い印象であったため)．18週後，著変なし．さらに2か月後，感冒に罹患したが，症状が軽く1日で解熱．さらに2か月後，1回感冒に罹患したが，発熱はなかった．食欲も増加．

処方決定のプロセスとヒント

- 本症例は「体力中等度であり，ストレスを受けやすい性格と，易感染性，胸脇苦満，腹直筋緊張」から柴胡桂枝湯を選択したが，ほとんど効果がなく「血虚の病態」を考慮して，柴胡清肝湯に変更．
- これは小児に対して使用されることが多く，体内の清熱を重視したものである．
- 成人に投与されることが多い荊芥連翹湯(26)は表面の炎症を除去することを重視している．

54 柴朴湯（さいぼくとう）

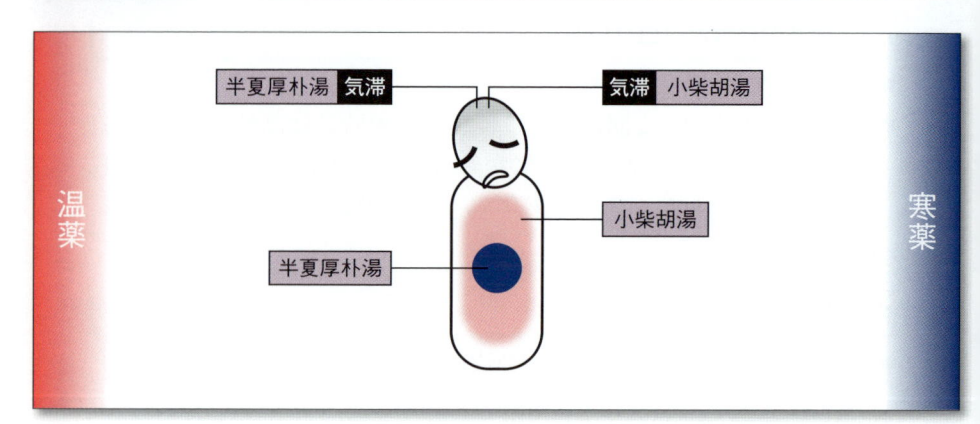

温薬　　　半夏厚朴湯　気滞　　　気滞　小柴胡湯　　　寒薬
　　　　　　　　　　　　　　　　　小柴胡湯
　　　　　　半夏厚朴湯

方剤と保険適応

○柴胡　黄芩　大棗　人参　甘草　半夏　生姜　厚朴　茯苓　蘇葉
＝小柴胡湯＋半夏厚朴湯

【保険適応】気分がふさいで，咽喉，食道部に異物感があり，ときに動悸，めまい，嘔気などを伴う次の諸症：小児ぜんそく，気管支ぜんそく，気管支炎，せき，不安神経症．

方意と解説

◆ 小柴胡湯(74)と半夏厚朴湯(122)を合わせた(合方)方剤で，両者の適応を備える．

◆ すなわち，上腹部が張って苦しく(胸脇苦満)，口中不快，食欲不振，肺の炎症などが適応の小柴胡湯と，気分がふさいで，咽喉・食道部に異物感があり，動悸，めまい，嘔気が適応の半夏厚朴湯の合わさった症候が本剤の適応である．

◆ したがって，気分がふさいで，咽喉・食道部の異物感があり，動悸，めまい，嘔気などがある場合の喘息，気管支炎，不安神経症に適応(両者合わせた適応)がある．

カルテ

受診の経緯とプロブレム

- 36歳男性．主訴：咳嗽・発熱．
- 3日前から37.7℃の発熱・悪寒が出現．症状が軽かったため勤務を継続．発熱は38.5℃まで上昇し悪寒継続．悪寒が治まると高熱が出る．前日からは咳嗽が湿性となり増強．湿性痰が増強してのどの違和感も出現．さらに食欲が低下して嘔気を伴う．症状が悪化してきたため受診．

診察のポイント

- 身長170cm．体重68kg．血圧126/78mmHg．体温38.6℃．体格普通．咽頭発赤あり．全肺野に間欠的雑音を聴取．心音正常．腹部平坦軟．肝脾触知せず．胸部X線検査で右下肺野に気管支浸潤影を認める．やや元気なし．口が苦い．
- 脈：弦[*]．舌：やや胖大[*]，湿潤，薄白黄苔．腹部：腹力中等度．胸脇苦満あり．

処方と治療経過

- 柴朴湯を投与．翌日やや咳嗽は改善したが発熱は持続．2日後，やや解熱傾向があり痰の量が減少，食欲改善．4日後には解熱，咳嗽は軽度残存．その後4日分，柴朴湯を服用してほぼ軽快．

処方決定のプロセスとヒント

- 本症例は「咳嗽と多量の痰が認められ，のどの違和感あり」から，小柴胡湯に半夏厚朴湯が合方された柴朴湯を選択した．
- このような少陽病の時期には，柴胡剤が選択されやすい．
- 体力の強さに応じて（強⇒弱），大柴胡湯（94），小柴胡湯，柴胡桂枝湯（52），柴胡桂枝乾姜湯（51）を使い分ける．合併する症状により，本例のように他剤を併用することもある．

55 柴苓湯 （さいれいとう）

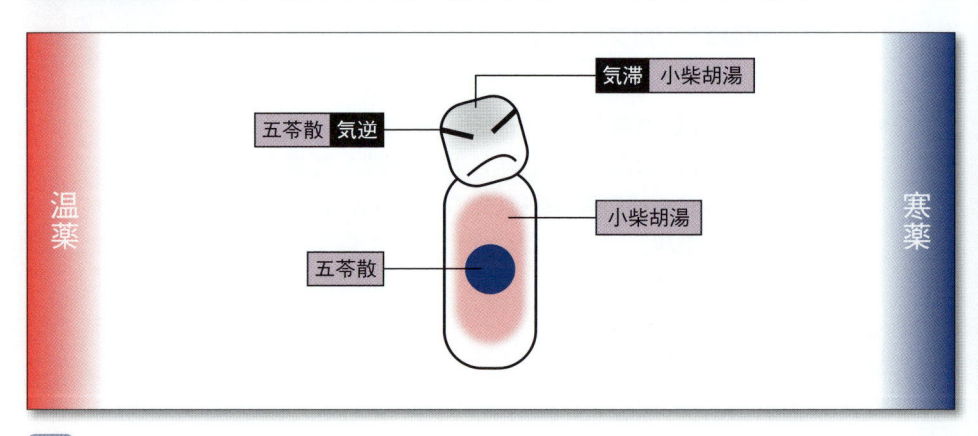

方剤と保険適応

○柴胡　黄芩　半夏　生姜　大棗　人参　甘草　沢瀉　茯苓　猪苓　蒼朮　桂皮
＝ 小柴胡湯 ＋ 五苓散

【保険適応】 吐き気，食欲不振，のどのかわき，排尿が少ないなどの次の諸症：水瀉性下痢，急性胃腸炎，暑気あたり，むくみ．

方意と解説

◆ 小柴胡湯（74）と五苓散（48）を合わせた（合方）方剤で，両者の適応を合わせ備える．

◆ すなわち，上腹部が張って苦しく（胸脇苦満），口中不快，食欲不振，肺の炎症などが適応の小柴胡湯と，口渇（水を大量に飲む）がありながら，尿の出が悪い（尿不利）ものの浮腫・下痢・めまいなどの水が悪さをする症状（水の滞り＝水毒）を治す五苓散の合わさった適応を持つ方剤である．

◆ したがって，吐き気，食欲不振（小柴胡湯の適用），のどの乾き，排尿が少ない（五苓散の適応）ものの，水瀉性下痢，急性胃腸炎，暑気あたり，むくみに使用されるのも，両者の方意を兼ね備えているためである．

カルテ

受診の経緯とプロブレム

- 45歳女性．主訴：嘔吐・下痢・発熱．
- 3日前から37.5℃の発熱・悪寒が出現．症状が軽かったため，勤務を継続．発熱は38℃まで上昇し悪寒継続．悪寒が治まると高熱が出る．前日から下痢・腹痛が出現し，今朝からは激しい嘔吐を伴う．

診察のポイント

- 身長158cm．体重56kg．血圧116/78mmHg．体温37.8℃．体格普通．咽頭発赤なし．肺野清．心音正常．腹部平坦軟．肝脾触知せず．心窩部を中心に圧痛あり．腸蠕動音の低下あり．Kernig徴候なし．項部硬直なし．腹部X線検査で軽度のニボー像を認める．やや元気なし．咳嗽により胸痛がある．口が苦い．
- 脈：弦数[*]．舌：やや胖大[*]，薄白黄苔，乾燥．腹部：腹力中等度．軽度の胸脇苦満あり．軽度の心下痞鞕[*]を認める．

処方と治療経過

- 柴苓湯を投与．当日午後には嘔気が改善したが，発熱は持続．2日後，やや解熱傾向あり食欲改善．下痢も改善．3日後には解熱．その後2日分，柴苓湯を服用してほぼ軽快．

処方決定のプロセスとヒント

- 本症例は「体格中等度，口が苦い，弛張熱など典型的な症状」から，柴胡剤として小柴胡湯が適応となる（『傷寒論』でいう少陽病に相当）．
- また「嘔吐・下痢も認められ，胃腸の炎症が比較的強い」ことから，小柴胡湯に五苓散が合方された柴苓湯を選択した．
- このような少陽病の時期には，柴胡剤が選択されやすい．
- 体力の強さに応じて（強⇒弱），大柴胡湯（94），小柴胡湯，柴胡桂枝湯（52），柴胡桂枝乾姜湯（51）を使い分ける．

56 三黄瀉心湯 (さんおうしゃしんとう)

気逆 | 大黄 | 黄芩 | 黄連

大黄 | 黄芩 | 黄連

大黄
便秘

温薬　寒薬

方剤と保険適応

○黄芩　黄連　大黄

【保険適応】比較的体力があり，のぼせ気味で，顔面紅潮し，精神不安で，便秘の傾向のあるものの次の諸症：高血圧の随伴症状(のぼせ，肩こり，頭重，不眠，不安)，鼻血，痔出血，便秘，更年期障害，血の道症．

方意と解説

◆ 3つの熱を冷ます生薬から構成されるシンプルな方剤である．
◆ 炎症を除く作用のみならず，のぼせ，イライラなどの漢方的熱症状(興奮)を改善(鎮静)させる方剤である．
◆ 大黄は腸の運動を活発にさせ，排便を促進する瀉下作用と，精神を安定させる効能，それに，痔や更年期障害などの瘀血を改善させる効がある．黄連解毒湯(10)との大きな違いは大黄に由来する駆瘀血効果と瀉下効果，鎮静効果を有することである．
◆ 3生薬は乾かす作用があり，長期間の使用による乾燥には注意を要する．

カルテ

受診の経緯とプロブレム

- 39歳男性．主訴：高血圧・のぼせ．
- 1年前から両側の肩こりが出現．その後，昇進に伴うストレスで肩こりが悪化．3か月前からは1日に1回程度，のぼせも出現．これまで鼻出血はなかったが，のぼせ時に出現することがある．1か月前，会社の健診で高血圧を指摘されたため来院．

診察のポイント

- 身長177cm．体重78kg．血圧142/92mmHg．体温36.1℃．体格は頑強で筋肉質．咽頭発赤なし．肺野清．心音正常．腹部平坦軟．肝脾触知せず．声には張りがある．首筋から両肩にかけてこりがある．便秘あり．1か月に1度程度，下剤を服用．
- 脈：沈緊[*]．舌：やや胖大[*]，歯痕なし，薄白黄苔．腹部：腹力充実．全体に緊満[*]．肋骨弓角度大[*]．強い心下痞鞕あり．

処方と治療経過

- 三黄瀉心湯を投与．2週後，肩こりはやや改善．血圧140/86mmHg．6週後，便性状は通常で便秘もなし．肩こりはさらに改善．血圧138/85mmHg．頭痛は軽度改善．10週後，肩こりは非常に軽くなり頭痛もほとんどない．血圧136/92mmHg．気分的にも楽になり，のぼせもほぼ消失．さらに2か月服薬を継続して治療終了．

処方決定のプロセスとヒント

- 本症例は「強い気逆があり，体力も強く便秘傾向である」ことから，三黄瀉心湯を選択した．
- 気逆で心下痞鞕[*]がある場合，三黄瀉心湯が選択されることが多い．
- 体力の強さに応じて（強⇒弱），三黄瀉心湯（56），黄連解毒湯，半夏瀉心湯（123），黄連湯（11）などが選択される．

57 酸棗仁湯（さんそうにんとう）

温薬 ／ 寒薬

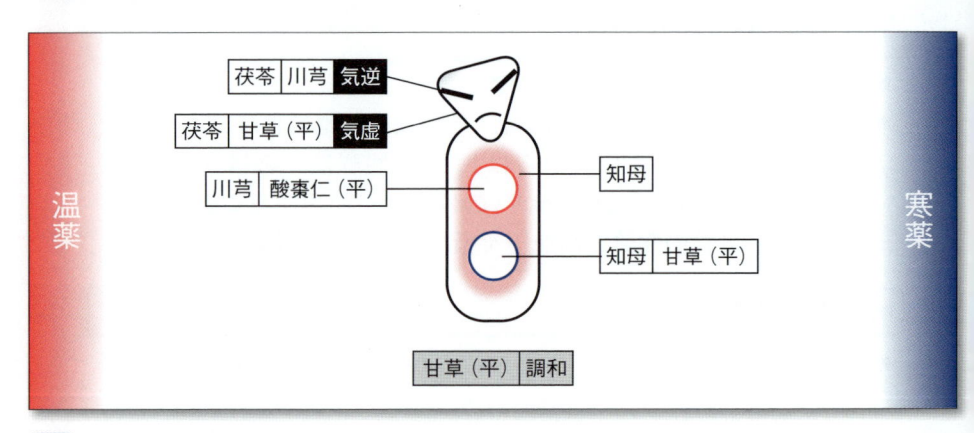

- 茯苓｜川芎｜気逆
- 茯苓｜甘草（平）｜気虚
- 川芎｜酸棗仁（平）→ 知母
- 知母｜甘草（平）
- 甘草（平）｜調和

方剤と保険適応

○酸棗仁　茯苓　知母　川芎　甘草

【保険適応】心身が疲れ弱って眠れないもの．

方意と解説

◆ 心身ともに疲れて眠れないときに使われる．
◆ イライラ，興奮などの熱状を抑える清熱薬は知母のみで，興奮状態を清熱薬で抑えるというよりも，心身の疲れにより抑制する機能（興奮を抑える機能）が低下したため（虚），結果として興奮状態を呈している場合に用いる方剤である．
◆ 結果としての興奮状態であるイライラなどの熱は知母で改善する．
◆ 酸棗仁は，鎮静作用を持ち，疲れることで精神不安（心血虚）に陥った場合に用いられる補薬（補血薬）である．
◆ 茯苓と川芎も精神安定作用を持っている．
◆ 疲れて体力が衰えることで（虚労），興奮を抑えることができずに不眠に陥った場合に奏効する．
◆ したがって，心身が疲れているために，眠れるが眠りが浅く直ぐに目が覚めてしまうような，深い眠りを得ることができない場合に，よい適応がある．

カルテ

受診の経緯とプロブレム

- 50歳女性．主訴：不眠．
- 30歳頃から，拍動性頭痛が出現．頻度は数か月に1回程度で，自制できていた．45歳頃から頻度が増加し1週に2回程度出現．50歳から呉茱萸湯による治療を開始して症状は改善してきた．5か月前から気分の落ち込み，不眠が出現．疲れていても眠れない．経過をみたが改善はなし．

診察のポイント

- 身長153cm．体重45kg．血圧140/86mmHg．体温36.7℃．やや痩せ．咽頭発赤なし．肺野清．心音正常．腹部平坦軟．肝脾触知せず．末梢血・血液生化学検査異常なし．
- 脈：浮緊[*]．舌：やや胖大[*]，先端がやや紅，薄白苔．腹部：腹力やや弱．その他，特記すべき所見なし．

処方と治療経過

- 当初，呉茱萸湯(46)に酸棗仁湯1包を就寝前に追加投与．2週後にはやや入眠が改善した．6週後には，かなり眠れるようになった．もう少し，眠れるようになりたいという．
- その後，酸棗仁湯を2包(夕，就寝前)投与した．10週後には，かなりよく眠れるようになった．14週後，ほぼ睡眠に不満はないという．

処方決定のプロセスとヒント

- 本症例は「体力やや虚弱な不眠状態」で，「疲れていても眠れない」ことから，酸棗仁湯を選択した．
- 本剤は「一般的な不眠，疲れているのに眠れない場合，イライラ感が少ないもの」によく用いられる．

58 三物黄芩湯（さんもつおうごんとう）

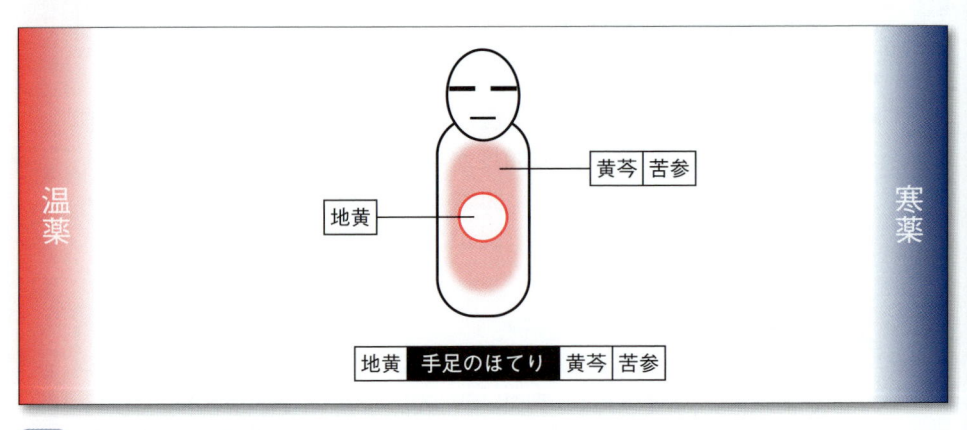

方剤と保険適応

○黄芩　苦参　地黄

【保険適応】手足のほてり．

方意と解説

- ◆ 温める機能（陽*)）と冷やす機能（陰*)）が同等の場合，冷えもせず熱も出ない．
- ◆ 三物黄芩湯は，疲れなどのために冷やす機能（陰）が低下して手足のほてりなどが生じた場合に陰を地黄で補いながら，結果として生じたほてりなどの熱を，清熱薬の黄芩と苦参で冷ます方剤である．
- ◆ 黄芩・苦参・地黄の組み合わせにより四肢煩熱を治めることができる．
- ◆ 地黄による補陰*)が過剰となる危険性を黄芩の利水作用が回避する．

カルテ

受診の経緯とプロブレム

- 33歳女性．主訴：湿疹．
- 幼少時からアトピー性皮膚炎であった．就職してストレスが増強しアトピー性皮膚炎が再発．ステロイド外用と抗アレルギー剤内服を再開したが，改善しない．近医に転院して漢方薬を併用．白虎加人参湯により，やや改善傾向．さらなる治療を希望して来院．

診察のポイント

- 身長156cm．体重48kg．血圧112/78mmHg．体温36.7℃．イライラした感じで話す．全体に乾燥，発赤は強め，発疹の部分はやや隆起．膝・肘に散在性に認められる．周囲には掻爬痕がある．
- 脈：沈細*）．舌：やや痩せ，乾燥が強い，薄白苔．舌下静脈怒張あり．腹部：腹力弱．緊張低下．

処方と治療経過

- 白虎加人参湯(125)に三物黄芩湯を追加．2週後，発赤がやや改善．かゆみは著変なし．6週後，発赤はさらに軽減．かゆみも改善し，たまに掻爬してしまうが，非常に少なくなった．さらに1か月後，症状は変化するが，ひどく悪化することはない．

処方決定のプロセスとヒント

- 本症例は乾燥・炎症が強く，清熱・保湿を十分行うことが大切である．白虎加人参湯の効果が十分でなかったために，三物黄芩湯を追加．このような場合には，これまでの漢方薬を増量する方法，他剤を追加する方法がある．
- 本症例では，どちらの処方でも対応可能と思われるが「炎症がかなり強いと判断」して，併用療法を選択した．
- 本剤は，手足のほてり感に対してよく投与される．

59 滋陰降火湯 (じいんこうかとう)

温薬 / 寒薬

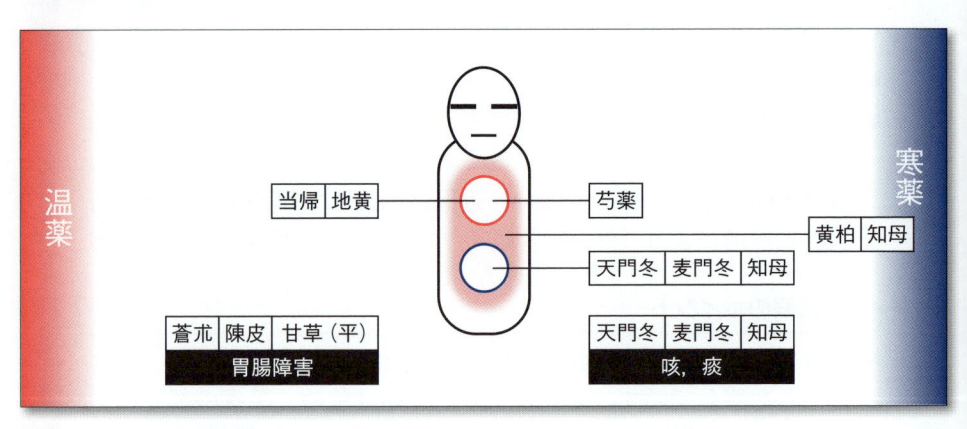

当帰　地黄 ― 芍薬
　　　　　　　黄柏　知母
　　　　　　　天門冬　麦門冬　知母

蒼朮　陳皮　甘草 (平)
胃腸障害

天門冬　麦門冬　知母
咳, 痰

方剤と保険適応

○当帰　芍薬　地黄　麦門冬　天門冬　陳皮　知母　黄柏　蒼朮　甘草
＝四物湯－川芎＋(麦門冬　天門冬　陳皮　知母　黄柏　蒼朮　甘草)

【保険適応】のどにうるおいがなく痰の出なくて咳きこむもの．

方意と解説

◆ 身体を潤し，冷やす機能が衰えた状態 (陰虚) を改善させる知母・地黄・天門冬・麦門冬と，血の栄養運搬機能が低下することで起こる貧血や皮膚の枯燥 (血虚) を治す当帰・芍薬・地黄を配する方剤であり，潤いがなく，ほてりなどが生じた陰虚による症状を改善させる．

◆ 麦門冬・天門冬は，鎮咳作用を有するだけでなく，乾いた痰に潤いを持たすことで排出しやすくし止咳する．

◆ 知母・黄柏は，熱をとる生薬で，炎症などを抑える目的で加えられている．知母は滋潤により冷ます機能を強化することで虚熱を，黄柏は清熱・利水により浮腫があり炎症もある湿熱を除去する．

◆ 蒼朮・陳皮・甘草は，胃腸機能を増強することで他の効果を助けている．

◆ したがって，全体的には滋潤させながら身体の炎症などの熱を冷ます清熱剤と考えられる．また，熱は陰虚による虚熱が発生するものと考えられる．黄柏は滋潤の過剰を予防している．

カルテ

受診の経緯とプロブレム

- 67歳女性．主訴：粘稠痰．
- 15年前から膿性喀痰が出現．精査により慢性気管支炎と診断された．抗菌剤，気管支拡張剤などの投与を受けていたが，下痢，腹痛などのため継続できなかった．指示通りの服用はできなかったが，症状の進展はあまり認められなかった．漢方治療の併用を希望して来院．

診察のポイント

- 身長153cm．体重45kg．血圧134/92mmHg．体温36.2℃．咽頭発赤なし．肺野喘鳴軽度あり．心音正常．腹部平坦軟．肝脾触知せず．末梢血・血液生化学検査異常なし．胸部X線検査で全肺野に軽度の気管支拡張像，軽度の浸潤影が認められる．食欲普通．喀痰は硬く，膿性で排出しにくい．
- 脈：沈細[*]．舌：やや痩せ，薄白苔．腹部：腹力弱．小腹不仁[*]を認める．

処方と治療経過

- 滋陰降火湯を投与．2週後，著変なし．4週後来院．少し喀痰が出やすくなったという．8週後，喀痰は出るが気分はよいという．12週後，比較的体調がよいという．同剤を継続中．

処方決定のプロセスとヒント

- 本症例は「比較的膿性痰であること，粘稠である」ことから，滋陰降火湯を選択した．
- 本剤は比較的炎症が強い粘稠痰の気管支炎，肺炎などに用いられる．
- 粘稠度の低い痰であれば，清肺湯が適する．

60 滋陰至宝湯 (じいんしほうとう)

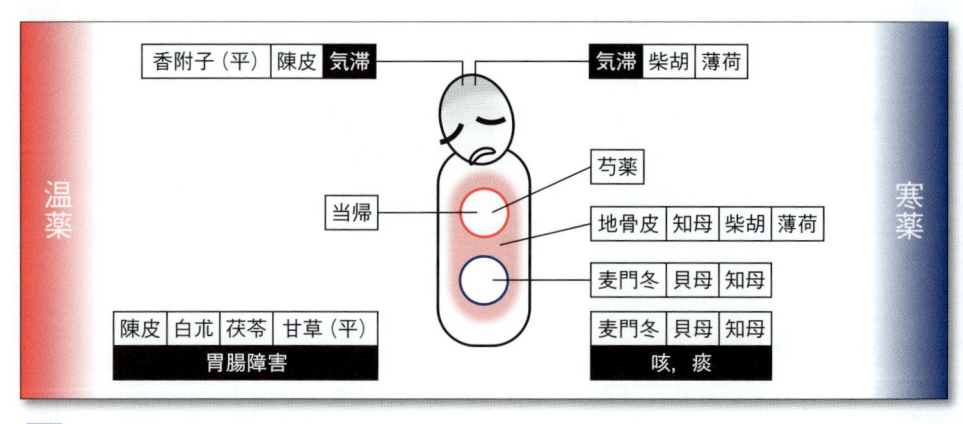

```
温薬 ←                                                                → 寒薬

  香附子(平) 陳皮 気滞                    気滞 柴胡 薄荷

                                          芍薬
       当帰                            地骨皮 知母 柴胡 薄荷
                                       麦門冬 貝母 知母
  陳皮 白朮 茯苓 甘草(平)              麦門冬 貝母 知母
         胃腸障害                              咳, 痰
```

🌿 方剤と保険適応

○柴胡　薄荷　芍薬　当帰　白朮　茯苓　甘草　知母　地骨皮　香附子　麦門冬　貝母　陳皮

【保険適応】 虚弱なものの慢性のせき・たん.

🙆 方意と解説

- ◆ 白朮・茯苓・甘草・陳皮は胃腸機能を改善する（補気, 健脾）目的で加えられており，食欲がなく元気や気力のない人向けの方剤であることが分かる.
- ◆ また，柴胡・薄荷・香附子・陳皮などの気分を晴れやかにする理気薬の配合も十分である.
- ◆ 顔色が悪く貧血があり皮膚がカサカサしているなど（血虚）を治す当帰・芍薬，滋潤性の強い麦門冬・貝母も加えられているので，うるおいがなく身体が乾いている人にも適応があることが分かる.
- ◆ それにイライラといった熱症状をとる鎮静目的で，柴胡・薄荷・知母・地骨皮・貝母が配合されている.
- ◆ 虚弱な，あるいは咳などが慢性的に経過しているために虚弱となり，イライラなどの精神症状（気滞）を伴った人に，痰が切れにくい咳を改善する目的で使用される方剤である.

カルテ

受診の経緯とプロブレム

- 76歳女性．主訴：粘稠痰・不眠．
- 7年前から膿性喀痰が出現．精査により慢性気管支炎と診断された．抗菌剤，気管支拡張剤などの投与を受けていた．症状は改善しているが，痰がのどにひっかかる感じがして，気持ちが悪いという．このことが気になり，睡眠がよくないという．近医では睡眠導入剤を勧められたが，漢方治療の併用を希望して来院．

診察のポイント

- 身長156cm．体重48kg．血圧144/93mmHg．体温35.8℃．咽頭発赤なし．肺野喘鳴軽度あり．心音正常．腹部平坦軟．肝脾触知せず．末梢血・血液生化学検査異常なし．胸部X線検査で右上肺野に軽度の気管支拡張像と浸潤影が認められる．食欲普通．喀痰は硬く，膿性で排出しにくい．肩こりがある．
- 脈：沈細[*)]．舌：やや痩せ，薄白苔．腹部：腹力弱，胸脇苦満[*)]軽度あり．小腹不仁[*)]を認める．

処方と治療経過

- 滋陰至宝湯を投与．2週後，著変なし．4週後来院．少し喀痰が出やすくなったという．8週後，喀痰は出るが，気分がよいという．肩こりも少し改善したという．12週後，比較的体調がよいという．同剤を継続中．

処方決定のプロセスとヒント

- 本症例は「比較的膿性痰であること，粘稠であること，また，気分的にも優れない」ことから，滋陰至宝湯を選択した．
- 本剤は，比較的炎症が強く粘稠痰で，気滞の病態にある気管支炎，肺炎などに用いられる．
- 気滞がなければ，清肺湯が適する．

61 紫雲膏 （しうんこう）

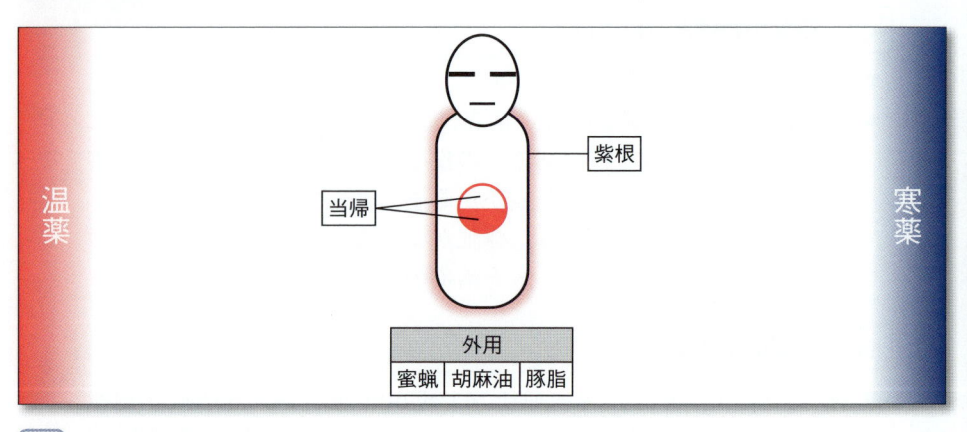

温薬　　　　　　　　　　　　　　　　　　　　　寒薬

紫根
当帰

外用
蜜蝋｜胡麻油｜豚脂

方剤と保険適応

○紫根　当帰　胡麻油　蜜蝋　豚脂
【保険適応】火傷, 痔核による疼痛, 肛門裂傷.

方意と解説

◆ 華岡青洲（1760-1835）により創製された軟膏剤である.
◆ 円形脱毛症で乾枯[*]するもの, 白斑が生じて痒いもの, 毛髪が脱落するもの, 手足が破裂してひびわれするものに適用がある.
◆ 紫根は, 消炎作用や創傷治癒促進作用あるいは抗菌作用などが知られており, 当帰は皮膚を潤す作用がある.
◆ 胡麻油は皮膚の保護作用があり, 蜜蝋と豚脂を合わせ軟膏剤とする.

カルテ

受診の経緯とプロブレム

- 72歳女性．主訴：肛門炎症・脱肛．
- 10年前から脱肛があった．外科では手術を勧められたが，何とか保存療法にとどめたいという．補中益気湯により症状は改善傾向であったが，脱肛が続くと炎症を起こし，腫脹が強くなることがある．

診察のポイント

- 身長154cm．体重52kg．血圧139/86mmHg．体温36.1℃．咽頭正常．肺野清．心音正常．腹部平坦軟．肝脾触知せず．肛門括約筋反射は減弱．脱肛部は部分的に発赤腫脹．末梢血・血液生化学・尿所見異常なし．顔色やや不良．発語に元気なし．
- 脈：沈細．舌：胖大*)，淡白，歯痕あり．舌下静脈怒張なし．腹部：腹力やや弱．その他，特記すべき漢方医学的腹証なし．

処方と治療経過

- 補中益気湯を投与．
- その後，紫雲膏を開始（肛門炎症に対して）．1か月後，以前より炎症の回復がよいという．さらに3か月後，肛門炎症の頻度は変わらないが，紫雲膏の使用により炎症が早期に回復するため，生活への支障が減少．必要により紫雲膏を併用して経過良好である．

処方決定のプロセスとヒント

- 本症例は「肛門炎症が悪化しやすい」こともあり，紫雲膏の適応と判断した．
- 紫雲膏は火傷，肛門裂傷，痔核の炎症などに適応があり，既存の漢方薬に併用しながら使用することが可能である．

62 四逆散(しぎゃくさん)

温薬 / 寒薬

気滞：柴胡 枳実
芍薬
柴胡 枳実
芍薬 甘草(平)
筋緊張
甘草(平) 調和

方剤と保険適応

○柴胡　芍薬　枳実　甘草
＝大柴胡湯−(黄芩　半夏　生姜　大棗　大黄)＋(甘草)
＝小柴胡湯−(黄芩　半夏　生姜　大棗　人参)＋(芍薬　枳実)

【保険適応】 比較的体力のあるもので，大柴胡湯証と小柴胡湯証との中間証を表わすものの次の諸症：胆嚢炎，胆石症，胃炎，胃酸過多，胃潰瘍，鼻カタル，気管支炎，神経質，ヒステリー．

方意と解説

◆ 気がつまり鬱々とした気分(気滞)を柴胡と枳実で改善し，芍薬は肝で不足した血を補充して，肝の気を晴れやかにする機能を正常化する目的で加えられている．肝の機能が正常になることで気分が晴ればれとする(肝は一般的には，自律神経と解釈されている)．

◆ ストレスなどによる鬱々とした気分を晴れやかにするための方剤である．芍薬甘草湯(68)の方意もみられることから鎮痙・鎮痛の作用も存在する．

◆ そのため，ストレスによって起こる胃腸疾患やヒステリーなどに使われる．

カルテ

受診の経緯とプロブレム

- 35歳男性．主訴：頭痛・肩こり．
- 1年前から両側の肩こりが出現．勤務して4年目になり，仕事量が急激に増加．それに伴って肩こり，締め付けられるような頭痛が出現．気分的に滅入り，食欲も低下．胃痛も出現するようになった．

診察のポイント

- 身長176cm．体重75kg．血圧136/88mmHg．体温36.1℃．体格は頑強で筋肉質．咽頭発赤なし．肺野清．心音正常．腹部平坦やや緊張．肝脾触知せず．やや元気なし．声にはりがない．首筋から両肩にかけてこりがある．頭部も何か被さったようでつらいという．
- 脈：沈弦[*]．舌：やや胖大[*]，薄白苔．腹部：腹力充実．全体に緊満[*]．肋骨弓角度大[*]．強い胸脇苦満[*]．幅広い腹直筋緊張．

処方と治療経過

- 四逆散を投与．2週後，肩こりやや改善．6週後，肩こり著変なし．頭重感はすこし減少．10週後，肩こりは軽快．頭痛もほとんどない．さらに2か月服薬を継続して治療を終了する予定であったが，服薬中は体調がよいので本人の希望により継続中．

処方決定のプロセスとヒント

- 本症例は「強い気滞があり，体力が強いこと，腹証で胸脇苦満と幅広い腹直筋緊張を認めた」ことから，四逆散を選択した．
- 気滞で胸脇苦満がある場合には柴胡剤が選択されることが多い．
- 体力の強さに応じて(強⇒弱)，大柴胡湯(94)，柴胡加竜骨牡蛎湯(50)，四逆散，小柴胡湯(74)，柴胡桂枝湯(52)，柴胡桂枝乾姜湯(51)を使い分ける．
- 本症例は「体力が強いことと腹証」を元にして方剤を決定した．

63 四君子湯
しくんしとう

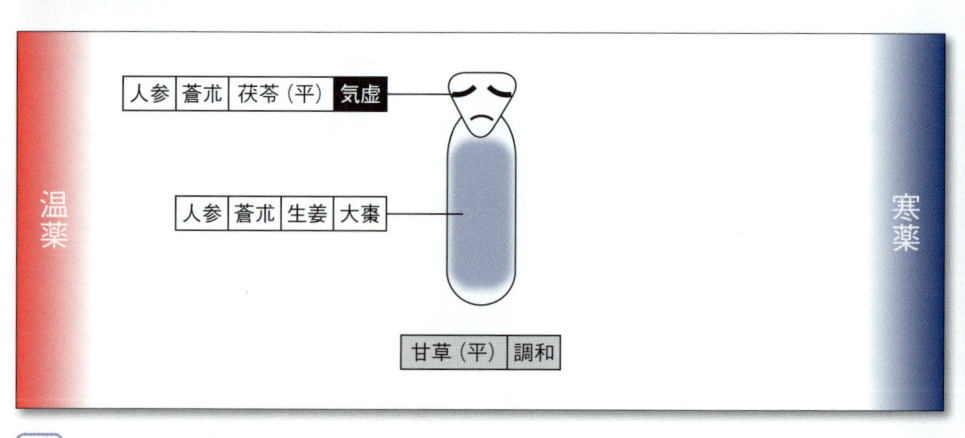

```
人参 蒼朮 茯苓(平) 気虚

人参 蒼朮 生姜 大棗

甘草(平) 調和

温薬                                寒薬
```

方剤と保険適応

○人参　蒼朮　甘草　茯苓　生姜　大棗

＝人参湯－乾姜＋(茯苓　生姜　大棗)

【保険適応】やせて顔色が悪くて，食欲がなく，疲れやすいものの次の諸症：胃腸虚弱，慢性胃炎，胃のもたれ，嘔吐，下痢．

方意と解説

◆ 元気，気力がないといったエネルギー不足(気虚)を改善する補気薬の人参・蒼朮・甘草が主役となった方剤であり，元気や気力を回復させる．

◆ 茯苓・大棗・生姜・甘草の組み合わせは胃腸機能を正常にさせる目的で配合されており，食欲を改善させることで間接的に元気や気力を回復させる．

◆ 本剤の加減方[注]が多く存在する(十全大補湯(70)，六君子湯(142)など)．

◆ 本剤は，人参湯(117)に胃の浮腫などを除く茯苓と，胃腸機能を亢進させる大棗を加え，乾姜を生姜に変えて温める作用よりも胃腸機能改善を重視した生薬構成になっている．

◆ エネルギー不足を目標とするため，食欲がなく疲れやすく気力がない人に用いられるが，本剤単独での使用は比較的少ない(p.42 参照)．

[注] 加減方：ある生薬を加えたり減らしたりした方剤．

カルテ

受診の経緯とプロブレム

- 56歳女性．主訴：紫斑・易疲労．
- 更年期障害を心配して受診．のぼせ，多汗，うつ傾向は認められず経過観察．3か月前から疲れやすくなり，肩こりが気になりだした．さらに，少しの打撲で紫斑が出現．

診察のポイント

- 身長156cm．体重45kg．血圧120/78mmHg．体温36.3℃．やや痩せ．顔色不良．声に張りなし．眼勢弱．四肢に直径2〜3cmの紫斑．末梢血・血液生化学・出血時間・PT・APTTに異常なし．
- 脈：沈弱*)．舌：痩せ，歯痕あり，やや淡白，薄白苔．舌下静脈怒張なし．腹部：腹力弱．胸脇苦満*)軽微．瘀血*)圧痛軽度．

処方と治療経過

- 四君子湯を投与．2週後，疲れはやや改善．紫斑の出現なし．4週後，疲れはかなり改善．紫斑もほぼわからなくなった．
- 一方，肩こり，のぼせが気になりだしたとのことで，紫斑の治療は終了し，加味逍遙散(17)に変更して経過良好．

処方決定のプロセスとヒント

- 易疲労，食欲低下，息切れなどは気虚の所見．また，紫斑は血管外に血液が漏出することで，血管の脆弱性が疑われる．これは脾の統血作用*)が低下した病態ととらえることができる．このような場合には純粋に気虚に特化したシンプルな方剤が有効．気虚の最も基本薬といえる四君子湯を選択して有効に作用した．
- 一方，この症例では，肩こりからは気滞，のぼせからは気逆，また，腹部には瘀血所見もあり，気虚が改善してから他の病態が顕在化してきた．そこで，気虚，気滞，気逆，瘀血に広く対応できる加味逍遙散に変更して順調に経過している．

64 梔子柏皮湯
し し はく ひ とう

温薬　　　　　　　　　　　　　　　　　　　　　　　寒薬

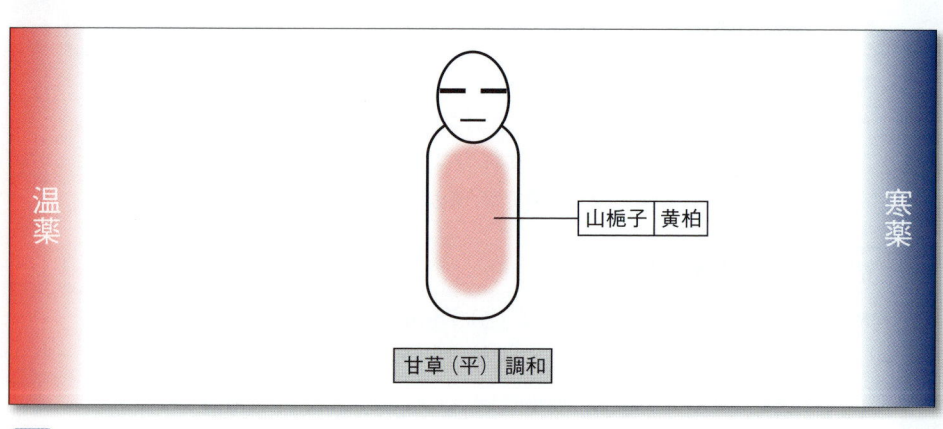

山梔子｜黄柏

甘草（平）｜調和

方剤と保険適応

○山梔子　黄柏　甘草
＝黄連解毒湯−（黄芩　黄連）＋（甘草）

【保険適応】 肝臓部に圧迫感がある人：黄疸，皮膚搔痒症，宿酔．

方意と解説

◆ 炎症などの熱を冷ます（清熱）の山梔子と黄柏，それに清熱剤の作用を緩和させる目的で甘草が配合されている．
◆ 黄連解毒湯（10）の加減方[注]としてとらえると，熱を冷ますあるいは消炎を目的とした方剤であることが理解できよう．
◆ 甘草は滋潤作用により，山梔子・黄柏の湿を去る作用を調整している．黄連解毒湯が実熱に対する処方であるのに対し，本剤は虚熱[*]を治す意味合いが含まれており，清熱効果は抑制されている．

[注] 加減方：ある生薬を加えたり減らしたりした方剤．

カルテ

受診の経緯とプロブレム

- 45歳女性．主訴：目のかゆみ．
- 20歳頃から通年性アレルギー性鼻炎を発症．症状は冷えると鼻汁，鼻閉が悪化し，鼻炎症状が続くと結膜炎を併発．結膜充血や眼瞼腫脹は強くない，といった特徴がある．もともと疲れやすく，食べ過ぎると下痢をする，月経痛が強い，といった随伴症状がある．

診察のポイント

- 身長163cm．体重41kg，血圧100/67mmHg．体温35.9℃．顔色普通．発声元気．
- 脈：沈細*)．舌：胖大*)，歯痕あり．腹部：腹力弱．肋骨弓角度狭小*)．腹直筋緊張あり．振水音*)あり．両側臍傍動悸あり．

処方と治療経過

- 当帰建中湯を主体として投与．冷えて鼻炎症状が出現した場合には，麻黄附子細辛湯，結膜炎には梔子柏皮湯を頓服での服用を指導．
- 2週後，やや体力がついた感じがする．鼻炎症状は麻黄附子細辛湯により10分程度で軽快するという．また，結膜炎症状も軽減するという．4週後，食欲は改善．鼻炎症状，結膜炎症状も上記漢方薬の服用により改善．服薬中止で症状が悪化するため，服薬は継続．

処方決定のプロセスとヒント

- 気虚*)，瘀血*)，腹直筋緊張という腹部特異所見から，当帰建中湯(110)を基本処方とした．
- 冷えが強いと鼻炎症状が出現することから麻黄附子細辛湯(134)を候補とした．
- 結膜炎に対しては，炎症が強くないことから，越婢加朮湯(7)より虚証*)向け方剤である梔子柏皮湯を選択した．

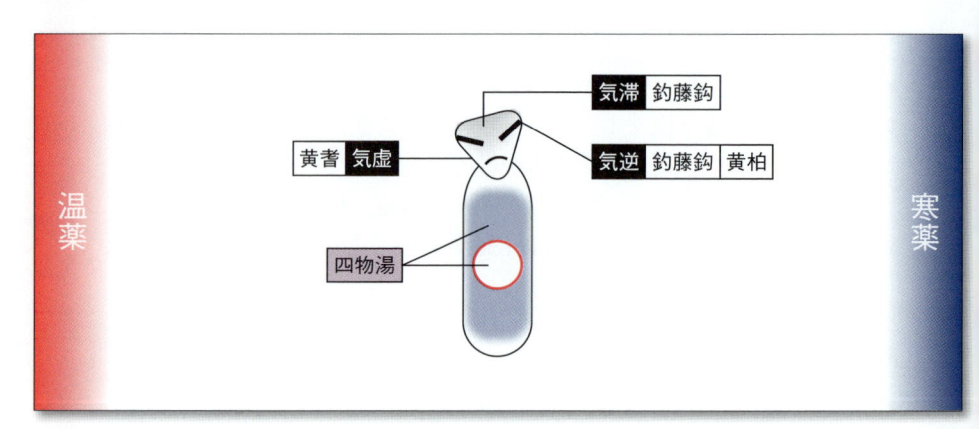

65 七物降下湯 (しちもつこうかとう)

温薬 / 寒薬

黄耆 気虚
気滞 釣藤鈎
気逆 釣藤鈎 黄柏
四物湯

🌿 方剤と保険適応

○当帰　川芎　芍薬　地黄　釣藤鈎　黄耆　黄柏
＝四物湯＋(釣藤鈎　黄耆　黄柏)

【保険適応】 身体虚弱の傾向のあるものの次の諸症：高血圧に伴う随伴症状(のぼせ，肩こり，耳鳴り，頭重)．

方意と解説

◆ 補血剤である四物湯(66)の加味方[注]である．
◆ 補血薬である当帰・川芎・芍薬・地黄の配合は，顔色がすぐれず，皮膚がかさかさでつやがなく，貧血気味など(血虚)の改善を目的としている．そこに補気の黄耆を入れることで元気を増し，補血薬の効能を促進させている．
◆ 釣藤鈎は，眩暈・ふらつき・頭痛・痺れなどを治すものといわれているが，血圧降下作用なども明らかになっており，降圧の目的も加味されている．
◆ 黄柏は清熱薬で，身体の熱感やのぼせを改善させる目的で配合されている．また，黄柏は利水作用も持っており，四物湯による滋潤作用を軽く抑制，調整している．
◆ したがって，疲れやすく，顔色もすぐれず，のぼせ傾向のある高血圧患者がこの方剤より見えてくる．血虚が主体の方剤である．

[注] 加味方：生薬をいくつか加えた方剤．

カルテ

受診の経緯とプロブレム

- 62歳男性．主訴：高血圧．
- 55歳頃から高血圧を指摘されるようになった．150/90mmHg程度であったため，経過観察されていたが，徐々に血圧が上昇し170/100mmHgとなった．このため，降圧剤治療を開始．カルシウム拮抗剤により150/90mmHgとなったが，さらなる改善はなく，降圧剤の増量あるいは他剤の併用をすすめられた．漢方治療を希望して来院．

診察のポイント

- 身長175cm．体重74kg．血圧152/94mmHg．体温36.3℃．顔色普通．皮膚乾燥軽度．
- 脈：細*)．舌：やや痩せ，やや紅．腹部：腹力弱．小腹不仁*)あり．

処方と治療経過

- 七物降下湯を投与（カルシウム拮抗剤に加えて）．2週後，著変なし．しかし，皮膚の乾燥感がやや軽減した．4週後，血圧140/80mmHg台になることがたまにあるという．10週後，著変なし．14週後，血圧140/80mmHg台になることが多くなった．たまには130/80mmHgになるという．
- 18週後，血圧はほぼ140/80mmHg台となり，130/80mmHgとなることも増えたという．以後，血圧130/80mmHg台のことが多いという．

処方決定のプロセスとヒント

- 本症例は皮膚，脈，舌の所見から，血虚の病態である．
- 舌がやや紅であることから，熱状を呈しているとも考えられる．
- 七物降下湯は血虚がベースにあって，腎性高血圧によく使用される．

66 四物湯 (しもつとう)

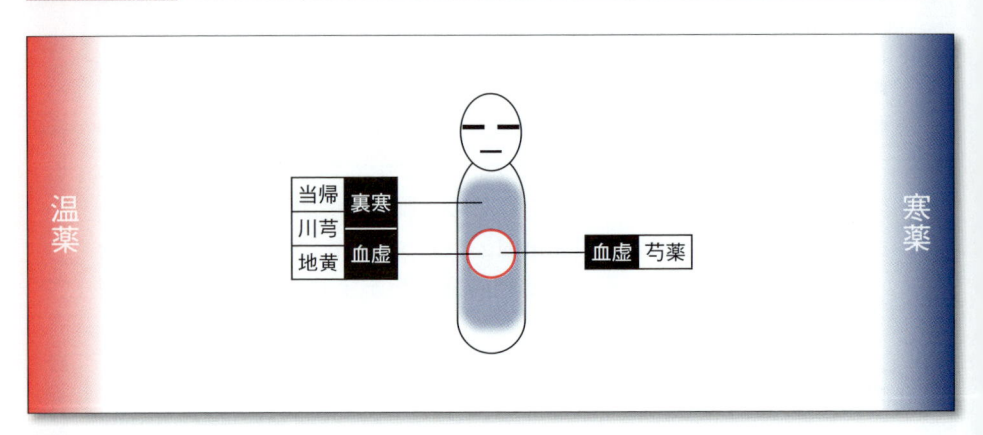

温薬 ／ 寒薬

当帰・川芎・地黄 — 裏寒・血虚
芍薬 — 血虚

方剤と保険適応

○当帰　川芎　芍薬　地黄

【保険適応】 皮膚が枯燥し，色つやの悪い体質で胃腸障害のない人の次の諸症：産後あるいは流産後の疲労回復，月経不順，冷え症，しもやけ，しみ，血の道症．

方意と解説

- ◆ 当帰・川芎・芍薬・地黄はすべて，顔色が悪く，皮膚がかさかさしているなどの血で運ばれる栄養機能が低下した（血虚）症状を改善させる補血薬である．
- ◆ すべての補血剤は四物湯を基本としているととらえることができる．そのため，補血を目的とした方剤は，本剤の加減方[*]と考えることもできる（四物湯が方剤中に隠れている）．
- ◆ 当帰は甘温[1]，川芎は辛温[2]，芍薬は酸寒[3]，地黄は甘平[4]で，全体的には温める生薬構成である．
- ◆ 本剤は血を補い，血を巡らすため，血虚（顔色が悪く，貧血気味，皮膚がかさついているなどの症状：枯燥）で生じる月経不順，冷え症，しもやけなどを改善する．

---

1)：味は甘く温める．　2)：味は辛く温める．　3)：味はすっぱく冷やす．
4)：味は甘く冷やしも温めもしない．

カルテ

受診の経緯とプロブレム

- 58歳女性．主訴：冷え・肌の乾燥．
- 28歳出産時の大量出血で輸血を受けた後，C型肝炎を発症．53歳頃から徐々に肝機能障害，血小板数の減少，ウイルス量の増大がみられる．57歳からインターフェロン，リバビリンによる治療が開始されウイルスは陰性化した．西洋薬による治療は継続することが望ましいといわれているが，その治療以後，うつ傾向，全身の皮疹が出現し，特に皮膚乾燥と冷えが気になるという．

診察のポイント

- 身長157cm．体重52kg．血圧134/80mmHg．体温35.9℃．顔色やや不良．言葉に元気なし．皮膚枯燥．首・上肢に湿疹あり．
- 脈：沈細[*]．舌：胖大[*]，やや淡白，歯痕あり．舌下静脈怒張軽度あり．腹部：腹力弱．胸脇苦満[*]軽度あり．小腹不仁[*]軽度あり．

処方と治療経過

- 四物湯を投与（これまでの治療に加えて）．2週後，やや乾燥感，冷えが改善．4週後，冷えはあるが軽い．四物湯を中止すると冷えが悪化．10週後，冷えは軽い．皮膚乾燥も軽減．インターフェロン，リバビリンによる治療中は，このような漢方治療の継続が必要と判断した．

処方決定のプロセスとヒント

- 本症例はもともと，気血両虚[*]，気滞[*]がある状態に，インターフェロン，リバビリンによる治療を受けたことで，血虚が悪化した状態と判断されたため，四物湯を投与した．
- 本剤は，血虚に対して単独というよりは，他剤に付加される形で投与されることが多い．

67 炙甘草湯 (しゃかんぞうとう)

図中ラベル:
- 桂皮 — 気逆
- 大棗　生姜　人参　甘草（平） — 気虚
- 地黄
- 阿膠（平）　麦門冬　甘草（平）　麻子仁
- 虚熱
- 温薬／寒薬

方剤と保険適応

○桂皮　生姜　大棗　炙甘草　麦門冬　麻子仁　地黄　人参　阿膠
＝桂枝湯－芍薬＋（麦門冬　麻子仁　地黄　人参　阿膠）

【保険適応】体力が衰えて，疲れやすいものの動悸，息切れ．

方意と解説

- ◆ 身体を潤す滋潤作用の強い炙甘草・地黄・麦門冬・人参・大棗・麻子仁・阿膠の配合があり，全体的に滋潤性に富んだ方剤ということができる．したがって，陰虚による熱（虚熱）を改善することもできる．
- ◆ さらに，人参・生姜・大棗・炙甘草の配合は，胃腸の機能改善を図り，体力の衰えを治すためのものである．
- ◆ 桂皮は身体を温め，気を巡らせる働きがある．
- ◆ 本剤は，体力を回復させ滋潤を図る方剤であり，汗をかきすぎ，体力が衰えたときの動悸や息切れに適用がある．

カルテ

受診の経緯とプロブレム

- 55歳男性．主訴：不整脈．
- 1年前から不整脈が出現．循環器科での精査により心房細動と診断された．抗不整脈薬を処方され改善傾向にあった．また，抑うつ的な気分もあり，外出する気になれないという．漢方治療を希望して来院．

診察のポイント

- 身長168cm．体重68kg．血圧125/78mmHg．体温36.7℃．咽頭発赤なし．肺野清．心音正常．腹部平坦軟．肝脾触知せず．ゆっくりと元気なく話す．うつむき傾向．皮膚やや乾燥．軽度不眠あり．
- 脈：沈弦細*)．舌：やや痩せ，淡紅色，薄白苔．腹部：腹力中等度．胸脇苦満*)あり．臍傍の大動脈拍動あり．幅広い腹直筋緊張あり．

処方と治療経過

- 当初，炙甘草湯を投与．2週後，著変なし．さらに1か月後，著変なし．2か月後，検査では不整脈の頻度が減少．やや睡眠が改善．しかし，気分的にはあまり改善がないという．
- 四逆散(62)を追加投与．これにより気分は改善．この処方を1年続けた後，不整脈はほぼ出現しなくなった．2年後には，抗不整脈薬が少し減量できたという．西洋薬，漢方薬の併用により経過良好．

処方決定のプロセスとヒント

- 本症例は頻脈性の不整脈であり，炙甘草湯が選択されることが多い．
- 本剤は動悸，皮膚乾燥，不眠などの病態に対してよく用いられる．根底に身体に潤いが少ない津液不足の病態があるものに適する．
- 四逆散は，炙甘草湯の効果を高めたものと判断される．

68 芍薬甘草湯
しゃくやくかんぞうとう

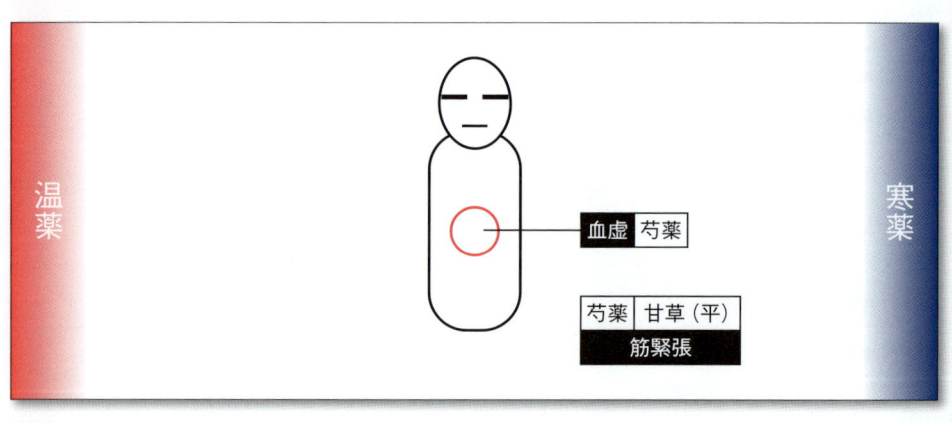

温薬　　　　　　　　　　　　　　　　　　　　　　　　　　　寒薬

血虚｜芍薬

芍薬｜甘草（平）
筋緊張

方剤と保険適応

○芍薬　甘草

【保険適応】急激に起こる筋肉のけいれんを伴う疼痛，筋肉・関節痛，胃痛，腹痛．

方意と解説

◆ 芍薬と甘草の2生薬からなる．
◆ 芍薬は，血液および血液で運ばれる栄養を司る機能が低下（血虚）した場合に適用させる生薬であり，鎮痙作用も有する．
◆ 甘草は，急な激しい痛み（急迫）を治すと言われており，すなわち急な疼痛（急痛）や，筋肉のひきつり（攣急）を改善させる効がある．
◆ したがって，本剤は筋のけいれん，ひきつりによる痛みなどに用いられる．

カルテ

受診の経緯とプロブレム

- 69歳男性．主訴：こむらがえり．
- 50歳から糖尿病のため加療を受けている．60歳頃から下肢のしびれが出現．末梢神経障害として，ビタミンB_{12}などが処方されていたが，症状の改善がなく，63歳から牛車腎気丸を併用して，症状が改善してきていた．しかし，次第に腎機能が悪化して，昨年からは透析を受けるようになった．その後，よくこむらがえりが起こるようになった．

診察のポイント

- 身長170cm．体重67kg．血圧154/94mmHg．やや痩せ．咽頭・肺野・心音異常なし．腹部平坦軟．肝脾触知せず．
- 脈：沈*)．舌：やや胖大*)，乾燥，無苔，皺裂*)あり．腹部：腹力やや弱．小腹不仁*)あり．

処方と治療経過

- 芍薬甘草湯を投与（こむらがえりが出現したときに頓服）．2週後，こむらがえりは服用によりすぐ消失するようになった．6週後，同剤がよく効くという．牛車腎気丸(45)と芍薬甘草湯の併用により経過良好である．

処方決定のプロセスとヒント

- 本症例は血虚が悪化したことにより，こむらがえりが出現するようになったと考えられる．
- 芍薬甘草湯は本来，急性熱性疾患に用いられるものであるが，通常のこむらがえりにも極めて有効であり多用されている．
- ただし，甘草の含有量が多いため，連用による偽アルドステロン症に注意が必要である．

69 芍薬甘草附子湯
しゃくやくかんぞうぶしとう

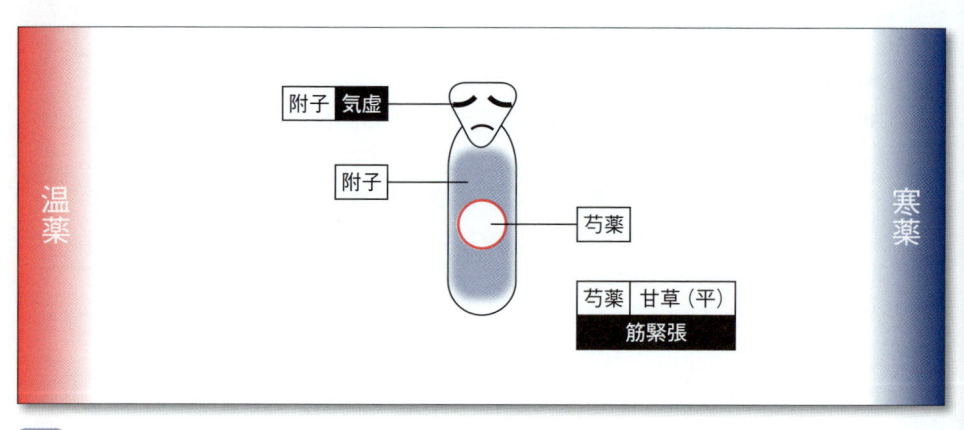

温薬 — 附子 気虚 / 附子 / 芍薬 / 芍薬 甘草（平） / 筋緊張 — 寒薬

方剤と保険適応

○芍薬　甘草　附子
＝芍薬甘草湯＋（附子）

【保険適応】冷え症で関節や筋肉が痛み，麻痺感があって四肢の屈伸が困難なものの次の諸症：慢性神経痛，慢性関節炎，関節リウマチ，筋肉リウマチ，五十肩，肩こり．

方意と解説

◆ 芍薬甘草湯(68)に附子を加えた方剤である．
◆ 芍薬甘草湯は，こむらがえりなど，急激に起こる筋肉のけいれんを伴う疼痛を改善させる方剤である．
◆ 附子は身体を温める効と，強い鎮痛作用を持っている．
◆ したがって，本剤は強い冷えによって筋肉が引きつり痛む場合に用いられる．

カルテ

受診の経緯とプロブレム

- 79歳男性．主訴：こむらがえり．
- 60歳から前立腺肥大が悪化して，頻尿，残尿感，夜間尿が増悪．漢方外来を受診して，牛車腎気丸による治療を受けるようになってからは，排尿障害は改善．しかし，冷えが非常に強く，最近はこむら返りがよく発症するようになってきた．

診察のポイント

- 身長167cm．体重68kg．血圧144/84mmHg．体温35.5℃．体格普通．咽頭・肺野・心音異常なし．腹部平坦軟．肝脾触知せず．
- 脈：沈*)．舌：やや胖大*)，乾燥，無苔，皺裂*)あり．腹部：腹力やや弱．小腹不仁*)あり．

処方と治療経過

- 当初，芍薬甘草湯を投与（こむらがえりが出現したときに頓服）．2週後，こむらがえりは改善するが，すぐ悪化する．6週後，少しよいが満足はできない．冷えが非常に強いという．
- その後，芍薬甘草附子湯に変更．これにより，症状がすぐ消失するようになった．

処方決定のプロセスとヒント

- 本症例は「疼痛，冷えが非常に強い状態（血虚が悪化）」になり，こむらがえりが出現するようになったと考えられる．
- 芍薬甘草湯は本来，急性熱性疾患に用いられるものであるが，通常のこむらがえりに極めて有効であり多用されている．
- しかし，本症例は，芍薬甘草湯では十分な効果が見られない状態であったため，附子が加味された芍薬甘草附子湯を使用した．

70 十全大補湯
じゅうぜんたいほとう

温薬　　　　　　　　　　　　　　　　　　　　　寒薬

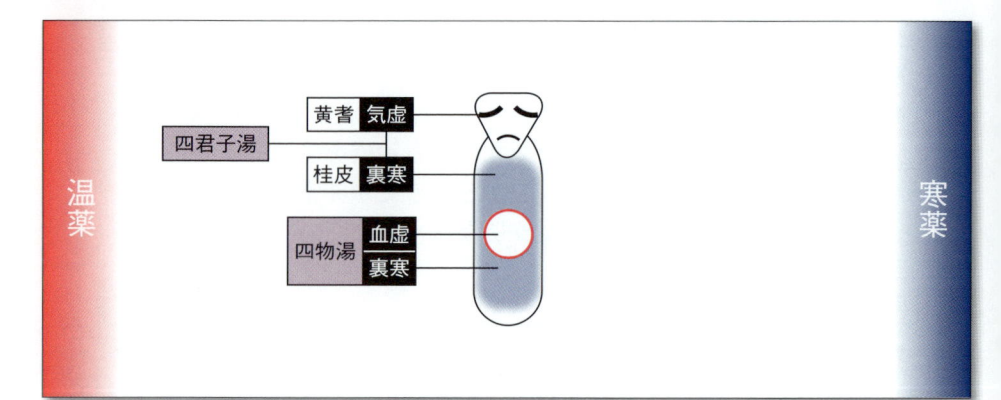

四君子湯 ― 黄耆 [気虚]
　　　　　　桂皮 [裏寒]
四物湯 ― 血虚
　　　　　裏寒

方剤と保険適応

○当帰　川芎　芍薬　地黄　人参　蒼朮　茯苓　甘草　桂皮　黄耆
＝四物湯＋四君子湯－（生姜　大棗）＋（桂皮　黄耆）

【保険適応】病後の体力低下，疲労倦怠，食欲不振，ねあせ，手足の冷え，貧血．

方意と解説

◆ 顔色が悪く，貧血などの血虚症状を治す補血の四物湯(66)と，元気や気力がないなどの気虚症状を治す補気の四君子湯(63)を合わせ，桂皮と黄耆を加えた方剤である．

◆ 顔色も悪く（血虚），元気もない（気虚）状態（気血両虚）を治す気血双補*)の方剤である．

◆ 四物湯は，血で運ばれる栄養が足りないために，皮膚がかさかさになったり，顔色の悪かったりする人の産後の疲労回復，血の道症に使われる．

◆ 四君子湯は，食欲がなく疲れやすい人の慢性胃炎などに使われる．

◆ 黄耆は虚労を治し寝汗を止めるなど，元気をつける補気の代表的な生薬で，桂皮は身体を温め，エネルギーたる気をめぐらせる働きを持っている．

◆ これらを総合したのが十全大補湯である．すなわち，病後の体力の低下を改善し，疲労倦怠，食欲不振，寝汗などに使われる．

カルテ

受診の経緯とプロブレム

- 45歳女性．主訴：疲労感．
- 生来健康であった．43歳，左乳房にしこりが認められ，精査により乳癌と診断された．乳癌摘出術，術後化学療法が開始されたが，治療により冷えが悪化し，食欲低下．担当医は化学療法の継続が困難と判断した．患者が漢方治療を希望したため，主治医より依頼がなされた．

診察のポイント

- 身長152cm．体重47kg．血圧116/76mmHg．体温35.8℃．顔色不良．声勢弱．皮膚枯燥．
- 脈：沈細*）．舌：痩せ，淡白，歯痕あり．腹部：腹力弱．

処方と治療経過

- 十全大補湯を投与．1週後，体力はやや改善したが，冷えは持続．2週後，食欲は増加．外科の主治医は化学療法の再開が可能と判断した．1か月後，食欲，体力などは改善したが，冷えが持続したため，ブシ末を併用．これにより冷えも改善した．

処方決定のプロセスとヒント

- 本症例は経過から気血両虚といえる．「声勢弱，舌が痩せていながら歯痕がある，腹力弱」などから気虚と判断した．また，顔色不良，皮膚枯燥，脈沈細などから血虚と判断した．
- 気血両虚に対して，十全大補湯を選択した．
- 同じような病態において，人参養栄湯(118)も用いられる．その場合，不安，不眠などの精神症状を伴うことが多い．

71 十味敗毒湯
じゅうみはいどくとう

温薬 / 寒薬

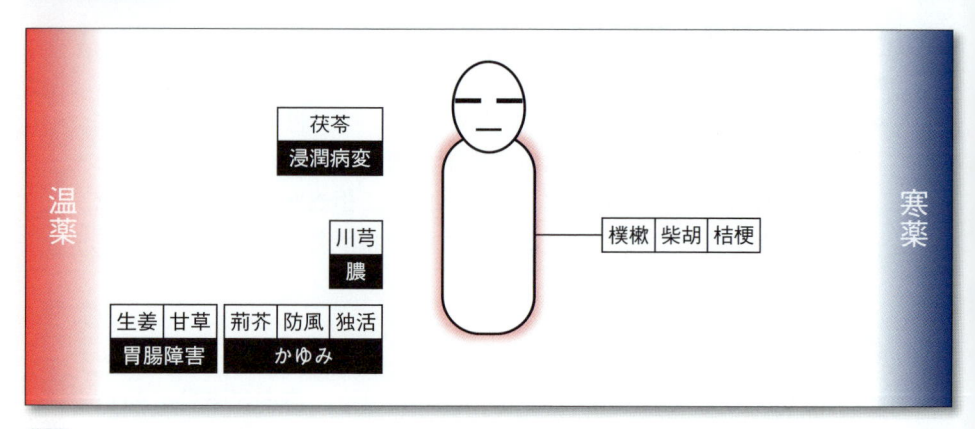

- 茯苓：浸潤病変
- 川芎：膿
- 樸樕　柴胡　桔梗
- 生姜　甘草：胃腸障害
- 荊芥　防風　独活：かゆみ

方剤と保険適応

○荊芥　防風　独活　樸樕　桔梗　川芎　生姜　茯苓　柴胡　甘草

【保険適応】化膿性皮膚湿疹・急性皮膚疾患の初期，じんましん，急性湿疹，水虫．

方意と解説

- ◆ 痒みを止める生薬として，皮膚疾患に多用されている防風・荊芥・独活が配合されており，本剤は皮膚疾患に適用される．
- ◆ それに膿を出させる(排膿)桔梗・川芎が加わり，鎮痛・消炎作用を持つ甘草・樸樕・柴胡，湿*)を去る茯苓の配合により滲出性症状にも適応がある．
- ◆ 柴胡は消炎に働くとともに(清熱作用)，気分を晴れやかにする理気の効用もある．
- ◆ したがって，化膿性皮膚疾患，急性皮膚疾患の初期，じんましん，急性湿疹，水虫に適応がある．

カルテ

受診の経緯とプロブレム

- 1歳女児．主訴：湿疹．
- 生後3か月から，頬部に湿疹が出現．近医で乳児湿疹と診断され，非ステロイド性消炎軟膏を処方される．一時改善したが，6か月頃から再燃して肘・膝に湿疹が出現．主治医はアトピー性皮膚炎の可能性があると判断し，抗アレルギー剤を投与．湿疹の改善がなく，ステロイド軟膏を開始したところ湿疹は改善傾向を示した．しかし，投与を中止すると再燃するため，漢方治療を希望して来院．

診察のポイント

- 身長90cm．体重12kg．体温37.1℃．体格やや水太り．軽く湿潤．不安な様子．皮膚は膝・肘にやや隆起した膨疹が散在性に認められる．周囲には掻爬痕がある．
- 脈：沈細[*]．舌：やや胖大[*]，湿潤が強い，薄白苔．腹部：腹力弱，緊張低下．

処方と治療経過

- 黄耆建中湯(8)と十味敗毒湯を投与．2週後，機嫌がよくなった．かゆみが改善したようで掻爬痕が少なくなった．4週後，たまに掻爬してしまうが，掻くことが非常に少なくなった．8週後，湿疹がかなり少なくなった．その後，全く消失することはないが，ほぼ湿疹が軽快した．

処方決定のプロセスとヒント

- 本症例は「虚弱が基本にあり，そこにアトピー性皮膚炎が発症した」ものである．一般的なアトピー性皮膚炎による湿疹と判断して十味敗毒湯を選択した．
- 水太り傾向の乳児にはよく黄耆建中湯が投与される．

72 潤腸湯 (じゅんちょうとう)

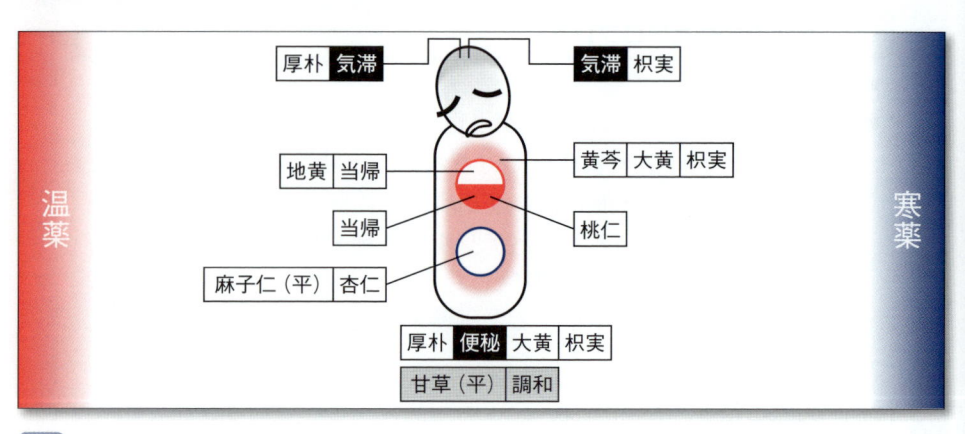

```
厚朴 気滞                気滞 枳実
地黄 当帰                黄芩 大黄 枳実
     当帰                桃仁
麻子仁(平) 杏仁
            厚朴 便秘 大黄 枳実
            甘草(平) 調和
```

温薬 — 寒薬

方剤と保険適応

○大黄　枳実　厚朴　麻子仁　杏仁　桃仁　当帰　地黄　黄芩　甘草
＝大承気湯－芒消＋（麻子仁　杏仁　桃仁　当帰　地黄　黄芩　甘草）
＝麻子仁丸－芍薬＋（桃仁　当帰　地黄　黄芩　甘草）

【保険適応】 便秘.

方意と解説

- ◆ 体液の枯燥[注]があるために皮膚は乾き，腸内の乾燥により便の枯燥もある場合に用いられる．
- ◆ 身体を潤す滋潤作用のある麻子仁・杏仁・地黄・桃仁・当帰で便を潤滑にし，枳実・厚朴で蠕動を促進させ，大黄で下す（瀉下）というような生薬構成になっている．
- ◆ 黄芩は身体の熱を冷ます清熱薬で，体液の枯燥による発熱を抑える目的で配合されている．また，本剤の滋潤剤としての過剰作用を抑制している．
- ◆ 甘草は，瀉下作用の行き過ぎを防止する目的で加えられている．
- ◆ したがって，皮膚の枯燥がある人の便秘に適応がある．

注) 枯燥：ひからびてみずみずしさを失うこと．

カルテ

受診の経緯とプロブレム

- 57歳男性．主訴：便秘．
- 5年前から腹部膨満とともに便秘が出現．もともと便秘傾向であったが，数日に1回は排便があった．便は固めで出血することもある．市販の下剤で症状はコントロールされていたが，ここ半年は効果が低下してきた．次第に肌の乾燥感が強くなった．

診察のポイント

- 身長173cm．体重76kg．血圧138/92mmHg．体温36.2℃．体格は頑丈で筋肉質．咽頭発赤なし．肺野清．心音正常．腹部やや膨隆し緊満*)傾向．肝脾触知せず．心窩部に圧痛．皮膚は乾燥して掻き傷がある．声には張りがある．
- 脈：沈緊*)．舌：やや胖大*)，歯痕なし，薄黄苔．腹部：腹力中等度．全体に軽度緊満している．小腹不仁*)あり．

処方と治療経過

- 潤腸湯を投与．2週後，排便が楽になった．6週後，排便は快適になった．10週後，途中で中止したら悪化したため，再開したという．半年後，調子がよいため半量としたが症状の悪化はない．この量で継続．

処方決定のプロセスとヒント

- 本症例は「皮膚の乾燥，便も硬い」ことから，潤腸湯を選択した．身体に潤いが少ない津液不足が疑われる便秘の場合には潤腸湯が適応となる．
- 津液不足が軽度で，瀉下効果をより期待する場合には，麻子仁丸（137）が適応となる．

73 小建中湯
しょうけんちゅうとう

温薬　　　　　　　　　　　　　　　　　　　　　　　　　寒薬

膠飴　気虚

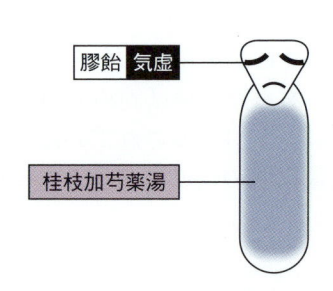

桂枝加芍薬湯

方剤と保険適応

○桂皮　芍薬　生姜　大棗　甘草　膠飴
＝桂枝加芍薬湯＋(膠飴)

【保険適応】体質虚弱で疲労しやすく，血色がすぐれず，腹痛，動悸，手足のほてり，冷え，頻尿および多尿などのいずれかを伴う次の諸症：小児虚弱体質，疲労倦怠，神経質，慢性胃腸炎，小児夜尿症，夜泣き．

方意と解説

- ◆ 桂枝加芍薬湯(31)に膠飴を加えた方剤である．
- ◆ 桂枝加芍薬湯は腹部膨満感を伴うしぶり腹，腹痛に使用する方剤であり，腹部症状に限局した効能を持っていることが分かる．それに膠飴が加わると「体質虚弱で疲れやすく…」といった全身症候が効能に加わる．
- ◆ 膠飴は気力を増し元気にする(補気)効能を持っている．
- ◆ 膠飴が桂枝加芍薬湯に加わった小建中湯(73)は，お腹の状態を緩和しながら元気にする方剤と理解できる．
- ◆ したがって，食の細い小児の虚弱体質，疲労倦怠を改善するのも納得できる．

カルテ

受診の経緯とプロブレム

- 12歳女児．主訴：腹痛，食欲不振．
- 5歳で脂質異常症（T-cho：270-187mg/dL），大学病院小児科で経過観察中．幼少時から体重増加不良，食欲不振，腹痛を認めていた．3日前から急性胃腸炎のため当科で加療を開始．補液，整腸剤投与で経過をみたが症状は改善せず，3日間連日再診し補液を受けた．

診察のポイント

- 身長148cm．体重38kg．血圧125/78mmHg．体温35.8℃．発育・運動発達異常なし．咽頭発赤なし．肺野清．心音正常．心雑音なし．腹部平坦軟．肝脾触知せず．臍周囲に圧痛あり．
- 脈：沈細*)．舌：やや胖大*)，淡紅色，歯痕軽度あり，薄白苔あり．腹部：腹力弱．腹直筋緊張あり．

処方と治療経過

- 小建中湯を投与．2週後，服薬良好，体調良い．10週後，食欲が増加し以後経過良好．中学生となり，通学時間が延びて一時的に疲労感が増強し，電車中の熱気で嘔気が出現したが，次第に回復．T-choも200mg/dL以下となった．
- 高校生となり服薬がやや不規則であるが，部活動などで疲労がたまりそうな時には同剤を服用して症状の悪化を予防している．

処方決定のプロセスとヒント

- 小建中湯は，桂枝加芍薬湯が適する患者より，さらに虚したものに良い適応がある．
- 腹証は桂枝加芍薬湯と同等で腹直筋緊張が認められるが，本症例では，疲労感が非常に強い，基礎体力が虚弱であるといった判断から小建中湯を選択した．

74 小柴胡湯
しょうさいことう

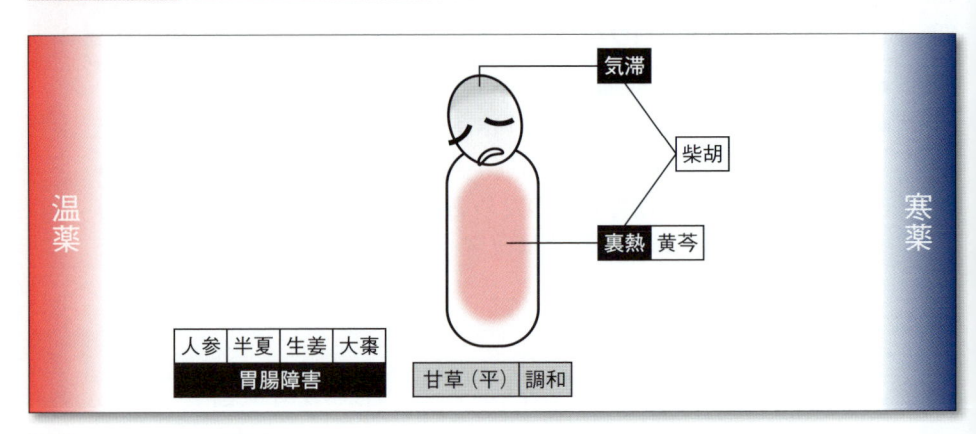

温薬 — 気滞／柴胡／裏熱 黄芩／人参 半夏 生姜 大棗 胃腸障害／甘草（平）調和 — 寒薬

方剤と保険適応

○柴胡　黄芩　半夏　生姜　大棗　人参　甘草

【保険適応】体力中等度で上腹部がはって苦しく，舌苔を生じ，口内不快，食欲不振，時により微熱，悪心などのあるものの次の諸症：諸種の急性熱性病，肺炎，気管支炎，感冒，胸膜炎・肺結核などの結核性諸疾患の補助療法，リンパ腺炎，慢性胃腸障害，産後回復不全.
慢性肝炎における肝機能障害の改善.

方意と解説

◆ 炎症などの熱をとる（清熱）柴胡・黄芩が含まれていながら，胃腸機能を整える生姜・大棗・甘草の配合も見られる．半夏は胃の水をとり（利水），嘔吐（気逆）を抑える働きがある（理気）．胃腸機能を改善させることで食事ができるようにしてエネルギーである気を補う．さらに，気力を増し元気をつける（補気）人参を加えた方剤である．

◆ 本剤は風邪などを引き，気持ちが悪く嘔気などが生じ始め，食欲がなくなり，食べ物の味も分からなくなり，胸苦しさなど（胸脇苦満）などの症状（少陽病期）が現れてきたときに使われる．

◆ 症状が進んで炎症（熱）も激しくなり，元気もなくなり，胃腸機能も衰え始めた時に使うと考えると理解しやすい．しかし，小柴胡湯はこのような急性症状だけでなく様々な症候に使われるので，他の専門書（『傷寒論』『金匱要略』など）で補足されたい．

カルテ

受診の経緯とプロブレム

- 32歳男性．主訴：咳嗽・発熱．
- 2日前から37.5℃の発熱・悪寒とともに咳嗽が出現．症状が軽かったため勤務を継続．発熱は38℃まで上昇．悪寒も継続して出るが，治まると高熱が出る．前日からは咳嗽が湿性となり増強．症状が悪化してきたため受診．

診察のポイント

- 身長172cm．体重65kg．血圧123/88mmHg．体温38.1℃．やや痩．咽頭発赤あり．右下肺野でラ音聴取．心音正常．腹部平坦軟．肝脾触知せず．胸部X線検査で軽度の気管支浸潤影を認める．やや元気なし．咳嗽により軽い胸痛がある．口が苦い．
- 脈：弦数*)．舌：やや胖大*)，薄白黄苔．腹部：腹力中等度．胸脇苦満あり．

処方と治療経過

- 小柴胡湯を投与．翌日やや咳嗽は改善したが，発熱は持続．2日後やや解熱傾向あり，食欲改善．5日後には解熱．咳嗽は軽度残存．後3日分，小柴胡湯を服用してほぼ軽快．

処方決定のプロセスとヒント

- 本症例は「体格中等度，咳嗽，口が苦い，弛張熱（発熱と下熱を繰り返す熱型をとるもので，往来寒熱に相当する）などの典型的症状」などから，小柴胡湯を選択した．
- このような『傷寒論』でいう少陽病には，柴胡剤が選択される．
- 体力の強さに応じて（強⇒弱），大柴胡湯(94)，小柴胡湯，柴胡桂枝湯(52)，柴胡桂枝乾姜湯(51)を使い分ける．

75 小柴胡湯加桔梗石膏
しょうさい こ とう か き きょうせっこう

温薬 / 寒薬

気滞　小柴胡湯
桔梗（平）　石膏
小柴胡湯

方剤と保険適応

○柴胡　黄芩　半夏　生姜　大棗　人参　甘草　桔梗　石膏

＝小柴胡湯＋桔梗石膏

【保険適応】 咽喉がはれて痛む次の諸症：扁頭炎，扁頭周囲炎．

方意と解説

◆ 小柴胡湯(74)に，熱を冷ます石膏と，排膿・鎮咳去痰作用を持つ桔梗が加わった方剤である．

◆ したがって，小柴胡湯の抗炎症作用を強化し，鎮咳去痰作用を増強した方剤と見ることができる．

◆ のどの腫れなどの炎症が強い場合に用いられる．炎症などの熱を冷ます作用が小柴胡湯より強くなっている．

カルテ

受診の経緯とプロブレム

- 29歳男性．主訴：咳嗽・発熱・咽頭痛．
- 4日前から38.6℃の発熱・悪寒が出現．感冒と思って市販の総合感冒薬を服用．しかし発熱は39℃まで上昇し悪寒継続．悪寒が治まると高熱出現．このような弛張熱が続き，前日からは湿性の咳嗽が出現．さらに，のどが非常に痛く症状が悪化してきたため受診．

診察のポイント

- 身長178cm．体重65kg．血圧128/76mmHg．体温38.8℃．体格普通．咽頭に強い発赤あり．右肺野全体に間欠的雑音を聴取．胸部X線検査で右肺野に気管支浸潤影を認める．やや元気なし．咳嗽により黄色の痰が出る．口が苦い．
- 脈：弦数*)．舌：やや胖大*)，薄白黄苔．腹部：腹力中等度．胸脇苦満*)あり．

処方と治療経過

- 小柴胡湯加桔梗石膏を投与．翌日やや咳嗽は改善したが，発熱は持続．2日後やや解熱傾向，咽頭痛も軽快．食欲改善．4日後，解熱．咳嗽は軽度残存．後4日分，同方を服用しほぼ軽快．

処方決定のプロセスとヒント

- 本症例は「体格中等度，咳嗽，口が苦い，弛張熱（発熱と下熱を繰り返す熱型をとるもので，往来寒熱に相当する）などの典型的症状，咽頭の炎症が非常に強い」ことから，小柴胡湯加桔梗石膏を選択．
- このような『傷寒論』でいう少陽病には，柴胡剤が選択されやすい．
- 体力の強さに応じて（強⇒弱），大柴胡湯(94)，小柴胡湯，柴胡桂枝湯(52)，柴胡桂枝乾姜湯(51)を使い分ける．
- 桔梗石膏(20)のエキス剤もあり，必要に応じて加えるとよい．

76 小青竜湯
しょうせいりゅうとう

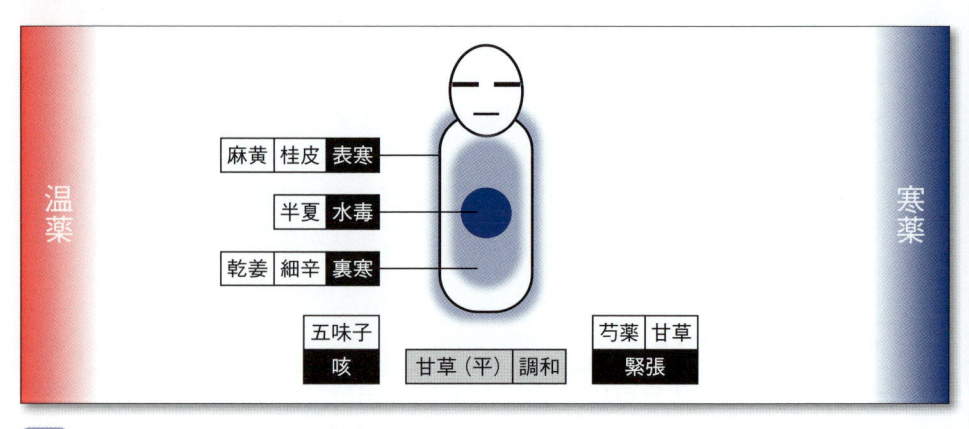

```
温薬                                                    寒薬

         麻黄 桂皮 表寒
         半夏  水毒
         乾姜 細辛 裏寒

         五味子        芍薬 甘草
          咳   甘草(平) 調和  緊張
```

🌿 方剤と保険適応

〇麻黄　甘草　桂皮　芍薬　半夏　乾姜　細辛　五味子
＝麻黄湯－杏仁＋(芍薬　半夏　乾姜　細辛　五味子)

【保険適応】①下記疾患における水様の痰，水様鼻汁，鼻閉，くしゃみ，喘鳴，咳嗽，流涙：気管支炎，気管支喘息，鼻炎，アレルギー性鼻炎，アレルギー性結膜炎，感冒．
②気管支炎．

🧍 方意と解説

◆ 身体を温める乾姜・細辛・麻黄・桂皮の組み合わせがあり，冷えることで症状が悪化する場合に適応のある方剤である．

◆ 麻黄や細辛は温めながら浮腫などを去る利水作用も持っている．温め(麻黄・桂皮・乾姜・細辛)，咳を止め(五味子)，嘔吐を止め，胃の水を除き(半夏)，温めすぎることによる発汗し過ぎ(脱水症状)を芍薬・甘草で予防する．

◆ 五味子にも鼻汁，発汗を抑制する作用がある．麻黄・芍薬・甘草は気管支の緊張を緩和する働きもある．

◆ 本剤はみぞおち(心下)や胸中，胃腸管に水が滞っている(水毒)ことが適応目標となる．

◆ 本剤のイメージとしては，みぞおちの辺り(心下)に水があるので，それを細辛・乾姜で温め発散しやすくして，半夏により直接除き，水様鼻汁のような表の水を麻黄・桂皮で除く方剤と考えられる．

◆ 寒冷刺激による症候の1つとして薄い鼻水などが見られる場合には本剤適応の目標となる．

カルテ

受診の経緯とプロブレム

- 37歳女性．主訴：咳嗽．
- 前日から37.2℃の微熱・悪寒が出現．また同時に痰がからむ咳嗽も出現．もともと食欲はあるが，浮腫が出現しやすい．感冒と思い外来を受診．

診察のポイント

- 身長156cm．体重53kg．血圧118/76mmHg．体温37.3℃．体格普通．自汗はっきりせず．筋肉痛を軽度伴う．
- 脈：浮緊*)．舌：やや胖大*)，薄白苔．腹部：腹力やや弱．心下痞鞕*)．振水音*)あり．

処方と治療経過

- 小青竜湯を投与．一服して悪寒が軽減．咳嗽も出ているが頻度は減少．2日目には平熱となり咳嗽もほぼ消失．3日目には軽快．

処方決定のプロセスとヒント

- 本症例は「脈浮緊，自汗がはっきりせず，悪寒がある」ことから，小青竜湯を選択した(『傷寒論』でいう太陽病と判断)．
- 振水音が認められることから，本症例はもともと水毒傾向があり，これを踏まえた治療を行うことが望まれる．
- 葛根湯(14)，麻黄湯(133)の適応も十分考えられるが，基礎的な体質として水毒があり，さらに水毒を根底にした湿性咳嗽が伴うことから，小青竜湯の適応と判断した．
- 小青竜湯は酸味が嫌で，服用が困難な場合がある．このような場合には，エキス錠剤が用いられる．

77 小半夏加茯苓湯
しょうはんげかぶくりょうとう

半夏 生姜 気逆

半夏 茯苓 生姜

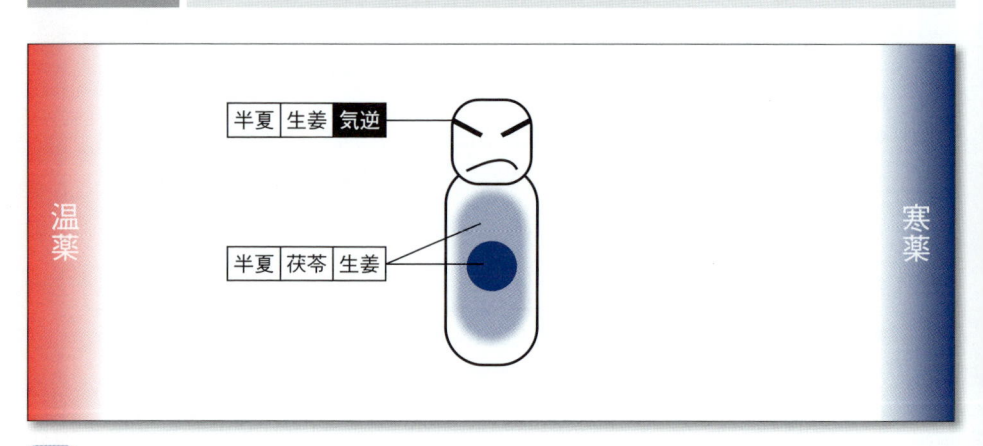

温薬　　寒薬

方剤と保険適応

○半夏　茯苓　生姜

【保険適応】 体力中等度の次の諸症：妊娠嘔吐（つわり），そのほかの諸病の嘔吐（急性胃腸炎，湿性胸膜炎，水腫性脚気，蓄膿症）．

方意と解説

- 温める生薬である半夏（辛温）・茯苓（甘温）・生姜（辛温）からなる．
- 半夏は嘔吐を止め，胃に溜まった水を除く働きがある．
- 茯苓も浮腫など水の滞り（水毒）を改善させる代表的な生薬である．
- 生姜は胃の機能低下を改善する．
- 全体として胃の機能低下による嘔吐を改善させる方剤であることが分かる．
- 水の滞りによるめまいや口渇[注]，尿量の減少などを改善するのは，利水剤としての性格を色濃く持つことによる．
- 胃気虚を改善させる代表的な方剤であり，多くの方剤（六君子湯など）に組み入れられている．

[注] 口渇：のどが渇いて水分を大量に飲むこと．

カルテ

受診の経緯とプロブレム

- 26歳女性．主訴：嘔吐．
- 妊娠10週頃から嘔気，嘔吐が出現．ご飯を炊いた匂いで嘔気がくる．嘔気，嘔吐が強い場合には，産科外来で点滴を受けてきた．食欲が低下しているが，体重減少をきたすことはない．次第に症状は改善してきているが，もう少し改善できることを望んでいる．妊娠20週になり，胎児の器官形成も順調であることから，産科医から漢方治療について相談された．

診察のポイント

- 身長156cm．体重52kg．血圧112/68mmHg．体温36.2℃．咽頭発赤なし．肺野清．心音正常．心雑音なし．腹部やや膨隆軟．肝脾触知せず．下腹部で胎動を触知する．
- 脈：沈滑*)．舌：やや胖大*)，軽度湿潤，淡白色，白苔あり．腹部：腹力中等度．振水音*)あり．

処方と治療経過

- 小半夏加茯苓湯を投与．1週後，症状はほぼ改善．3週後，食欲も改善してきた．症状が軽快したため投与を終了．その後，時々嘔気が出現したが，頓服として本剤を服用し症状が改善．

処方決定のプロセスとヒント

- 本剤は妊娠悪阻に有効とされ，重症度にかかわらず投与される．このため，本症例においても選択した．悪阻は妊娠初期から分娩時まで継続することもあり，妊婦の苦痛の1つである．
- 漢方薬の胎児奇形誘発の危険性は不明であり，妊娠初期の投与を疑問視するものもある．このため，器官形成期を過ぎてから投与することが望ましいとの指摘がある．

78 消風散 (しょうふうさん)

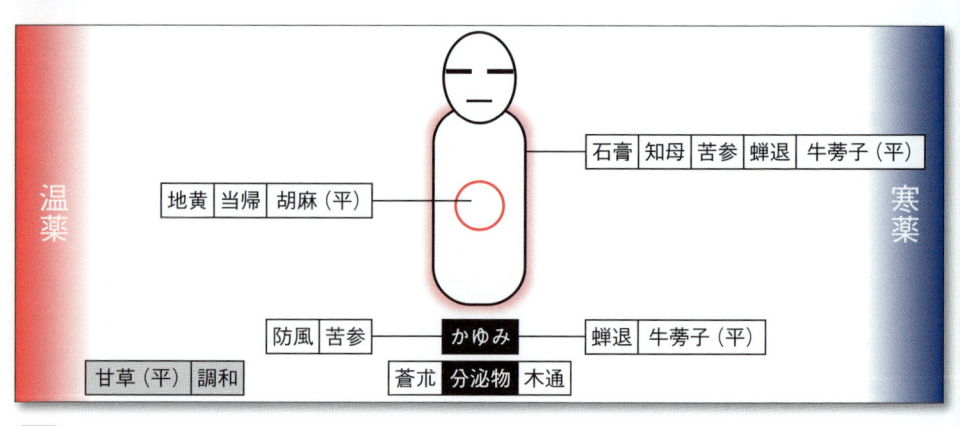

温薬 / 寒薬

- 石膏 | 知母 | 苦参 | 蝉退 | 牛蒡子 (平)
- 地黄 | 当帰 | 胡麻 (平)
- 防風 | 苦参 → かゆみ
- 蝉退 | 牛蒡子 (平)
- 蒼朮 | 分泌物 | 木通
- 甘草 (平) | 調和

方剤と保険適応

○石膏　知母　甘草　荊芥　防風　牛蒡子　蒼朮　蝉退　苦参　木通　当帰　地黄　胡麻

【保険適応】 分泌物が多く，かゆみの強い慢性の皮膚病（湿疹，蕁麻疹，水虫，あせも，皮膚掻痒症）．

方意と解説

- ◆ 炎症などの熱を冷ます（清熱）石膏・知母・苦参・牛蒡子と，痒みを止める（去風）防風・荊芥・蝉退・牛蒡子の配合から，皮膚の炎症があり，痒みを伴う場合の方剤であることが分かる．
- ◆ その他，滲出物など分泌物を抑える蒼朮・木通の配合も見られる．
- ◆ 本剤には滋潤性の石膏・知母・地黄・当帰・胡麻が含まれており，分泌物のため血の水分不足となるのを防ぎ，乾かし過ぎを予防している．
- ◆ したがって，分泌物が多く痒みを伴う炎症のある皮膚疾患に適応があることが分かる．

カルテ

受診の経緯とプロブレム

- 2歳女児．主訴：湿疹．
- 生後9か月から頬部に湿疹が出現．近医で乳児湿疹と診断され，非ステロイド性消炎軟膏が処方された．あまり改善せず，肘・膝にも湿疹が出現．掻爬すると分泌物がよく出る．主治医はアトピー性皮膚炎の可能性があると判断して，抗アレルギー剤の投与を開始．湿疹の改善がなく，ステロイド軟膏を開始したところ，湿疹が改善傾向を示した．しかし，投与を中止すると再燃するため，漢方治療を希望して来院．

診察のポイント

- 身長98cm．体重12kg．体温36.7℃．体格普通．軽く湿潤．皮膚は膝・肘にやや隆起した膨疹が散在性に認められる．掻爬した部分には痂皮が形成されている．掻爬痕は多い．
- 脈：細[*]．舌：やや胖大[*]，湿潤が強い，薄白苔．腹部：腹力中等度．緊張やや低下．

処方と治療経過

- 消風散を投与．2週後，かゆみが改善したようで掻爬痕が少なくなった．4週後，たまに掻爬してしまう．湿疹の湿潤度が低下．2か月後，湿疹はかなり少なくなった．その後，全く消失することはないが，ほぼ湿疹は軽快．半年間継続して治療を終了．

処方決定のプロセスとヒント

- 本症例は「体格が普通な状態で，そこに湿潤度の高いアトピー性皮膚炎が発症した」ものであり，消風散を選択した．
- 湿潤の高い湿疹には消風散がよく用いられる．夏に悪化しやすい傾向がある場合にもよい適応となる．

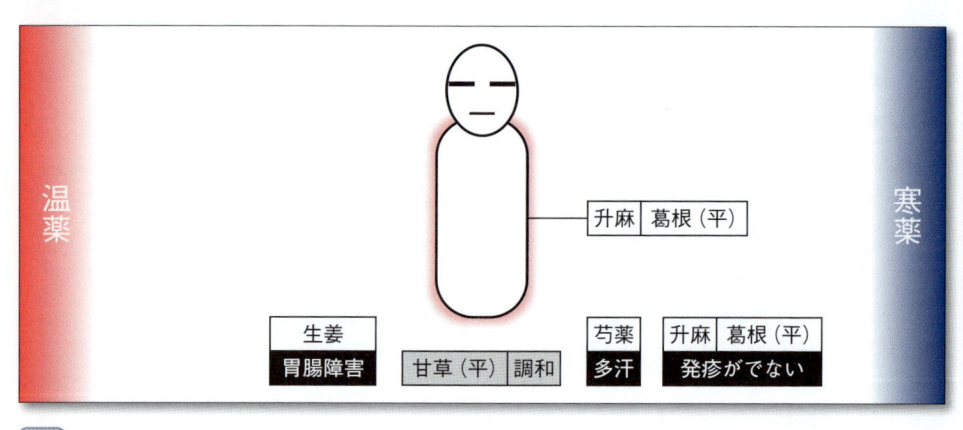

79 升麻葛根湯
しょうまかっこんとう

温薬 / 寒薬

- 升麻　葛根（平）
- 生姜：胃腸障害
- 甘草（平）：調和
- 芍薬：多汗
- 升麻　葛根（平）：発疹がでない

方剤と保険適応

○葛根　升麻　芍薬　生姜　甘草
＝葛根湯−（麻黄　桂皮　大棗）＋（升麻）

【保険適応】 感冒の初期，皮膚炎．

方意と解説

◆ 升麻・葛根の組み合わせは発汗作用を持ち，発疹を出させる目的でも配合されている．
◆ また，この組み合わせは消炎，抗菌に働き，芍薬・甘草は筋肉の痙攣を鎮めるとともに消炎作用も期待できる．
◆ 生姜は健胃の目的で配合されており，胃腸障害を予防している．
◆ そのため，感冒の初期（炎症，筋肉の痛みなど）あるいは麻疹（発疹を早く出させる）に適応がある．

カルテ

受診の経緯とプロブレム

- 1歳女児．主訴：発熱・発疹．
- 3日前から38℃の発熱・悪寒が出現．近医を受診し，感冒の診断で感冒薬の投与を受けていた．前日いったん解熱したが，当日，再度発熱．さらに体幹部に直径3mm程度の赤みの強い丘疹が出現した．

診察のポイント

- 身長92cm．体重8kg．体温38.8℃．やや痩せ．自汗なし．体幹を中心に顔面にも丘疹が散在．頬粘膜にコプリック斑あり．肺野清．心音正常．腹部軟．肝脾触知せず．ツルゴール低下．
- 脈：浮緊*)．舌：大きさ正常，薄白苔．腹部：特異所見なし．

処方と治療経過

- 当初，葛根湯(14)を投与(脈浮緊，自汗*)なしから)．臨床症状から本症例は麻疹と判断した．水分摂取と翌日受診を指示．水分摂取が進まず脱水が進行し，発疹も通常のようには出現していない．
- その後，升麻葛根湯に変更．入院して補液開始．入院翌日も発熱持続．食欲も改善しないが，発疹は通常のように出現．入院2日目にはやや解熱傾向が現れ，食欲改善．3日目には解熱．5日目には発疹も黒ずみ，全身状態もほぼ軽快し退院．漢方治療を終了．

処方決定のプロセスとヒント

- 本症例は「麻疹の診断のもと，脈浮緊，自汗なし」のため，『傷寒論』でいう太陽病であり，葛根湯証と判断．しかし，治療に反応せず，発疹出現が不十分で，麻疹の内攻注)の病態と判断．
- このため発疹の出現を促進して，症状の回復をはかる升麻葛根湯に変更．本剤は，熱感が強い発疹を伴う感染症によく投与される．

注) 内攻：ウイルスが内部に入り込み，発疹が出現しない病態．

80 四苓湯 (しれいとう)

温薬 — 茯苓 猪苓 蒼朮 — 沢瀉 — 寒薬

方剤と保険適応

○沢瀉　茯苓　猪苓　蒼朮

＝五苓散−桂皮

【保険適応】のどが渇いて水を飲んでも尿量が少なく，はき気，嘔吐，腹痛，むくみなどのいずれかを伴う次の諸症：暑気あたり，急性胃腸炎，むくみ．

方意と解説

◆ すべての生薬が口渇や浮腫などを改善する利水薬（沢瀉・茯苓・猪苓・蒼朮）のみからなる方剤である．五苓散(48)から桂皮を除いた方剤である．

◆ 五苓散の桂皮は血行促進作用があり，利水作用を強めているとともに温める作用を持つため寒証に用いられる．

◆ 沢瀉・茯苓・猪苓・蒼朮は浮腫ばかりでなく，腸管での水の滞りである下痢にも効がある．

◆ 五苓散との違いとしては，桂皮の配合がないため，のぼせ・頭痛などの気逆の症候のない時に適応となる．

カルテ

受診の経緯とプロブレム

- 6歳男児．主訴：嘔吐・下痢．
- 生後1歳頃から年に数回くらいの頻度で嘔吐を起こしていたが，3歳頃からはほとんどなくなった．昨夜から突然下痢が始まった．のどが渇くためスポーツ飲料を飲ませたが，少し嘔気が出現．水分摂取はできているが，次第に水様の下痢になってきたため来院．

診察のポイント

- 身長124cm．体重20kg．血圧108/68mmHg．体温36.8℃．顔色やや不良．元気なし．皮膚ツルゴール正常．リンパ節腫脹なし．心音正常．肺野清．肝肋骨弓下に1cm触知．脾触知せず．腹部に腫瘤なし．下腿浮腫なし．出血斑なし．項部硬直なし．Kernig徴候なし．CRP 2.5mg/dL．ケトン体(++)．
- 脈：沈細数[*]．舌：やや痩せ，淡紅，やや乾燥，薄い白苔．腹力やや低下．軽く膨隆．腹部動悸軽度あり．

処方と治療経過

- 四苓湯を投与．15分後，顔色はよくなった．嘔気もなくスポッドリンクをごくごく飲んだ．翌日には飲水は順調であったが，下痢が3回あった．同薬を継続．2日後には下痢が消失．3日後には通常の便になったので治療を終了．

処方決定のプロセスとヒント

- 本症例は「下痢が認められるが，軽度の嘔気のみで，水逆が認められない」ことから，四苓湯を選択した．
- 口渇のため水分を欲しがるが，飲水後すぐ嘔吐するものを水逆といって五苓散投与の大きな目標とされている．

81 辛夷清肺湯
しんいせいはいとう

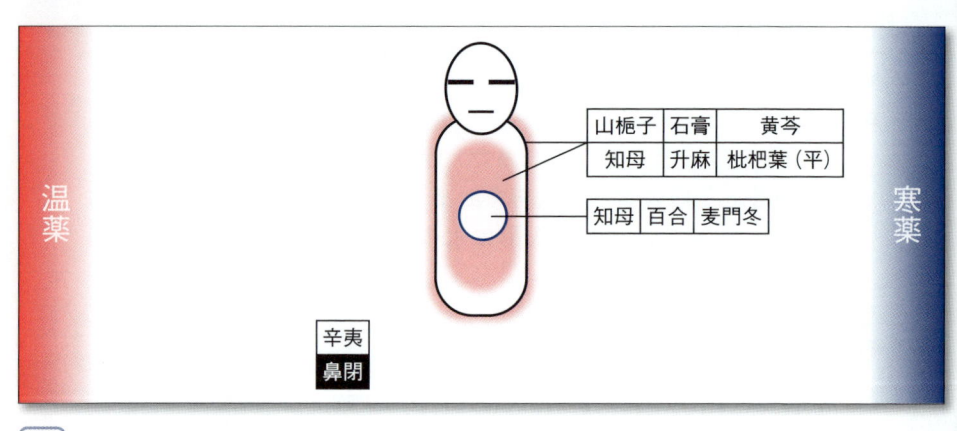

| 山梔子 | 石膏 | 黄芩 |
| 知母 | 升麻 | 枇杷葉（平） |

| 知母 | 百合 | 麦門冬 |

温薬　　寒薬

辛夷
鼻閉

方剤と保険適応

○辛夷　枇杷葉　麦門冬　知母　百合　升麻　石膏　黄芩　山梔子

【保険適応】鼻づまり，慢性鼻炎，蓄膿症．

方意と解説

◆ 辛夷（辛温）だけが温める生薬で，その他，黄芩・知母・石膏・山梔子・枇杷葉・麦門冬・百合・升麻はすべて炎症などの熱を冷やす生薬で構成されている．

◆ 花粉症にも使われるが，小青竜湯(76)とは寒熱でいうと正反対の方剤と言うことができよう．小青竜湯は温める方剤で，本剤は炎症など熱を冷ます方剤である．

◆ 辛夷は鼻閉を改善する目的で配合されている．

◆ 石膏・知母・黄芩・山梔子・升麻・枇杷葉は炎症を止め，熱をとる清熱薬であり，炎症（熱）と膿性鼻汁のために鼻閉している場合に本剤が適用となる．

◆ 麦門冬・百合・知母は滋潤作用を有し，炎症など熱での乾燥を改善し，鼻閉を改善させる．

◆ したがって，鼻づまり，慢性鼻炎，蓄膿症に適用がある．

カルテ

受診の経緯とプロブレム

- 39歳女性．主訴：鼻閉・鼻汁．
- 2年前からアレルギー性鼻炎で加療している．耳鼻咽喉科で抗アレルギー剤の投与を受けている．黄色あるいは緑色の鼻汁が出て，鼻閉も強い．服薬により眠気が強くなり，自動車の運転ができなくなる．漢方治療は眠くならないと聞き来院．

診察のポイント

- 身長153cm．体重52kg．血圧122/68mmHg．体温36.1℃．体格普通．鼻粘膜の腫脹・発赤がある．肺野清．
- 脈：浮数[*]．舌：やや胖大[*]，薄白黄苔．腹部：腹力中等度．心下痞鞕[*]あり．

処方と治療経過

- 当初，辛夷清肺湯を投与．2週後，鼻汁が軽くなり，鼻汁の着色も軽減．4週後，鼻閉感も改善．抗アレルギー剤を中止．症状の変化はあるが，全体的に改善傾向があり半年間服用．
- その後，小青竜湯に変更．持続的な症状は消失し，週に1，2回，小青竜湯を頓服として服用しながら良好な経過をとっている．

処方決定のプロセスとヒント

- 本症例は「鼻汁が黄緑色となり，鼻粘膜の腫脹も強いアレルギー性鼻炎」と判断し，辛夷清肺湯を選択した．
- 辛夷清肺湯は炎症の強い鼻炎，副鼻腔炎によく投与される．
- 本症例でも，辛夷清肺湯を投与して経過良好であった．経過がよく，炎症が軽減したため，小青竜湯に変更した．これにより症状も軽い状態で安定したといえる．

82 参蘇飲 (じんそいん)

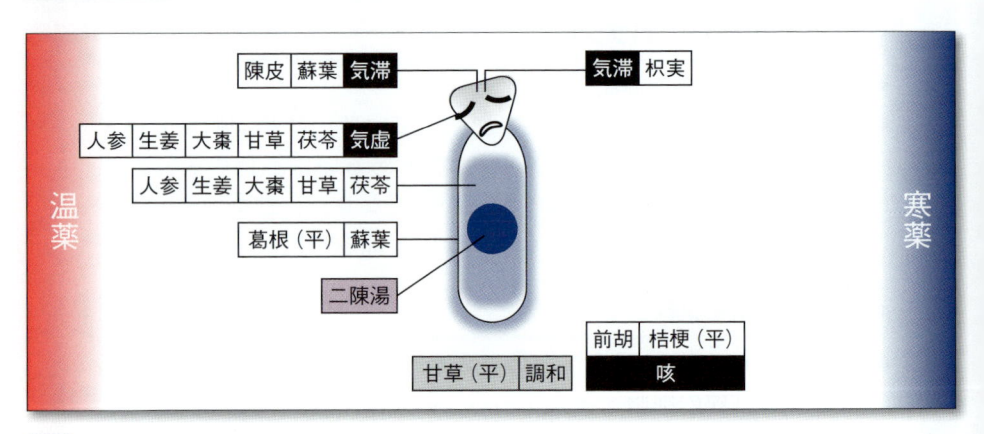

```
陳皮 蘇葉 気滞          気滞 枳実
人参 生姜 大棗 甘草 茯苓 気虚
人参 生姜 大棗 甘草 茯苓
葛根(平) 蘇葉
二陳湯
                        前胡 桔梗(平)
                        咳
甘草(平) 調和
```

温薬　寒薬

方剤と保険適応

○人参　茯苓　甘草　半夏　陳皮　生姜　大棗　蘇葉　葛根　前胡　桔梗　枳実
＝六君子湯－蒼朮＋(蘇葉　葛根　前胡　桔梗　枳実)

【保険適応】感冒，せき．

方意と解説

- ◆ 胃腸機能を整える人参・大棗・茯苓・甘草と，蠕動を促進する陳皮・枳実の配合があり，胃腸機能が低下して食欲がない，元気がない，疲れやすいといった症候(気虚)を呈するものに使われることが分かる．
- ◆ 蘇葉・生姜は身体を温める作用があり，風邪などによる悪寒を止める．
- ◆ 葛根は肩こりをとり，桔梗・前胡・半夏は咳を止める．
- ◆ 桔梗はのどの痛みを止める．
- ◆ 蘇葉には，気分の落ち込み(気滞)を改善する作用もある．
- ◆ したがって，本剤は胃腸虚弱な，元来気分的に落ち込みやすい人(気滞)の感冒に適応があるのも納得できる．

カルテ

受診の経緯とプロブレム

- 38歳女性．主訴：咳嗽．
- 5日前から37.8℃の発熱・悪寒・咽頭痛が出現．症状が改善せずに，徐々に痰がらみの咳嗽が増強した．悪寒の後，発熱が出現．気分的によく落ち込みやすい性格である．感冒がこじれたと判断して外来を受診．

診察のポイント

- 身長150cm．体重45kg．血圧128/76mmHg．体温37.5℃．やや痩せ．自汗[*)]はっきりせず．早口で話す．肩こりあり．咽頭発赤軽度．肺野軽度雑音あり．
- 脈：沈弦[*)]．舌：やや痩せ，薄白苔．腹部：腹力弱．胸脇苦満[*)]軽度．

処方と治療経過

- 参蘇飲を投与．一服して，気分がよくなったと話す．2日服用して咳嗽，往来寒熱[注)]は改善．5日でほぼ症状は軽快した．

処方決定のプロセスとヒント

- 本症例は「気滞がもともとあり，虚弱な体質と気管支炎の病態がある」と判断し，参蘇飲を選択した．
- 本症例は少陽病であり気管支炎の病態と考えられること，気滞の病態を伴うことから，気滞が基本にあるものの少陽病と判断した．
- このような普段から気滞を持つ場合の感冒初期には，香蘇散(42)がよく用いられる．

[注)] 往来寒熱：悪寒と発熱が規則的あるいは不規則に交代する熱型．

83 神秘湯
しんぴとう

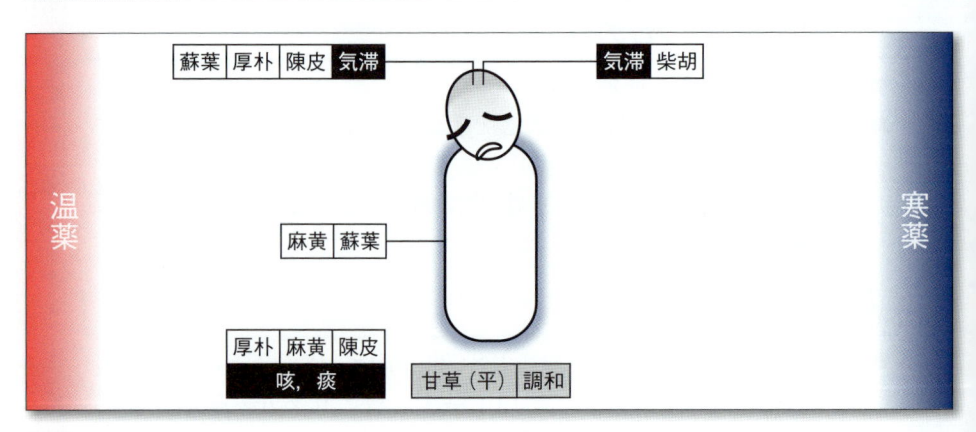

```
蘇葉 厚朴 陳皮 気滞        気滞 柴胡

温薬                            寒薬

     麻黄 蘇葉

  厚朴 麻黄 陳皮
     咳, 痰          甘草(平) 調和
```

方剤と保険適応

○麻黄　杏仁　甘草　厚朴　蘇葉　陳皮　柴胡
＝麻黄湯－桂皮＋(厚朴　蘇葉　陳皮　柴胡)
【保険適応】小児ぜんそく，気管支ぜんそく，気管支炎．

方意と解説

◆ 気管支痙攣を和らげる(平喘)麻黄・杏仁・厚朴，咳を止める杏仁，痰を切る杏仁・陳皮・蘇葉を配合し，喘息などに適応があることが分かる．

◆ 鬱々とした気分(気滞)を晴れやかにする柴胡・蘇葉・厚朴が加えられており，ストレスなどで悪化する気滞を伴う喘息に適用される．

カルテ

受診の経緯とプロブレム

- 37歳女性．主訴：咳嗽・喘鳴．
- 近医での受診・精査により気管支喘息と診断され，漢方治療を希望して柴朴湯を半年間服用したが，症状の改善は認められなかった．β刺激剤とステロイド吸入を継続しているが，ここ半年間は気分的にも落ち込むことがあった．漢方治療を強く希望して受診．

診察のポイント

- 身長155cm．体重52kg．血圧134/78mmHg．体温36.3℃．体格普通．肩こりが強い．目が疲れやすい．咽頭発赤なし．肺野清．心音異常なし．
- 脈：沈弦*)．舌：大きさ正常，薄白苔．腹部：腹力中等度．胸脇苦満*)あり．

処方と治療経過

- 神秘湯を投与．3日後には肩こりが改善．7日後には肩が軽くなり，気分的にも楽になった．1か月後，特に症状の悪化が認められなかった．3か月後，通常なら1か月に1回の頻度で喘息発作が出現していたが，治療後は発作がない．β刺激剤を中止．さらに3か月後，発作の出現がないため，ステロイド吸入も漸減を開始．半量まで減量が可能であったが，それ以上の減量は発作が出現したため，神秘湯とステロイド吸入の併用により経過良好である．

処方決定のプロセスとヒント

- 本症例は喘息に気滞が合併した病態と判断した．
- 本薬は麻杏甘石湯(135)あるいは麻黄湯(133)をベースにして，各種の気滞を改善する剤が配合されたものである．
- 本症例の場合には小柴胡湯と麻杏甘石湯の併用，柴朴湯と麻杏甘石湯の併用なども有効である．

84 真武湯 (しんぶとう)

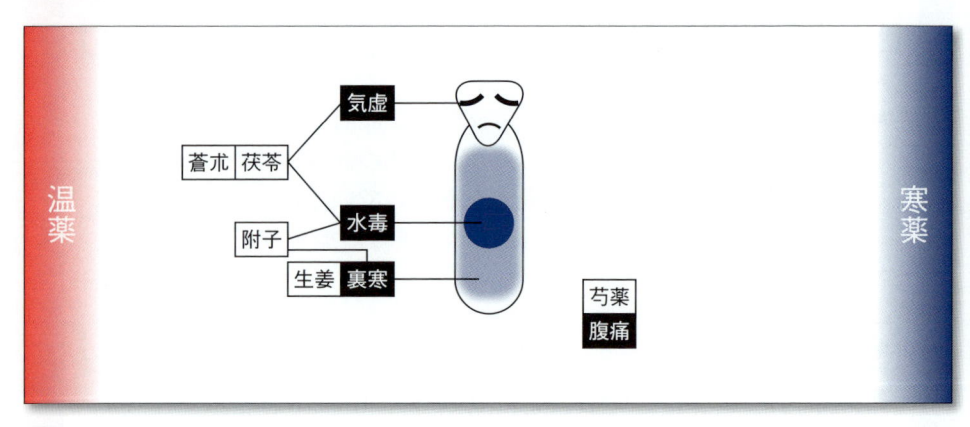

温薬 ／ 寒薬

- 蒼朮・茯苓 → 気虚・水毒
- 附子 → 水毒・裏寒
- 生姜 → 裏寒
- 芍薬 → 腹痛

方剤と保険適応

○附子　芍薬　蒼朮　茯苓　生姜

【保険適応】 新陳代謝の沈衰しているものの次の諸症：胃腸疾患，胃腸虚弱症，慢性腸炎，消化不良，胃アトニー症，胃下垂症，ネフローゼ，腹膜炎，脳溢血，脊髄疾患による運動ならびに知覚麻痺，神経衰弱，高血圧症，心臓弁膜症，心不全で心悸亢進，半身不随，リウマチ，老人性掻痒症．

方意と解説

- ◆ 新陳代謝を高める（補陽）附子で身体を強く温め，水を捌き，利水薬の蒼朮・茯苓を伴って下痢，めまい，浮腫など滞った水（水毒）が悪さをする症状を改善する．
- ◆ 芍薬は鎮痙・鎮痛の働きにより腹痛を緩和し，生姜は胃腸の働きを活発にする．
- ◆ 冷えることで起こる下痢や浮腫を，新陳代謝を高め温め，水を捌く附子と浮腫や下痢など水の滞りを治す蒼朮と茯苓が協力して改善しようとするのが主目的の方剤である．

カルテ

受診の経緯とプロブレム

- 35歳女性．主訴：易疲労感・下痢．
- 30歳から冷え症が出現．下半身が特に冷える．半年前からは勤務が不規則となり，人間関係でもストレスが増強し，食欲不振，体重減少，慢性下痢が出現．また，月経前症候群，肩こり，片頭痛などもあった．最近はふわふわした感じでめまいがあるという．

診察のポイント

- 身長158cm．体重51kg．血圧98/62mmHg．体温35.6℃．腹部平坦軟．肝脾触知せず．末梢血・血液生化学・尿所見異常なし．
- 脈：細滑*)．舌：胖大*)，歯痕あり，薄白苔あり．腹部：腹力やや弱．心下痞鞕*)あり．下腹部に軽度瘀血所見あり．

処方と治療経過

- 真武湯を処方．2週後，冷え・下痢は軽減．気分も明るくなった．6週後，少し体力が増強．食欲増加．めまいも改善した．月経痛・月経前症候群は不変．
- 当帰芍薬散(111)を併用．1か月後，月経痛・月経前症候群は少し改善．2か月後，かなりよいが，月経前にイライラ，頭痛が残存．
- その後，五苓散(48)を月経前に追加投与して軽快．

処方決定のプロセスとヒント

- 本症例は「身体の中にかなりの冷え，過剰な水分が蓄積した」病態から，真武湯を選択した．
- 本剤は身体を温め，過剰な水分を除去する．しかし，血行改善作用が弱いため月経関連症状の改善は認められなかった．当帰芍薬散で改善したが，それでも不十分であったことから，水毒の強さがあったことが理解される．

85 清上防風湯
せいじょうぼうふうとう

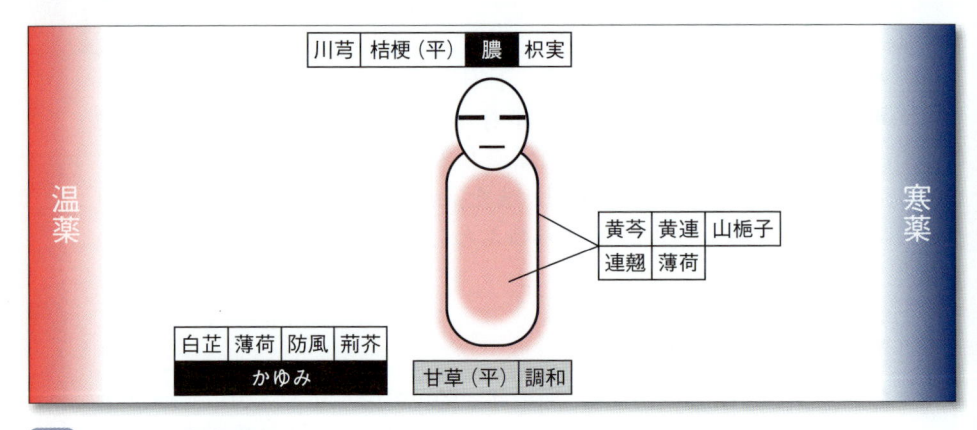

川芎 桔梗（平） 膿 枳実

温薬

黄芩 黄連 山梔子
連翹 薄荷

寒薬

白芷 薄荷 防風 荊芥
かゆみ

甘草（平） 調和

方剤と保険適応

○黄芩　黄連　山梔子　薄荷　連翹　荊芥　防風　白芷　桔梗　川芎　枳実　甘草
＝黄連解毒湯－黄柏＋（薄荷　連翹　荊芥　防風　白芷　桔梗　川芎　枳実　甘草）
【保険適応】にきび．

方意と解説

◆ 炎症など熱を冷ます(清熱)黄芩・黄連・山梔子・連翹・薄荷の組み合わせがあり，痒み・痛みを止める(止痒・止痛)薄荷・防風・荊芥，白芷，それに膿を出させる白芷・桔梗・枳実・川芎，これらの剤の調和をとり自らも消炎作用のある甘草からなっている．

◆ 炎症を改善し，膿を出させ，痒みをとる方剤と理解できる．

◆ 下半身の清熱に関係する黄柏が含まれない分，上半身への作用が主であるが，全身に作用する山梔子が含まれるので，下半身の炎症にもある程度は効果がある．

◆ したがって，本剤はにきびが適応となっているが，顔面および頭部ばかりでなく，それ以外の発疹で発赤の強いもの，化膿しているものにも適用される．

カルテ

受診の経緯とプロブレム

- 22歳女性．主訴：痤瘡．
- 18歳頃から頬部に湿疹が出現．近医で痤瘡と診断され，抗菌剤の内服とローション剤が投与された．服用時には少し改善するが，治療を中止すると再燃．昨年から治療に反応しなくなってきた．

診察のポイント

- 身長156cm．体重50kg．血圧118/78mmHg．体温36.1℃．体格普通．湿疹は顔面頬部に隆起し，発赤の強い丘疹が散在，中心部には黄色膿．月経により痤瘡の状態に変化なし．かゆみが強い．便秘なし．
- 脈：沈*)．舌：やや胖大*)，湿潤が強い，薄白黄苔．腹部：腹力中等度．その他，特記すべき所見なし．

処方と治療経過

- 清上防風湯を投与．2週後，かゆみが改善．新しくできた痤瘡の大きさは小さい．6週後，痤瘡の色調がくすんできた．新しい痤瘡の出現が非常に減少．10週後，たまに新しい痤瘡は出るが（以前のものは色素が残った），隆起はほとんど消失．14週後，ほとんど軽快．念のため3か月治療を継続してから終了．

処方決定のプロセスとヒント

- 本症例は「体力中等度であり，顔面中心の痤瘡であったこと，月経との関連性が乏しかった」ことから，清上防風湯を選択した．
- 月経と関連して，湿疹の発赤が強いものには桂枝茯苓丸(37)，発赤が軽いものには当帰芍薬散(111)が適応する．
- 月経と関連なく，湿疹の発赤が強ければ清上防風湯，中等度なら消風散(78)・治頭瘡一方(100)，軽ければ十味敗毒湯(71)を基本として選択していく．

86 清暑益気湯（せいしょえっきとう）

```
温薬 ─ 人参 黄耆 気虚 😟
        当帰 ●── 黄柏
   人参 蒼朮 陳皮 ●── 麦門冬
        五味子
         汗    甘草(平) 調和
                                寒薬
```

方剤と保険適応

○人参　蒼朮　甘草　当帰　黄耆　陳皮　麦門冬　五味子　黄柏
＝補中益気湯−(生姜　大棗　升麻　柴胡)＋(麦門冬　五味子　黄柏)
【保険適応】暑気あたり，暑さによる食欲不振・下痢・全身倦怠，夏やせ．

方意と解説

◆ 元気が乏しく気力がないエネルギー不足（気虚）を治す人参・黄耆・甘草（補気薬）を配合し，陳皮で蠕動を促進させる組み合わせを持つところは，補中益気湯（132）によく似ていることが分かる（本剤との共通生薬が多い）．

◆ 補中益気湯との違いは，胃腸機能を改善させる生姜・大棗，弛緩した筋などの緊張感を高める（昇提）升麻・柴胡が，麦門冬・五味子・黄柏に置き変わったところである．

◆ 麦門冬と五味子は，汗を止め体液を補い，黄柏は熱を冷ます（清熱）作用がある．

◆ したがって，元気がなく脱水を起こしたことで身体の冷やす能力が低下し，ほてりなどの熱症状（虚熱）を呈した場合に適応となる．

◆ 夏の暑さ負けなどに対する方剤として有名であるが，虚弱で疲労しやすく脱水を起こしやすい老人などであれば冬でも使用できよう．

◆ 黄柏で暑熱を除くが，脱水予防の意味でも麦門冬・五味子が配合されている．

カルテ

受診の経緯とプロブレム

- 65歳女性．主訴：易疲労．
- 2年前から易疲労感が出現．症状が改善せず，内科を受診して血液などの諸検査を受けたが異常所見は認められず，慢性疲労症候群と診断された．さまざまな生活指導を受けたが効果的なものはなく，寝汗がひどくなってきた．最近ますます症状が悪化してきたため，漢方治療を希望して来院．

診察のポイント

- 身長152cm．体重52kg．血圧109/76mmHg．体温36.2℃．咽頭正常．肺野清．心音正常．腹部平坦軟．肝脾触知せず．末梢血・血液生化学・尿所見異常なし．免疫学的検査異常なし．顔色やや不良．途中覚醒あり．手足のほてりあり．
- 脈：沈細数*）．舌：やや痩せ，紅，歯痕（±）．舌下静脈怒張なし．腹：腹力弱．その他，特記すべき漢方医学的腹証なし．

処方と治療経過

- 清暑益気湯を投与．2週後，寝汗が少し改善．1か月後，食欲が改善．2か月後，睡眠も改善．
- その後，補中益気湯に変更（舌が淡紅となり，症状が改善したため）．その後は経過良好で1年後治療を終了．

処方決定のプロセスとヒント

- 本症例は「易疲労感（脾虚）に，痩せた舌・手足のほてり・寝汗（亡津液）が併存している複雑な病態」と判断し，清暑益気湯を選択．
- 特に夏季で，外部から熱気が体内に入り，体内は冷えながら体表に熱がこもり，外部の熱により身体の潤いが減る津液不足の状態によいとされる．

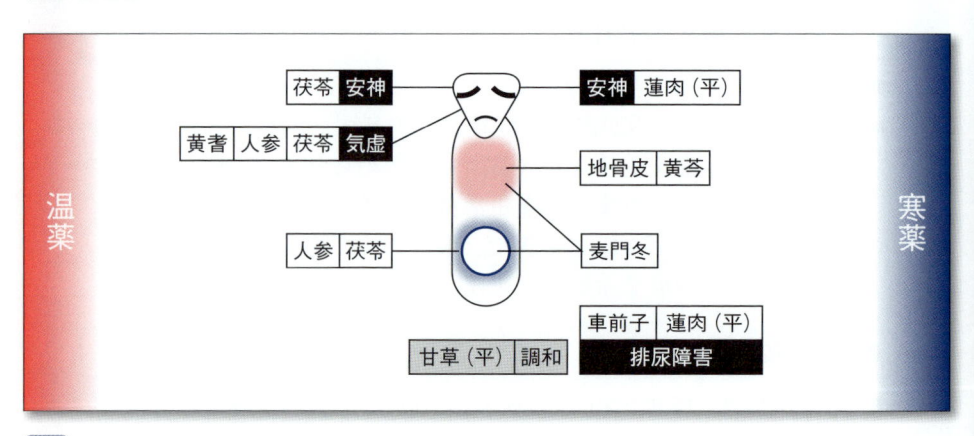

87 清心蓮子飲
せいしんれんしいん

```
茯苓 安神                安神 蓮肉(平)
黄耆 人参 茯苓 気虚
                        地骨皮 黄芩
温薬                                    寒薬
                        麦門冬
人参 茯苓

                        車前子 蓮肉(平)
           甘草(平) 調和  排尿障害
```

📋 方剤と保険適応

○<u>人参　茯苓　甘草　蓮肉　黄芩　黄耆　麦門冬　地骨皮　車前子</u>
＝<u>四君子湯</u>−（蒼朮　生姜　大棗）＋（蓮肉　黄芩　黄耆　麦門冬　地骨皮　車前子）
【保険適応】全身倦怠感があり，口や舌が乾き，尿が出しぶるものの次の諸症：残尿感，頻尿，排尿痛．

📋 方意と解説

◆ 元気や気力がなくつかれやすい（気虚）といった症候を治す人参・黄耆，不安をとり精神を安らかにする鎮静作用を有する茯苓・蓮肉が配合されており，虚弱で心労や不安を抱えた人に適用となる．
◆ 心労による憂鬱，イライラなどの熱症状などは，熱を冷ます黄芩・地骨皮が改善に寄与している．
◆ 人参・麦門冬・甘草は身体を潤す滋潤作用を持ち，体液を保持させ，車前子・茯苓・黄耆で尿を排泄しやすくする．
◆ したがって，全身倦怠感があり，イライラや不眠を伴い，口や舌が乾き，尿がしぶるものの残尿感，頻尿，排尿痛に適用がある．
◆ 蓮肉に心・腎の補養作用がある．
◆ 脾機能低下から腎機能低下を起こし，陰液*)が不足して，これが心陰液*)を補充できずに心陰虚をきたして不眠が生じている．
◆ 黄芩は利水作用が強く脱水の危険性があるが，地骨皮の滋潤作用がそれを防いでいる．

カルテ

受診の経緯とプロブレム

- 65歳女性．主訴：頻尿・不眠．
- 2年前から気分的な落ち込みが多くなり，不眠傾向もあった．心療内科で治療を受けていた．すっきりとはせず，さらなる改善を望んでいた．半年前からはイライラ感も出てきて，残尿感・頻尿が出現．泌尿器科で精査を受けたが，異常は認められなかった．

診察のポイント

- 身長152cm．体重49kg．血圧134/78mmHg．体温35.9℃．咽頭発赤なし．肺野清．心音正常．腹部平坦軟．肝脾触知せず．末梢血・血液生化学：異常なし．
- 脈：弦*)．舌：大きさ正常，やや紅，歯痕(±)，皺裂*)が多い．腹部：腹力やや弱．心下痞鞕*)・小腹不仁*)を認める．

処方と治療経過

- 清心蓮子飲を投与．2週後，少し頻尿が改善．6週後，睡眠がやや改善．精神的にも少し楽になったという．10週後，尿意は通常となり半年間の服用後終了．

処方決定のプロセスとヒント

- 本症例は「残尿感・頻尿(腎虚)の状態から，紅舌・不眠(亡津液)をきたして，イライラ感など精神状態が不安定になり，泌尿器症状と精神症状を生じた」ものと判断し，清心蓮子飲を選択した．
- 本剤は，神経質，抑うつ的，時にイライラ感，のぼせなどを伴う泌尿器科的異常症状によい適応がある．

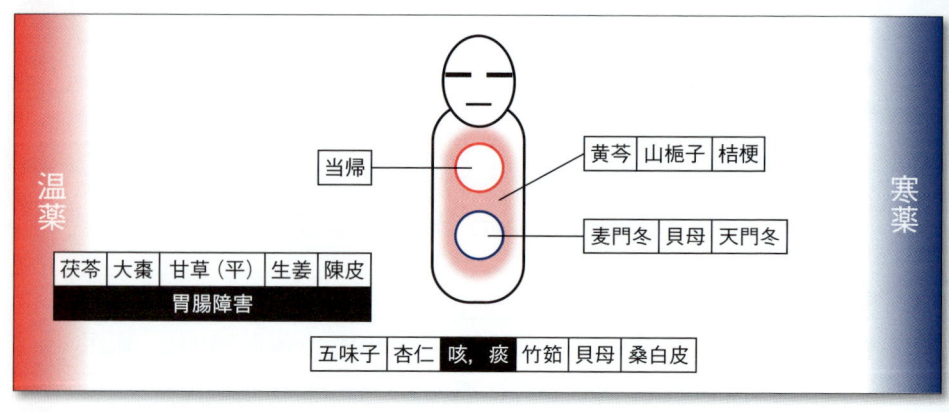

88 清肺湯
せいはいとう

温薬 / 寒薬

当帰 — 黄芩｜山梔子｜桔梗
麦門冬｜貝母｜天門冬

茯苓｜大棗｜甘草（平）｜生姜｜陳皮
胃腸障害

五味子｜杏仁｜咳, 痰｜竹筎｜貝母｜桑白皮

🌿 方剤と保険適応

○麦門冬　天門冬　貝母　桑白皮　桔梗　陳皮　杏仁　五味子　竹筎　黄芩　山梔子　茯苓　当帰　生姜　大棗　甘草

【保険適応】痰の多く出る咳．

🙆 方意と解説

◆ 炎症や熱を冷ます(清熱)山梔子・黄芩・竹筎・貝母・桑白皮，咳を止める五味子・杏仁・桑白皮・貝母・天門冬・麦門冬・桔梗，濃厚で出にくい痰を希釈するための滋潤作用を持つ天門冬・麦門冬・五味子からなり，肺の炎症を抑えつつ痰を出しやすくし，咳を止める方剤であることが分かる．

◆ 一方，胃腸の調子を整える茯苓・大棗・甘草，あるいは蠕動を促進する陳皮・生姜の配合，さらには貧血や栄養状態を改善する(補血)当帰の配合も見られ，虚の状態に傾くのを予防改善させようとしていることが伺える．

カルテ

受診の経緯とプロブレム

- 72歳男性．主訴：湿性咳嗽．
- 10年前から咳嗽が出現．精査により抗酸菌による慢性気管支炎と診断された．抗菌剤，気管支拡張剤などの投与を受けていたが，5年前から右下葉が気管支拡張症となった．喀痰はやや増加したが，その後悪化は認められない．漢方治療の併用を希望して来院．

診察のポイント

- 身長169cm．体重65kg．血圧144/86mmHg．体温36.7℃．咽頭発赤なし．肺野喘鳴軽度あり．心音正常．腹部平坦軟．肝脾触知せず．末梢血・血液生化学検査異常なし．胸部X線検査：右下肺野に気管支拡張像・軽度浸潤影あり．ややうつむき加減で話す．食欲普通．
- 脈：沈細滑*)．舌：やや胖大*)，薄白苔，歯痕（±）．腹部：腹力中等度．小腹不仁*)を認める．

処方と治療経過

- 当初，補中益気湯（132）を投与．2週後，著変なし．4週後来院．前日から感冒に罹患して，やや黄色の喀痰が多めに排出されるという．
- その後，補中益気湯で体力は改善したが，喀痰排出が続くため，清肺湯を追加投与．1週後来院．数日で咳嗽は改善．もう1週，清肺湯を併用し，以後，補中益気湯単独．その後，感冒罹患時などには清肺湯を併用することで，喀痰排出の悪化はみられない．

処方決定のプロセスとヒント

- 本症例は「比較的膿性痰であった」ことから，清肺湯を選択した．
- 本剤は比較的炎症の強い気管支炎，肺炎などに用いられる．
- 免疫賦活を狙って補中益気湯としたが，効果不十分で，炎症を抑えるためには清肺湯が有効であった．

89 川芎茶調散 (せんきゅうちゃちょうさん)

温薬／寒薬

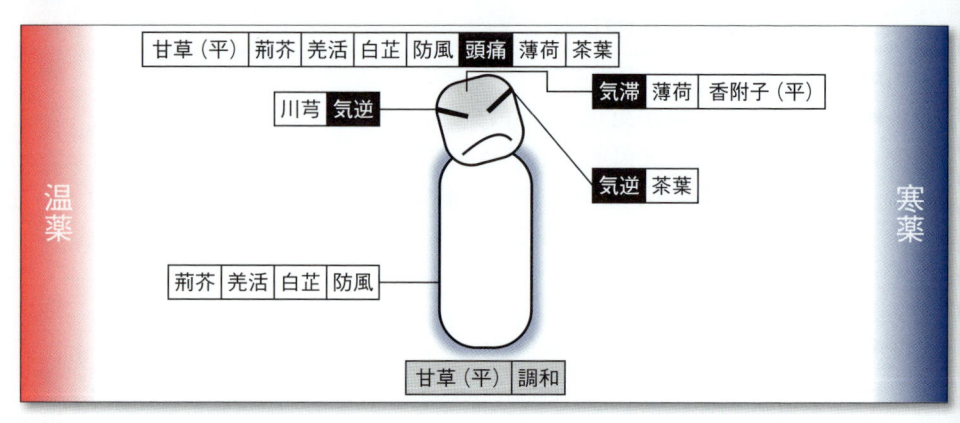

- 甘草（平）｜荊芥｜羌活｜白芷｜防風｜頭痛｜薄荷｜茶葉
- 川芎｜気逆
- 気滞｜薄荷｜香附子（平）
- 気逆｜茶葉
- 荊芥｜羌活｜白芷｜防風
- 甘草（平）｜調和

方剤と保険適応

○川芎　荊芥　防風　薄荷　香附子　白芷　羌活　茶葉　甘草

【保険適応】 かぜ，血の道症，頭痛．

方意と解説

◆ 頭痛を治す薄荷・川芎・荊芥・羌活・白芷・防風・甘草が配合されており，本剤中のほとんどの生薬が頭痛を改善する．

◆ また，荊芥・防風・白芷・羌活は身体を温める生薬であり，風邪や身体を冷やすことによって起こる頭痛に適応がある．

◆ 薄荷と香附子は，気分を晴れやかにする生薬で，憂鬱な気分（気滞）を改善して他薬に協力する．

カルテ

受診の経緯とプロブレム

- 37歳女性．主訴：発熱・頭痛．
- 前日から37.5℃の発熱が出現．悪寒は比較的軽く，逆に頭痛が強い．普段からも感冒時に強い頭痛が伴うことが多い．また，体調がよいと思っても，肩こりがあり気分が塞ぐこともある．ストレスがたまると頭痛が悪化する．漢方治療を希望して外来を受診．

診察のポイント

- 身長156cm．体重50kg．血圧118/84mmHg．体温38.0℃．体格普通．自汗*)はっきりせず．肩こりあり．頭全体が締め付けられるように痛い．咽頭発赤軽度．肺野清．心音異常なし．
- 脈：浮*)．舌：大きさ正常，薄白苔．腹部：腹力中等度．特異所見なし．

処方と治療経過

- 川芎茶調散を投与．一服して頭痛が軽減．2日目には症状が軽快．

処方決定のプロセスとヒント

- 本症例は「脈浮，頭痛，肩こりがある（傷寒論でいう太陽病）」こと，「普段から頭痛があり，感冒時に悪化すること」，「普段の頭痛がストレスなどの影響を受けて悪化すること」から，川芎茶調散を選択した．
- もともと気滞の状態があり，感冒により気滞が悪化した病態と考えられる．

90 疎経活血湯（そけいかっけつとう）

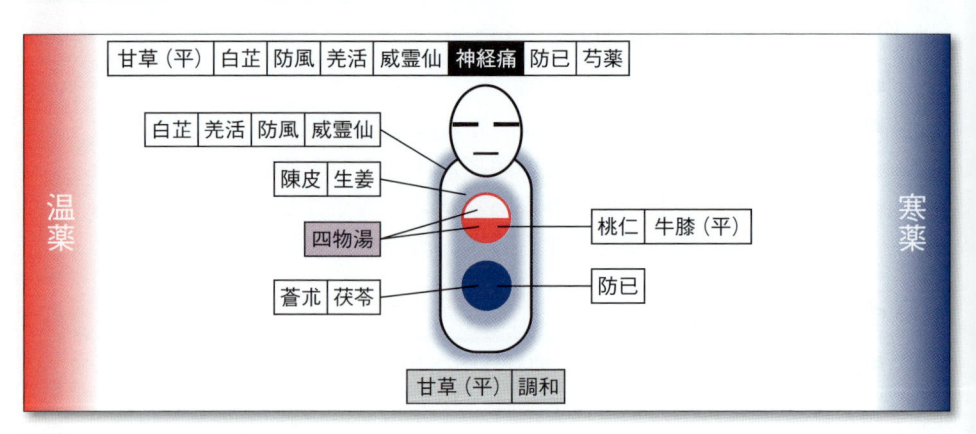

```
甘草（平）｜白芷｜防風｜羌活｜威霊仙｜神経痛｜防已｜芍薬
     白芷｜羌活｜防風｜威霊仙
           陳皮｜生姜
            四物湯        桃仁｜牛膝（平）
           蒼朮｜茯苓      防已
              甘草（平）｜調和
```

温薬　　　　　　　　　　　　　　　　　　寒薬

方剤と保険適応

○当帰　川芎　芍薬　地黄　蒼朮　茯苓　甘草　防風　羌活　牛膝　威霊仙　白芷　防已　桃仁　竜胆　生姜　陳皮

＝四物湯＋（蒼朮　茯苓　甘草　防風　羌活　牛膝　威霊仙　白芷　防已　桃仁　竜胆　生姜　陳皮）

【保険適応】関節痛，神経痛，腰痛，筋肉痛．

方意と解説

◆ 補血剤である四物湯(66)の加味方注)である．
◆ 血や血で運ばれる栄養状態が悪い（血虚）のを治すのが基本であるが（当帰・川芎・芍薬・地黄），しびれや痛みをとる防風・防已・威霊仙・羌活・蒼朮が重要な役目を担っている．
◆ 浮腫など水の滞りを改善する生姜・陳皮・蒼朮・茯苓，鎮痛作用を持つ白芷あるいは炎症などの熱をとる竜胆は，しびれや痛みをとる防風・防已・威霊仙・羌活・蒼朮の作用に協力する．
◆ 川芎・牛膝・桃仁・当帰は，血行促進作用により血流を改善することで他薬の効果を強める．
◆ 芍薬・甘草は，筋痙攣を改善する．
◆ したがって，本剤は鎮痛，鎮痙，消炎，血流改善作用を持ち，関節痛，神経痛，腰痛，筋肉痛に適応がある．

注) 加味方：生薬をいくつか加えた方剤．

カルテ

受診の経緯とプロブレム

- 56歳女性．主訴：腰痛・下肢痛．
- 2年前から腰痛・左下肢痛が出現．整形外科を受診して，精査により軽度の腰椎ヘルニアと診断された．鎮痛剤により症状は改善するが胃痛は出現．胃粘膜保護剤を併用して症状は緩和されるが，すっきりしないという．

診察のポイント

- 身長145cm．体重51kg．血圧134/86mmHg．体温36.1℃．咽頭発赤なし．肺野清．心音正常．腹部平坦軟．肝脾触知せず．神経学的診察異常なし．皮膚がやや乾燥，かゆみあり．
- 脈：沈緊．舌：やや胖大*⁾，鏡面舌，皺裂*⁾が多い．舌下静脈怒張なし．腹部：腹力やや弱，小腹不仁*⁾．瘀血*⁾の圧痛を認める．

処方と治療経過

- 当初，牛車腎気丸(45)を投与．2週後，改善なし．4週後，やや疼痛が悪化した感じがするという．
- その後，症状が悪化して，牛車腎気丸の効果が明確でないため，疎経活血湯に変更．6週後，痛みがやや改善．10週後，下肢の冷えも取れてきた．軽い痛みはあるが，鎮痛剤は必要ではない．腰痛・下肢痛が改善して気分がよい．体調維持のため内服を継続．

処方決定のプロセスとヒント

- 本症例は「腹痛，小腹不仁など」から，牛車腎気丸が選択されたが，効果はみられなかった．
- もう少し血行を改善して，疼痛除去のための生薬・方剤が付加される必要があったと思われる．このような場合に疎経活血湯がよく用いられる．

91 大黄甘草湯
だいおうかんぞうとう

温薬　　　裏熱｜大黄

　　　　　大黄
　　甘草(平)｜調和　便秘

寒薬

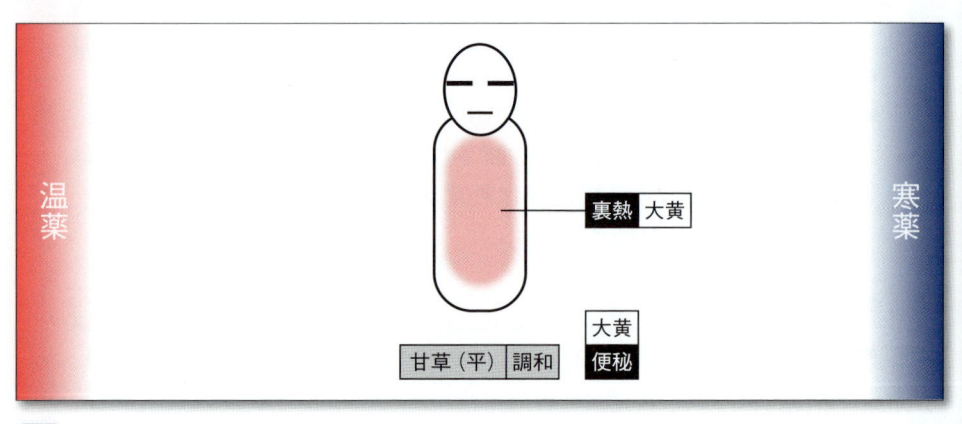

方剤と保険適応

○大黄　甘草

【保険適応】便秘症．

方意と解説

- ◆ 大黄と甘草の2生薬のみからなる方剤である．
- ◆ 大黄は冷やす生薬であり，本剤は熱を冷ます作用がある瀉下剤（一般的には便秘を治療する方剤のこと）である．
- ◆ 甘草は滋潤作用を持ち，便に潤いをつけ，大黄の瀉下作用を助ける働きをし，筋肉のひきつり（攣急）を治す作用も存在する．また，大黄の瀉下作用の行き過ぎを抑える働きも持っている．
- ◆ したがって，便秘の基本方剤といわれる．

カルテ

受診の経緯とプロブレム

- 35歳女性．主訴：便秘．
- 2年前から不安神経症のため心療内科を受診し，抗うつ剤，睡眠導入剤などを服用．半年前から加味逍遙散で経過良好であった．西洋薬を服用するようになってから便秘を合併したが，下剤で対応していた．できれば，便秘も漢方で治したいという．

診察のポイント

- 身長152cm．体重58kg．血圧118/68mmHg．体温36.7℃．やや肥満．咽頭発赤なし．肺野清．心音正常．腹部やや膨隆．肝脾触知せず．声には張りがある．冷えは下肢に少しあるが，顔面はのぼせる．
- 脈：沈弦*)．舌：やや痩せ，紅，歯痕なし，薄黄苔．腹部：腹力やや弱．軽度の胸脇苦満*)．心下痞鞕*)あり．下腹部瘀血所見あり．

処方と治療経過

- 大黄甘草湯を追加投与．2週後，やや便秘は改善したが，すっきりはしない．6週後，同様であった．
- 効果が不十分と判断して，大黄甘草湯を増量．以後は比較的便排出が良好になり，加味逍遙散(17)との併用で順調である．

処方決定のプロセスとヒント

- 本症例は「それほど冷えが強くない，加味逍遙散で下痢をきたさない」ことから，大黄甘草湯を選択した(比較的熱証と判断)．
- 本症例は神経症に対して西洋薬を用いて医原性の便秘をきたしたものである．
- 加味逍遙散により精神症状は改善したが，便秘は改善しなかった．加味逍遙散に配合される山梔子により，症例によっては下痢をきたすが，本例では改善しないため大黄甘草湯を追加．

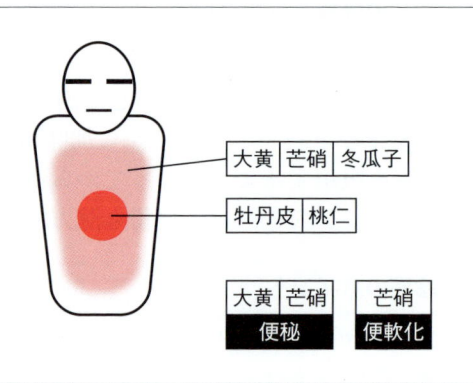

92 大黄牡丹皮湯
（だいおうぼたんぴとう）

温薬　　　寒薬

| 大黄 | 芒硝 | 冬瓜子 |
| 牡丹皮 | 桃仁 |

| 大黄 | 芒硝 | 芒硝 |
| 便秘 | | 便軟化 |

方剤と保険適応

○<u>大黄　芒硝</u>　牡丹皮　桃仁　冬瓜子
＝調胃承気湯−甘草＋（牡丹皮　桃仁　冬瓜子）

【保険適応】比較的体力があり，下腹部痛があって，便秘しがちなものの次の諸症：月経不順，月経困難，便秘，痔疾．

方意と解説

◆ 大黄と芒硝を含むので，便秘や腹部膨満などを治す承気湯類に含まれる．
◆ 月経不順や痔疾といった血の滞りによる症候（瘀血）を改善させる目的で牡丹皮と桃仁（駆瘀血薬）が加えられている．また，消炎，利尿，排膿の効がある冬瓜子の配合により，炎症や膿を伴う痔疾にも奏効するような生薬構成となっている．
◆ そのため，便秘しがちなものの月経不順，月経困難や痔疾（瘀血：大黄・牡丹皮・桃仁），腸炎（冬瓜子）などに適用される．
◆ 桂皮を含有する桃核承気湯（107）は，頭痛やのぼせ（気の上衝）などを使用目標とするが，本剤にはそれがない．

カルテ

受診の経緯とプロブレム

- 26歳男性．主訴：下腹痛．
- 前日から心窩部痛が出現．徐々に右下腹部に疼痛が移動．夜からは38℃の発熱．虫垂炎が心配になり受診．

診察のポイント

- 身長174cm．体重69kg．血圧125/78mmHg．体温37.8℃．体格普通．咽頭発赤なし．肺野清．心音正常．腹部やや膨隆．肝脾触知せず．右下腹部に圧痛・反跳圧痛[注]あり．末梢血：WBC $12 \times 10^3/\mu L$．Hb 12.5g/dL．Plt $23 \times 10^3/\mu L$．CRP 4.53mg/dL．ESR 23/78mm．
- 脈：沈緊[*]．舌：大きさ正常，やや紅，歯痕なし，薄黄苔．腹部：腹力充実．心下痞鞕[*]あり．右下腹部に瘀血所見あり．

処方と治療経過

- 大黄牡丹皮湯を投与（万一に備え外科受診を準備）．まず2包内服．1時間後，便とガスが排出されやや腹痛改善．3時間後，2包内服．便は下痢状となり，ガスも排出されて症状改善．その後1日3包の量とした．翌日は解熱傾向．翌々日には平熱となり腹痛消失．便は下痢状も，あまり不快感はない．もう1日治療を継続して断薬．

処方決定のプロセスとヒント

- 本症例は「体格がよく実証に相当する細菌性大腸炎」で瘀血を伴ったものと判断して，大黄牡丹皮湯を選択した．
- 気滞[*]で胸脇苦満[*]がある場合は，各種の柴胡剤（体力の強さに応じて，大柴胡湯(94)・柴胡加竜骨牡蛎湯(50)・小柴胡湯(74)・柴胡桂枝乾姜湯(51)など）が選択されることが多い．

[注] 反跳圧痛：腹部を指で圧迫後，指を離した後に生じる疼痛のこと．

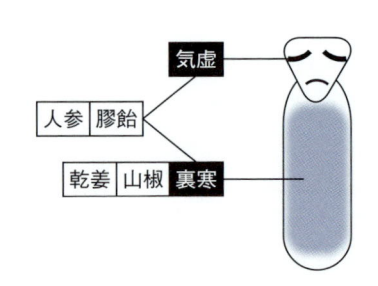

93 大建中湯(だいけんちゅうとう)

温薬 — 寒薬

- 気虚
- 人参　膠飴
- 乾姜　山椒　裏寒

方剤と保険適応

○山椒　乾姜　人参　膠飴

【保険適応】 腹が冷えて痛み，腹部膨満感のあるもの．

方意と解説

- ◆ すべて温める生薬からなり，冷えによる便秘や下痢を改善させる．
- ◆ 山椒は腹を温めるとともに腸管血流と蠕動を促す．
- ◆ 乾姜も胃腸を温めるとともに腸管血流を促進し，蠕動運動の行き過ぎを抑制する．
- ◆ 人参も腸管血流を改善するとともに行き過ぎた腸蠕動を抑制する．
- ◆ 膠飴は蠕動運動が抑制された場合には，促進的に働く．
- ◆ 本剤は腸管に働き，腸管運動が抑制された場合には，山椒や膠飴で促進させ，過度に腸管蠕動が起き下痢のような症状を呈した場合には，乾姜と人参が抑制する．全体として，正常な蠕動に改善させる（漢方方剤特有な中庸を保つ作用を持つ）．
- ◆ 腸管運動を促進するいわゆる一方通行の西洋薬とは趣きを異にする．
- ◆ したがって，本剤は冷えによる便秘にも下痢にも使われ，最近ではイレウスの予防や改善の目的にも使われる．

カルテ

受診の経緯とプロブレム
- 4歳11か月女児．主訴：便秘．
- 乳児期から便秘が続き，各種内服薬を使用したが改善しなかった．グリセリン浣腸でようやく排便できる状態である．

診察のポイント
- 身長102cm．体重18kg．体温36.5℃．発達に異常所見なし．咽頭発赤なし．肺野清．心音正常．心雑音なし．腹部やや膨隆軟．肝脾触知せず．左下腹部に便塊を触知する．色白．
- 脈：沈細*)．舌：やや胖大*)，軽度湿潤，淡白色，白苔あり．腹部：腹力中等度．軽度腹直筋緊張あり．

処方と治療経過
- ラクツロース内服で経過観察．1週後，症状全く改善なし．
- 当初，小建中湯(73)を処方．2週後，全く改善せず．
- その後，大建中湯に変更(腹部やや膨満し，手足が冷える傾向にあることから)．3週後，毎日排便があるようになった．さらに30日分処方し断薬．

処方決定のプロセスとヒント
- 本症例は(当初，小建中湯の証と思われたが)「腹部が冷えることによる便秘」と判断し，大建中湯を選択した．
- 大建中湯は，消化管手術後，高齢者の便秘・下痢に用いられることが多い．
- 小児の冷えからくる便秘にも投与されることがよくある．

94 大柴胡湯（だいさいことう）

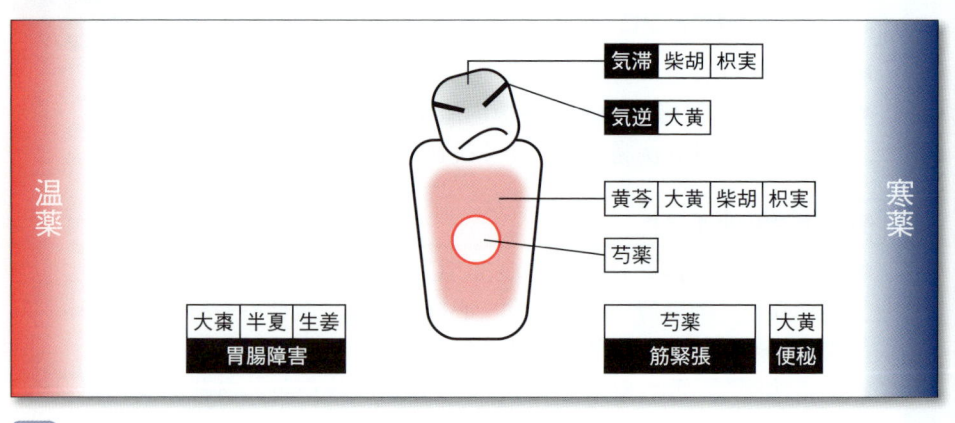

気滞　柴胡　枳実
気逆　大黄
黄芩　大黄　柴胡　枳実
芍薬

温薬　寒薬

大棗　半夏　生姜
胃腸障害

芍薬
筋緊張

大黄
便秘

方剤と保険適応

○柴胡　黄芩　半夏　生姜　大棗　枳実　芍薬　大黄

＝小柴胡湯−（人参　甘草）＋（枳実　芍薬　大黄）

【保険適応】比較的体力のある人で，便秘がちで，上腹部が張って苦しく，耳鳴り，肩こりなどを伴うものの次の諸症：胆石症，胆のう炎，黄疸，肝機能障害，高血圧症，脳溢血，じんましん，胃酸過多症，急性胃腸カタル，悪心，嘔吐，食欲不振，痔疾，糖尿病，ノイローゼ，不眠症．

方意と解説

- ◆ 柴胡・黄芩・大黄という炎症などの熱を冷ます清熱薬の配合割合が大きい．漢方での熱は炎症のみならず，イライラや怒りっぽいという症状も含む概念であり，炎症を抑えるだけでなくイライラや怒りっぽいという症状の改善も期待できる．
- ◆ その他，柴胡・枳実は鬱々とした気分（気滞）を晴れやかにする生薬で，ノイローゼや不眠症に用いられる．
- ◆ 半夏・生姜・大棗は胃腸機能を整え，特に半夏・生姜は嘔気を止める働きがあり，枳実・生姜は蠕動を亢進するので悪心，嘔吐，食欲不振にも適応がある．
- ◆ 大黄は冷やす瀉下薬であり，便秘を伴う場合に用いられる．また，血の滞り（瘀血）も改善し痔疾にも適用される駆瘀血薬でもある．
- ◆ 芍薬は補血とともに筋緊張を緩和する．

カルテ

受診の経緯とプロブレム

- 25歳男性．主訴：肩こり．
- 1年前から両側の肩こりが出現．会社に勤務して3年目になり，一部門の責任者に抜擢され，その立場にストレスを感じるようになっていた．残業時には，締め付けられるような頭痛も併発するようになった．漢方治療を希望して来院．

診察のポイント

- 身長178cm．体重85kg．血圧138/86mmHg．体温36.1℃．体格は頑強で筋肉質．咽頭発赤なし．肺野清．心音正常．腹部平坦軟．肝脾触知せず．やや元気なし．声にはりがない．首筋から両肩にかけてこりがある．軽い便秘あり．
- 脈：沈弦*)．舌：やや胖大*)，歯痕なし，薄白黄苔．腹部：腹力充実．全体に緊満*)．肋骨弓角度大．強い胸脇苦満*)あり．

処方と治療経過

- 大柴胡湯を投与．2週後，やや軟便となった．肩こりは不変．6週後，便性状は通常になった．肩こりは少し改善．10週後，肩こりは非常に軽くなった．頭痛もほとんどない．さらに2か月服薬を継続して治療終了．

処方決定のプロセスとヒント

- 本症例は「強い気滞があり，体力も強く，便秘傾向である」ことから，大柴胡湯を選択した．
- 気滞で胸脇苦満がある場合には柴胡剤が選択されることが多い．
- 体力の強さに応じて(強⇒弱)，大柴胡湯(94)，柴胡加竜骨牡蛎湯(50)，四逆散(62)，小柴胡湯(74)，柴胡桂枝湯(52)，柴胡桂枝乾姜湯(51)を使い分ける．

95 大柴胡湯去大黄
だいさいことうきょだいおう

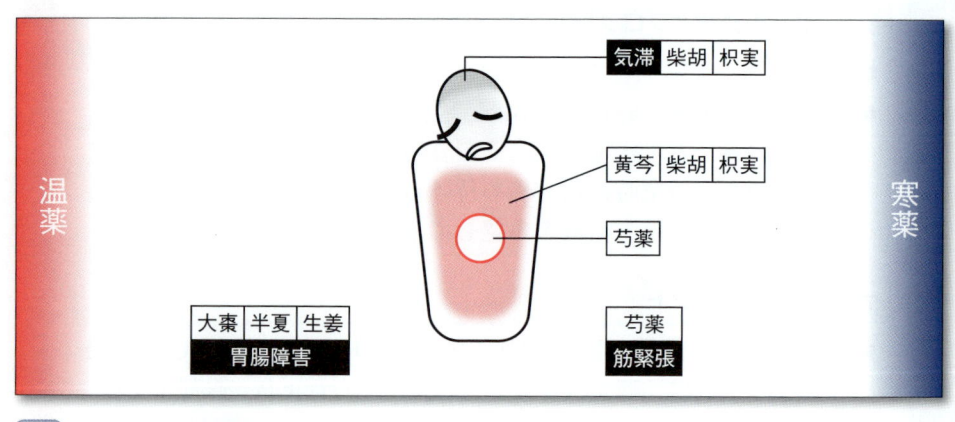

方剤と保険適応

○柴胡　黄芩　半夏　生姜　大棗　枳実　芍薬

＝小柴胡湯－（人参　甘草）＋（枳実　芍薬）

【保険適応】みぞおちが硬く張って，胸や脇腹あるいは肝臓部などに痛みや圧迫感があるもの．耳鳴り，肩こり，疲労感，食欲減退などを伴うこともあり，便秘しないもの．高血圧，動脈硬化，胃腸病，気管支喘息，黄疸，胆石症，胆のう炎，不眠症，神経衰弱，陰萎，肋膜炎，痔疾，半身不随．

方意と解説

◆ 大柴胡湯（94）から大黄を除いたものであり，便秘傾向がない場合に用いられる．その他は大柴胡湯と同様である．

◆ 柴胡・黄芩は清熱薬であり，炎症を抑え，イライラや怒りっぽいという漢方でいう熱症状の改善が期待できる．

◆ その他，柴胡・枳実は鬱々とした気分（気滞）を晴れやかにする理気薬で，本剤が不眠症に用いられるのも理解できる．

◆ 半夏・生姜・大棗で胃腸機能を整え，特に半夏・生姜は嘔気を止める働きがあり，枳実は蠕動を亢進するので胃腸病にも適応がある．

◆ 芍薬は補血とともに筋緊張を緩和する．

カルテ

受診の経緯とプロブレム

- 12歳女児．主訴：不登校．
- 1年前から友人関係のトラブルから学校を休みがちであった．1か月前から頭痛，腹痛，また階段を登る時に胸痛，動悸を訴えるようになった．鎮痛剤で経過をみたが，改善しないため受診．

診察のポイント

- 身長130cm．体重45kg．血圧110/76mmHg．体温36.1℃．心音正常．心雑音なし．腹部平坦軟．肝脾触知せず．末梢血・血液生化学検査異常所見なし．心電図・心エコー検査異常所見なし．
- 脈：沈弦*)．舌：大きさ正常，軽度紅色，白苔あり．腹部：腹力中等度．胸脇苦満*)著明．心下急*)．その他，特記すべき腹証なし．

処方と治療経過

- 当初，大柴胡湯を投与．2週処方で頭痛，腹痛，胸痛，動悸は改善傾向を示したが，下痢が認められるようになった．
- その後，大柴胡湯去大黄に変更（大黄が下痢の原因）．これで下痢も改善．経過良好で3か月後に断薬．

処方決定のプロセスとヒント

- 本症例は「体力は充実しているが，ストレスを起因として症状が出現し，著明な胸脇苦満を認める」ことから，大柴胡湯を選択した．しかし，下痢をきたしたため，大柴胡湯去大黄として経過良好．
- 気滞で胸脇苦満がある場合は，柴胡剤が選択されることが多い．
- 体力の強さに応じて（強⇒弱），大柴胡湯，柴胡加竜骨牡蛎湯(50)，四逆散(62)，小柴胡湯(74)，柴胡桂枝湯(52)，柴胡桂枝乾姜湯(51)を使い分ける．
- 去大黄の方剤は大柴胡湯のほか，柴胡加竜骨牡蛎湯がある．

96 大承気湯（だいじょうきとう）

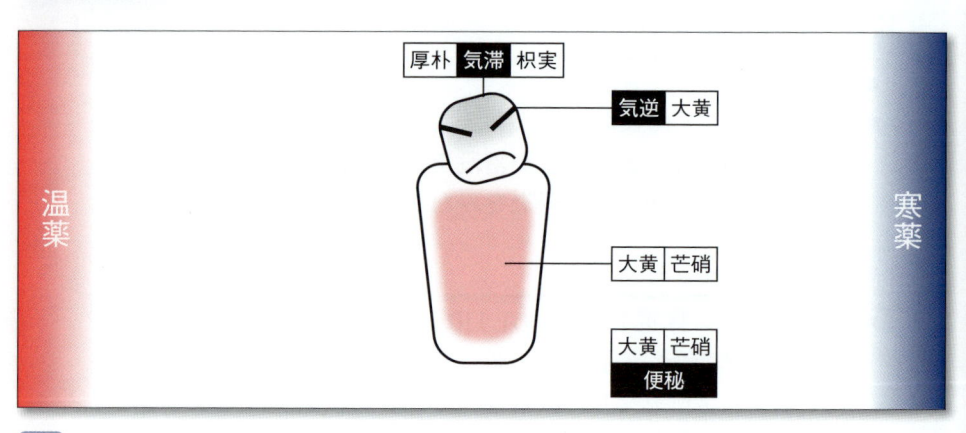

方剤と保険適応

○大黄　芒硝　枳実　厚朴

＝調胃承気湯－甘草＋（枳実　厚朴）

【保険適応】腹部がかたくつかえて，便秘するもの，あるいは肥満体質で便秘するもの：常習便秘，急性便秘，高血圧，神経症，食当たり．

方意と解説

◆ 調胃承気湯（101）に枳実と厚朴を加え，甘草を去った生薬構成となっている．

◆ 芒硝は冷やす生薬であるとともに滋潤作用があり，水分を保持することにより便を軟化して便通を良くする．大黄と共同して便秘を改善させる．

◆ 蠕動を亢進させる枳実・厚朴の配合により，大黄・芒硝の下す作用が強化されており腹部膨満を治す．

◆ 厚朴の配合により，うつうつとした気分（気滞）を晴れやかにし，大黄は鎮静作用が知られており，精神症状を改善する働きもある．

◆ このような生薬が配合されているので，常習便秘や神経症といった一見脈絡のない効能が存在するのも理解できよう．

カルテ

受診の経緯とプロブレム

- 32歳男性．主訴：便秘・発熱．
- 4日前から発熱・悪寒が出現．症状が改善せず，前日からは39℃となり多量に発汗．通常は1日に1回排便があるが，2日前から便が出ず，当日朝から腹部膨満がつらくなってきた．高熱でうなされたりするため，家族が心配になり来院させた．

診察のポイント

- 身長172cm．体重78kg．血圧138/88mmHg．体温39.1℃．体格は頑丈で筋肉質．咽頭発赤軽度．肺野清．心音正常．腹部やや膨隆し緊満傾向．肝脾触知せず．心窩部に圧痛．声には張りがある．顔面やや紅潮．
- 脈：沈緊*)．舌：やや胖大*)，歯痕なし，薄黄苔．腹部：腹力充実．全体に緊満．強い心下痞鞕*)あり．

処方と治療経過

- 大承気湯を投与．2回の服用で固い便が少し排出された．ガスも出て腹満*)は軽減．高熱でうなされなくなった．翌日には，さらに便とガスが排出され解熱．腹部症状も軽快した．さらに1日内服を継続して治療を終了．

処方決定のプロセスとヒント

- 本例では「高熱でうなされるなどの精神症状も出現している」ことから，症状が重度と判断して大承気湯を選択した．
- 本症例は傷寒論でいう陽明病*)の病位に相当．腹部膨満，便秘などの腹部症状，高熱，発汗などから，承気湯類を用いる病態といえる．
- 感冒が増悪して高熱・便秘をきたした場合，症状の強弱に応じて（強⇒弱），大承気湯，調胃承気湯などを使い分ける．

97 大防風湯
だいぼうふうとう

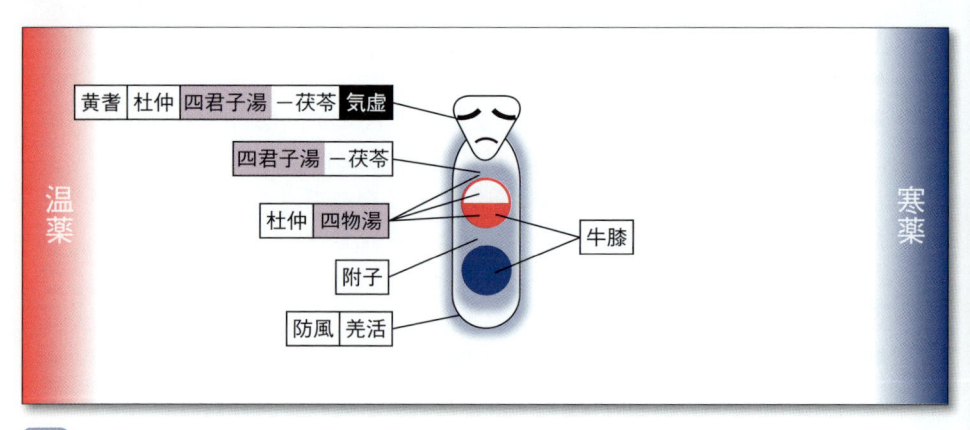

方剤と保険適応

○当帰　川芎　芍薬　地黄　人参　蒼朮　甘草　生姜　大棗
　　　　　　　　　　　　　黄耆　防風　羌活　牛膝　杜仲　附子
= 四物湯 + 四君子湯 − 茯苓 + (黄耆　防風　羌活　牛膝　杜仲　附子)
= 十全大補湯 − (茯苓　桂皮) + (大棗　防風　羌活　牛膝　杜仲　附子)

【保険適応】 関節がはれて痛み，麻痺，強直して屈伸しがたいものの次の諸症：下肢の慢性関節リウマチ，慢性関節炎，痛風．

方意と解説

◆ 十全大補湯 (70) の構成生薬をほとんど含有し，顔色が悪く貧血ぎみ (血虚，瘀血) で，元気や気力も乏しい (気虚) 人に使われる．

◆ 十全大補湯に滋養強壮の杜仲，組織間の水を除き鎮痛作用のある防風・羌活・牛膝を加え，新陳代謝を亢進させ鎮痛作用の強力な附子を配合したものと考えられる．また，気力や元気を回復させる補気薬として代表的な人参・黄耆の組み合わせも見られ，症状が慢性に経過して虚弱な状態になっている人にも適応がある．虚弱者で関節などに水が溜まり疼痛があるような人が見えてくる．

◆ したがって，本剤の適応には，関節が腫れて痛む，関節リウマチや慢性関節炎がある．

カルテ

受診の経緯とプロブレム

- 67歳男性．主訴：四肢関節痛．
- 10年前から手のこわばりが出現．精査により関節リウマチと診断された．ステロイド，免疫抑制剤などの投与を受けてきたが症状はあまり改善せず，関節痛，可動制限が増強した．2年前には肘，膝の人工関節置換術を受けた．最近は体力も低下して食欲もあまりないという．漢方治療の併用を希望して来院．

診察のポイント

- 身長167cm．体重55kg．血圧144/88mmHg．体温36.2℃．咽頭発赤なし．肺野清．心音正常．腹部平坦軟．肝脾触知せず．関節可動域が狭い．車椅子で入室．皮膚がやや乾燥，かゆみあり．冬はかゆみ増強．
- 脈：沈緊*)．舌：やや胖大*)，鏡面舌，皺裂*)が多い．舌下静脈怒張なし．腹部：腹力やや弱．小腹不仁*)を認める．

処方と治療経過

- 大防風湯を投与．2週後，改善なし．4週後，やや疼痛が改善した感じがするという．10週後，少し食欲が改善したという．関節痛については少しは楽になった．14週後，下肢の冷えも取れてきた．軽い痛みはあるが，鎮痛剤の頻度が減少．体調維持のため内服を継続中．

処方決定のプロセスとヒント

- 本症例は「体力の消耗が激しい関節リウマチ」のため，大防風湯を選択した．
- しかし，機能障害が強くなっていることが多く，大幅な症状改善は期待しがたい．

98 竹筎温胆湯 (ちくじょうんたんとう)

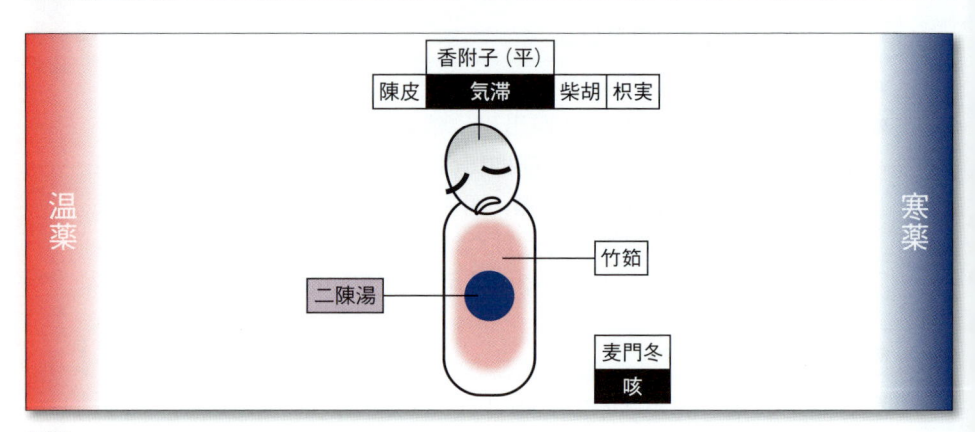

```
               香附子(平)
         陳皮  気滞   柴胡 枳実

温薬                                  寒薬
              竹筎
        二陳湯

              麦門冬
              咳
```

方剤と保険適応

○半夏　生姜　茯苓　陳皮　甘草
　　　　竹筎　枳実　柴胡　麦門冬　桔梗　香附子　人参　黄連
＝二陳湯＋(竹筎　枳実　柴胡　麦門冬　桔梗　香附子　人参　黄連)

【保険適応】インフルエンザ，風邪，肺炎などの回復期に熱が長引いたり，また平熱になっても，気分がさっぱりせず，せきや痰が多くて安眠ができないもの．

方意と解説

◆ 鬱々とした気分(気滞)を晴れやかにする柴胡・香附子，蠕動を亢進させる陳皮・枳実・半夏・生姜の配合が主要な位置を占めている．

◆ 漢方でいう熱症状でもある脳の興奮状態(不眠など)を鎮静させる清熱薬である竹筎，黄連もみられる．気分が晴れず，不眠を生じた場合に適応となることが分かる．

◆ 元気をつける(補気)人参や，悪心・嘔吐を治す二陳湯(115)が組み込まれており，胃腸機能も調節している．それに咳を止め消炎作用のある桔梗と，乾いた痰に湿り気を与えて痰を切りやすくする麦門冬が加えられている．

◆ 麦門冬と人参は身体を潤す滋潤作用があり，熱が長引くことで起こる脱水も防ぐことが期待できる．

◆ これらの配合は，インフルエンザや風邪などの回復期に熱が長引くことで元気がなくなり，胃腸障害などを生じ，咳や痰が絡み胸苦しくて気が高ぶって安眠できない場合に適応となる．

カルテ

受診の経緯とプロブレム

- 44歳女性．主訴：湿性咳嗽．
- 6日前から37.5℃の発熱，悪寒が出現．症状が軽かったため勤務を継続．発熱は38.6℃まで上昇．悪寒が継続し，治まると高熱が出る．前日からは咳嗽が湿性となり増強．食欲も低下してあまり摂取できていない．近医を受診し，気管支炎の診断で抗生剤，去痰剤を処方された．2日後には解熱し，食欲も少し改善してきたが，その後1週間たっても湿性咳嗽が続き，軽く微熱もあるという．漢方治療を希望して来院．

診察のポイント

- 身長155cm．体重48kg．血圧118/78mmHg．体温36.3℃．体格普通．咽頭発赤あり．右肺野に連続性雑音を軽度聴取．心音正常．腹部平坦軟．肝脾触知せず．胸部X線検査異常なし．やや元気なし．病状が長く続くため不安だという．不眠あり．
- 脈：沈細[*]．舌：やや胖大[*]，薄白黄苔．腹部：腹力弱．軽度の胸脇苦満[*]．腹部動悸あり．

処方と治療経過

- 竹茹温胆湯を投与．3日後，やや咳嗽が改善したが，微熱は持続．6日後，解熱し食欲も改善．9日後には咳嗽もほぼ消失．後3日分，同剤を投与して治療を終了．

処方決定のプロセスとヒント

- 本症例は「感冒がこじれて気管支炎となり，体力低下をきたして回復が遅れたものである．経過が長くなり，不安，不眠を合併して病状が複雑になった」ことで，竹茹温胆湯を選択した．

99 治打撲一方(ぢだぼくいっぽう)

温薬　　　　　　　　　　　　　　　　　　　　　　　　　　　　　寒薬

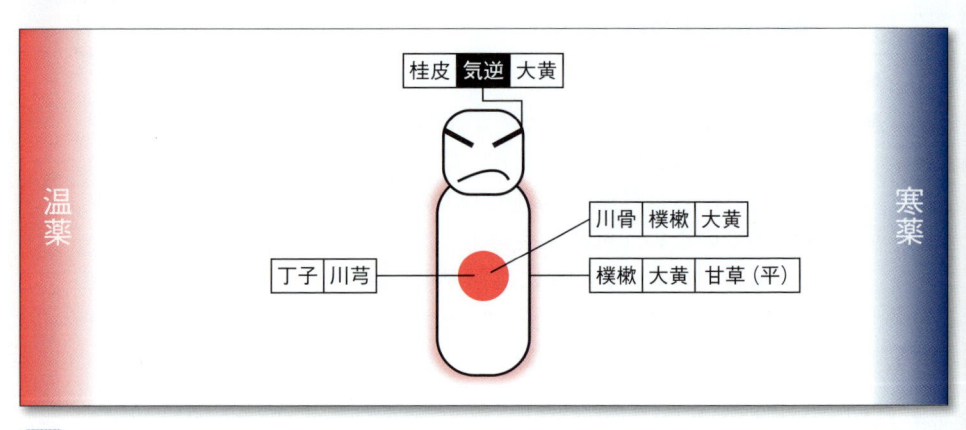

桂皮　気逆　大黄

川骨　樸樕　大黄

丁子　川芎

樸樕　大黄　甘草（平）

方剤と保険適応

○桂皮　甘草　川骨　川芎　丁子　樸樕　大黄

【保険適応】打撲によるはれおよび痛み．

方意と解説

◆ うっ血などの血の滞りを治す川骨・川芎・樸樕・大黄，およびエネルギーである気の流れを良くする桂皮・丁子・川芎を配合することで効率よく血流を改善させ，打撲によるうっ血を解消させようとしていることが分かる．

◆ 川骨には止血の効があり，樸樕にも止血・鎮痛・消炎，あるいは甘草には消炎作用があるため，保険適応にあるように打撲による腫れおよび痛みを改善させる方剤であることが理解できる．

カルテ

受診の経緯とプロブレム

- 40歳女性．主訴：打撲痛．
- 当日朝，階段から転倒して右肘を打撲．徐々に腫脹と皮下に軽度の内出血が出現したため，かかりつけの内科医を受診．

診察のポイント

- 身長148cm．体重50kg．血圧124/84mmHg．体格普通．右肘に軽度腫脹，内出血を伴うが，可動域は正常．
- 脈：平（異常なし）．舌：やや肥大，薄白苔．腹部：腹力中等度，その他，特記すべき所見なし．

処方と治療経過

- 治打撲一方を処方．翌日には腫脹はほぼ軽快．内出血の拡大は認めなかった．後1日，同剤の服用とした．翌日には下痢が出現し不快という．腫脹はほぼ治ったが，まだ痛みがある．
- 桂枝茯苓丸(37)を7日分処方．1週後，症状が完全に消失．

処方決定のプロセスとヒント

- 本症例は「中等度の体質であり，急性の打撲であった」ことから，治打撲一方を選択した．
- 本剤は，急性期でかつあまり虚弱でないものの打撲によい適応がある．体質が中等度と思っても下痢をきたすことがある．
- 症状の改善が確認されれば，桂枝茯苓丸などの瀉下作用が軽減された処方に変更していくことも考慮すべきである．

100 治頭瘡一方
ぢづそういっぽう

温薬 / 寒薬

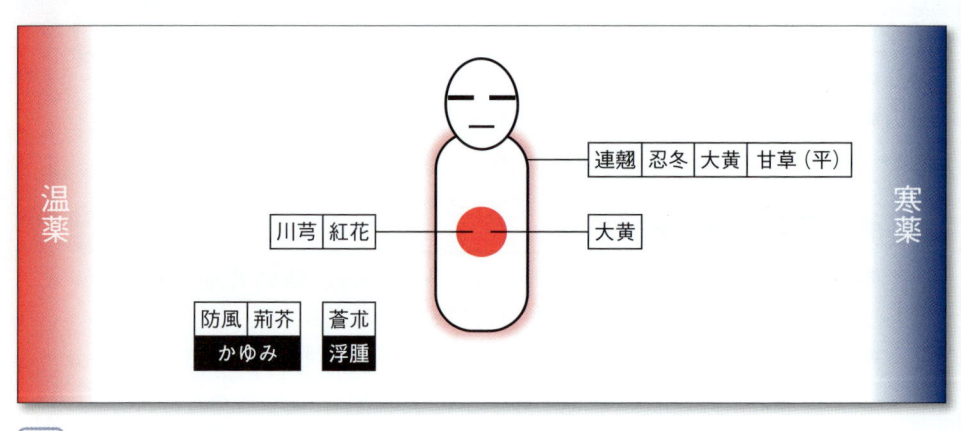

連翹 忍冬 大黄 甘草（平）
川芎 紅花　　　大黄
防風 荊芥　蒼朮
かゆみ　浮腫

方剤と保険適応

○荊芥　防風　連翹　蒼朮　忍冬　川芎　紅花　甘草　大黄
【保険適応】湿疹，くさ，乳幼児の湿疹．

方意と解説

◆ 止痒・鎮痛の作用を持つ荊芥・防風・連翹と，血の滞りを治す，すなわち血行を良くする川芎・紅花・大黄，それに浮腫などの水の滞りを治す（水を捌く）蒼朮，炎症などの熱を取る大黄・連翹・忍冬が配合された方剤である．

◆ 乳幼児では湿疹が広がりやすい傾向があり，主に頭部に認められやすい．荊芥・防風はそのような進展を抑制する．なお，頭部の発疹のみにこだわる必要はない．

◆ したがって，炎症があり，痒みが強い浸出性の皮疹に適応されるのが理解されよう．そのため本剤の適用は，湿疹，くさ，乳幼児の湿疹になっている．

カルテ

受診の経緯とプロブレム

- 1歳女児．主訴：湿疹．
- 生後4か月から，頬部に湿疹が出現．近医で乳児湿疹と診断され，非ステロイド性消炎軟膏が処方された．あまり改善せず，肘・膝にも湿疹が出現．主治医はアトピー性皮膚炎の可能性があると判断して，抗アレルギー剤の投与を開始．湿疹の改善がなく，ステロイド軟膏をすすめられたが，漢方治療を希望して来院．

診察のポイント

- 身長91cm．体重10kg．体温36.5℃．体格普通．軽く湿潤．顔面・頭部・膝・肘にやや隆起した膨疹が散在性に認められる．特に顔面に湿疹が強い．掻爬した部分には痂皮が形成されている．
- 脈：細*）．舌：大きさ正常，湿潤普通，薄白苔．腹部：腹力中等度．

処方と治療経過

- 治頭瘡一方を投与．2週後，かゆみが改善したようで掻爬痕が少なくなった．4週後，たまに掻爬してしまう．顔面の湿疹の湿潤度は低下．2か月後，湿疹がかなり少なくなった．3か月後には一時湿疹が悪化．しかし，その後，全く消失することはないが，ほぼ湿疹が軽快．1年間継続し治療を終了．

処方決定のプロセスとヒント

- 本症例は「体質が普通な状態で，アトピー性皮膚炎が発症し，特に顔面に湿疹が強い」ため，治頭瘡一方を選択した．
- 湿潤の高い湿疹には消風散（78）がよく用いられる．
- 消風散と同様，夏に悪化しやすい傾向がある湿疹にもよい適応となる．

101 調胃承気湯
ちょういじょうきとう

温薬 / 寒薬

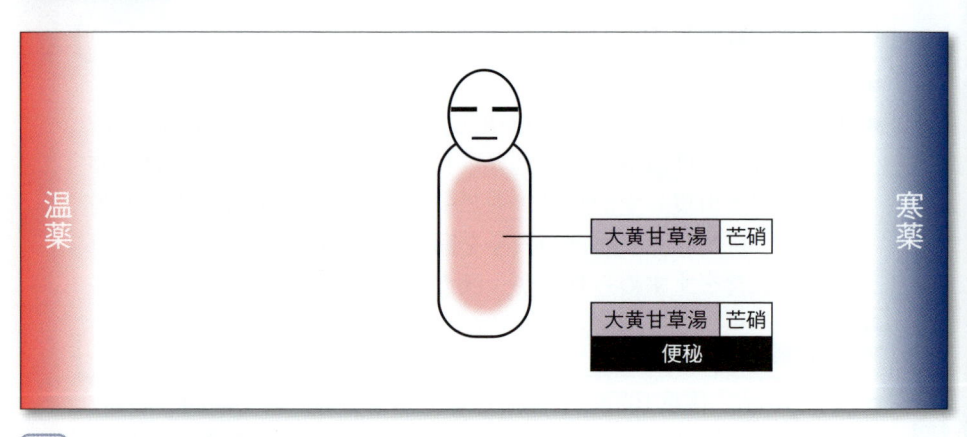

大黄甘草湯 | 芒硝

大黄甘草湯 | 芒硝
便秘

方剤と保険適応

○大黄　甘草　芒硝
＝大黄甘草湯＋(芒硝)
【保険適応】便秘．

方意と解説

◆ 排便を促進する(瀉下)大黄に，瀉下の行き過ぎを緩和する甘草と，便を水分保持により柔らかくする芒硝からなる方剤である．
◆ 大黄甘草湯(91)に芒硝を加えた方剤で，大黄甘草湯より便を軟らかくする機能が増しているものと考えられる．
◆ 承気湯類に分類される方剤であるが，その中では一番作用が緩和である．

カルテ

受診の経緯とプロブレム

- 45歳男性．主訴：便秘・発熱．
- 5日前から発熱・悪寒が出現．症状は改善せず，昨日からは39℃となり多量に発汗．通常1日に1回は排便があるが，2日前から便が出ず，当日朝から腹部膨満がつらくなってきたため来院．

診察のポイント

- 身長172cm．体重72kg．血圧128/82mmHg．体温39.0℃．体格は普通で筋肉質．咽頭発赤軽度．肺野清．心音正常．腹部やや膨隆軟．肝脾触知せず．心窩部に軽度圧痛あり．声には張りがある．首筋にこりがある．
- 脈：沈緊*$^{)}$．舌：やや胖大*$^{)}$，歯痕なし，薄黄苔．腹部：腹力充実．全体に緊満*$^{)}$．心下痞鞕*$^{)}$あり．

処方と治療経過

- 調胃承気湯を投与．2回の服用で固い便が少し排出．ガスも出て腹部膨満は軽減．翌日はさらに便とガスが排出され，腹部症状は軽快．解熱傾向もみられた．さらに1日内服を継続して治療を終了．

処方決定のプロセスとヒント

- 本症例は「腹部膨満，便秘などの腹部症状，高熱，発汗」などから，調胃承気湯の適応と考えた．これらの症状は，傷寒論でいう陽明病*$^{)}$の病位に相当する．
- 感冒が増悪して高熱，便秘をきたした場合，症状の強弱に応じて（強⇒弱），大承気湯（96），調胃承気湯（101）などを使い分ける．

102 釣藤散
ちょうとうさん

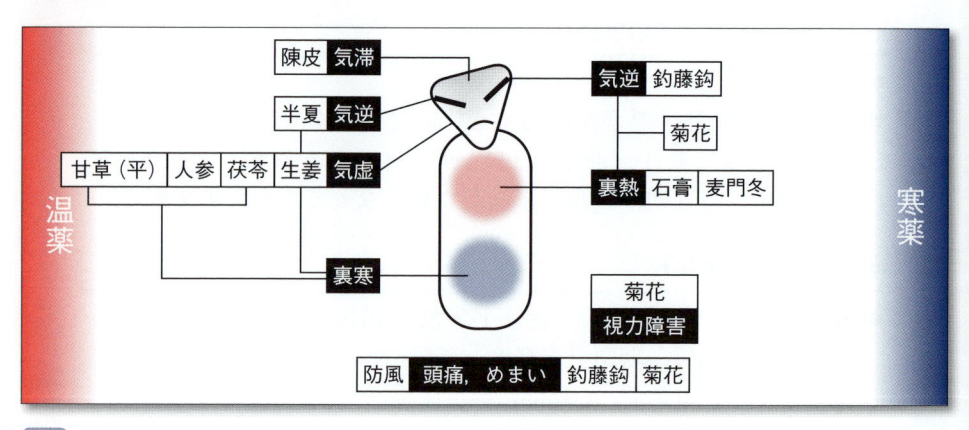

```
温薬 ─────────────────────────────── 寒薬
         陳皮 気滞
         半夏 気逆           気逆 釣藤鈎
                                  菊花
 甘草(平) 人参 茯苓 生姜 気虚
                            裏熱 石膏 麦門冬
                  裏寒
                              菊花
                              視力障害
         防風 頭痛, めまい  釣藤鈎 菊花
```

方剤と保険適応

○甘草　石膏　人参　半夏　麦門冬　釣藤鈎　菊花　防風　陳皮　茯苓　生姜
＝白虎加人参湯－(知母　粳米) ＋
　　　　　　　　　(半夏　麦門冬　釣藤鈎　菊花　防風　陳皮　茯苓　生姜)

【保険適応】 慢性に続く頭痛で中年以降，または高血圧の傾向のあるもの．

方意と解説

◆ 元気や気力のない状態(気虚)を治す(補気)人参・甘草，胃腸機能を調整し間接的に気虚を改善(健脾)させる茯苓，蠕動を調整し気分を晴れやかにする(理気)陳皮，水分分布を調整し，嘔吐なども治す生姜・半夏の配合が主体をなす方剤である．

◆ 気虚が強く，全身倦怠感が続くとストレスに弱くなり，気の滞りを生じ，それが高じることで熱症状であるイライラ，のぼせ(脳の興奮)を生じる．さらに脳の興奮が高まると，ふらつき，めまい，痙攣，頭痛，しびれが現れてくる．これらの症状をとるために釣藤鈎や菊花(熄風薬)が配合されている．

◆ 防風は，釣藤鈎や菊花の効果を補助する目的で配合され，頭痛やめまいを改善する作用を強化している．また，熱はイライラなどの症状とも直結するため，清熱作用をもつ石膏が加えられている．防風は温める生薬で，石膏による清熱作用の行き過ぎを調整する．

◆ 麦門冬は身体を潤す滋潤作用があり，本剤の乾性の性質を緩和している．食が細く，元気もないため，イライラが強い人の頭痛，ふらつき，めまいなどが適応になる．

カルテ

受診の経緯とプロブレム

- 59歳男性．主訴：頭痛．
- 1年前からの頭痛を主訴に来院．頭痛は毎朝ではないが，疲れがたまると起こりやすい．40歳半ばより会社の健康診断で血圧がやや高いといわれるが，のぼせはない．50歳台になってから血糖がやや高めであると指摘される．最近仕事が忙しく，会社での人間関係がストレスで時々気分が落ち込む．排尿は1日5回．夜間1回．便は忙しいと行きそびれるが，腹痛はない．

診察のポイント

- 身長165cm．体重72kg．血圧136/94mmHg．体温36.5℃．脈拍76/分．顔色正常．心音正常．肺野正常．下腿浮腫なし．頭部CT・MRIで脳内に器質的疾患は特になかった．末梢血：RBC $487 \times 10^3/\mu$L．Hb 16.3g/dL．Plt $185 \times 10^3/\mu$L．AST 46IU/L．ALT 52IU/L．γ-GTP 162IU/L．HbA1c 6.3%．
- 脈：弦[*]．舌：やや紅く乾燥．胸脇苦満[*]は右強く両側に認める．臍傍に腹部動悸触知．軽度の小腹不仁[*]を認めた．

処方と治療経過

- 釣藤散を投与．塩分制限ならびに飲酒量を減らすよう指導．2週後，頭痛は1回しかなかったとのこと．その後も同処方にて頭痛の頻度が軽減し，また程度も軽くなった．食事と生活の注意により体重が3kg減り，血圧も130/85mmHg程度で推移している．

処方決定のプロセスとヒント

- 本症例は「比較的体力があり，午前中を中心とした頭痛，高血圧，ストレスが多い生活」などから，釣藤散の適応と考えた．
- 釣藤散は頭痛，高血圧，めまいなどによく投与される．

103 腸癰湯 (ちょうようとう)

温薬 / 寒薬

冬瓜子　薏苡仁　牡丹皮
牡丹皮　桃仁

方剤と保険適応

○薏苡仁　牡丹皮　桃仁　冬瓜子

＝大黄牡丹皮湯－(大黄　芒硝)＋(薏苡仁)

【保険適応】盲腸部に急性または慢性の痛みがあるもの，あるいは月経痛のあるもの．

方意と解説

- ◆ 熱を取る清熱薬の牡丹皮・薏苡仁・冬瓜子と，血の滞りを治す桃仁からなり，炎症など熱症状を改善させる作用が強い．
- ◆ 薏苡仁と冬瓜子は膿を出させる効を持ち，全体的には化膿性の炎症を治す方剤であることが分かる．
- ◆ 大黄牡丹皮湯(92)から大黄，芒硝を去って，薏苡仁を加えた方剤とみることもできる．したがって，大黄牡丹皮湯にある便秘を改善する効がぬけ，排膿の作用が強化されている方剤と理解できる．
- ◆ したがって，大黄牡丹皮湯などの大黄剤(下剤)が使用できないときの盲腸部の腫瘤や痛みの改善目的に用いられる．

カルテ

受診の経緯とプロブレム

- 32歳男性．主訴：下腹痛．
- 30歳からストレス性胃炎のため，安中散を服用．前日から心窩部痛が出現し，徐々に右下腹部に疼痛が移動．夜からは39℃の発熱．虫垂炎が心配になり受診．

診察のポイント

- 身長173cm．体重65kg．血圧124/74mmHg．体温38.9℃．やや痩せ．腹部やや膨隆．肝脾触知せず．右下腹部に圧痛，軽度の反跳圧痛[注]あり．声には元気があまりない．末梢血：WBC $8.9 \times 10^3/\mu L$．Hb 11.5g/dL．Plt $190 \times 10^3/\mu L$．CRP 3.54mg/dL．ESR 32/67mm．
- 脈：沈やや緊[*]．舌：やや胖大[*]，淡紅，歯痕軽度あり，薄黄苔．腹部：腹力中等度．心下痞鞕[*]あり．右下腹部に瘀血所見あり．

処方と治療経過

- 腸癰湯を投与．まず2包内服し，1時間後に便とガスが排出されて腹痛はやや改善．3時間後2包内服．さらに便とガスが排出され腹部膨満が改善．その後1日3包とした．翌日には解熱傾向．翌々日には平熱となり腹痛は消失．便はやや下痢状となったが不快感はない．もう1日治療を継続して終了．

処方決定のプロセスとヒント

- 本症例は「体格中等度で比較的炎症の強い腸炎に相当」するため，腸癰湯を選択した．
- 本症例は虫垂炎であり，現代医学的には外科的処置が一般的であるが，患者が本剤服用を強く希望したため漢方治療を行った．

[注] 反跳圧痛：腹部を指で圧迫後，指を離した後に生じる疼痛のこと．

104 猪苓湯
ちょれいとう

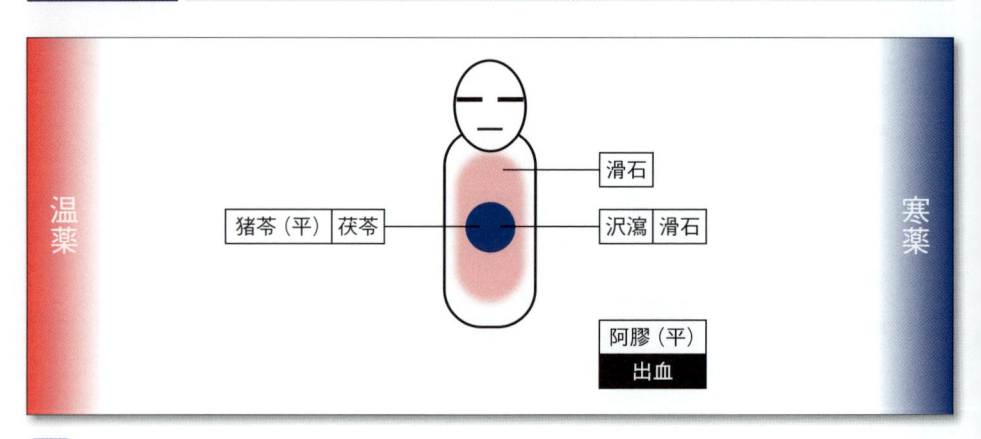

温薬　　　滑石　　　猪苓（平）　茯苓　　　沢瀉　滑石　　　阿膠（平）　出血　　　寒薬

方剤と保険適応

○沢瀉　茯苓　猪苓　阿膠　滑石
＝五苓散－（蒼朮　桂皮）＋（阿膠　滑石）

【保険適応】尿量減少，小便難，口渇を訴えるものの次の諸症：尿道炎，腎臓炎，腎石症，淋炎，排尿痛，血尿，腰以下の浮腫，残尿感，下痢．

方意と解説

◆ 浮腫や口渇など水の滞りを治す沢瀉・茯苓・猪苓（利水薬）の構成比率が大きい方剤である．腸管の水が滞り組織への吸収が減少すれば下痢を呈し，尿量の減少や口渇など（水毒）もみられるようになる．

◆ 本剤は，消化管の水を組織に引き込むことで下痢を解消し，血中の水分を増加させることで腎臓での尿量増加も期待できる（利水の効）．それに炎症を伴う場合（熱症状）には，炎症を治す清熱薬が必要となり，その目的で滑石の配合がみられる．

◆ 阿膠は滋潤・補血と止血の作用を持ち，熱症状に伴う体液や血の消耗にも対応できる．

◆ 沢瀉は炎症があった場合に，尿から排熱させる作用を持つ．

◆ したがって，尿量減少，小便難，口渇（いずれも水毒の症状）を訴えるものの尿道炎，腎臓炎，腎石症，淋炎，排尿痛，血尿，腰以下の浮腫，残尿感，下痢に適応があるのも理解できよう．

カルテ

受診の経緯とプロブレム

- 11歳男児．主訴：頻尿・排尿痛．
- 前日から10〜30分毎に尿意が出現し，軽度排尿痛も認められたため来院．

診察のポイント

- 身長142cm．体重43kg．血圧120/78mmHg．体温37.2℃．発育・発達異常なし．咽頭発赤なし．肺野清．心音正常．心雑音なし．腹部平坦軟．肝脾触知せず．圧痛なし．亀頭・尿道口・包皮に軽度発赤あり．排膿認めず．末梢血：WBC $10.1 \times 10^3/\mu L$，CRP0.18mg/dL，補体，免疫グロブリンも含め血液検査に異常なし．一般検尿：蛋白(1+)，潜血(3+)，沈渣：赤血球35-49/HPF，白血球1-4/HPF，円柱認めず．尿細菌培養(-)．口渇軽度あり．小便不利なし．
- 脈：浮数[*]．舌：大きさ正常，軽度紅色，白苔あり．腹部：腹力中等度．その他，特記すべき所見なし．

処方と治療経過

- 猪苓湯を投与．翌日，頻尿・排尿痛を認めなくなり，一般検尿所見は正常化．3日後，症状を認めず，同日の検尿所見も異常がないため断薬．

処方決定のプロセスとヒント

- 本症例は「明らかな口渇はないが，排尿困難，排尿痛がある」ことから，猪苓湯の適応と判断した．
- 猪苓湯は，下焦の湿熱[注]による下痢，尿量減少，排尿異常に用いられる．五苓散(48)との鑑別が必要となる．

[注] 下焦の湿熱：尿道や膀胱の炎症による膀胱炎症状などのこと．

105 猪苓湯合四物湯
ちょれいとうごうしもつとう

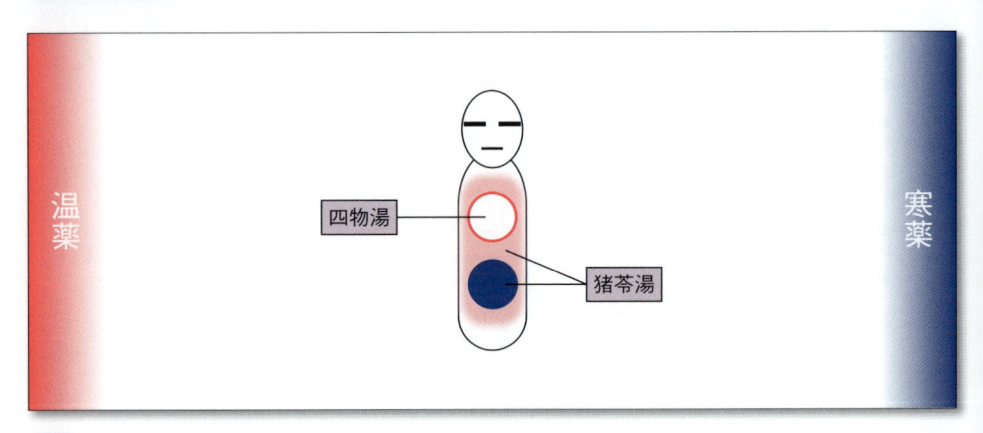

温薬 / 寒薬

四物湯
猪苓湯

方剤と保険適応

○沢瀉　茯苓　猪苓　阿膠　滑石　当帰　川芎　芍薬　地黄

＝猪苓湯＋四物湯

【保険適応】皮膚が枯燥し，色つやの悪い体質で胃腸障害のない人の次の諸症：排尿困難，排尿痛，残尿感，頻尿．

方意と解説

- ◆ 猪苓湯(104)に皮膚の枯燥感*)や栄養不良，顔色が悪い貧血など（血虚）の症状を改善させる補血剤の四物湯(66)を合方した方剤である．
- ◆ 浮腫や口渇など水の滞りを治す（利水）沢瀉・茯苓・猪苓の構成比率が大きい方剤であることは猪苓湯と同様である．腸管の水が滞り組織への吸収が減少すれば下痢を呈し，尿量の減少や口渇など（水毒）もみられるようになる．
- ◆ 本剤は，消化管の水を組織に引き込むことで下痢を解消し，血中の水分を増加させることで腎臓での尿量増加も期待できる．それに炎症（熱証）を伴う場合には，炎症を治す清熱薬が必要となる．その目的で滑石の配合がある．
- ◆ 沢瀉は，炎症があった場合に尿を通して排熱する作用を持つ．
- ◆ 阿膠は滋潤・補血と止血の作用を持ち，熱証に伴う体液や血の消耗にも適用されるが，皮膚の枯燥感が強く，顔色も悪いなどの血虚が著しい場合には，四物湯を合方した本剤が適応となる．

カルテ

受診の経緯とプロブレム

- 67歳男性．主訴：頻尿・排尿痛．
- 1年前から頻尿と軽度排尿痛が出現．近医で精査を行い，無菌性膀胱炎と診断された．症状が悪化した場合には抗菌剤が投与されるが，はっきりした効果がなく，漢方治療を希望して来院．

診察のポイント

- 身長155cm．体重48kg．血圧136/88mmHg．体温36.2℃．口渇軽度あり．小便不利軽度あり．末梢血：WBC $7.8 \times 10^3/\mu L$，Hb 9.8g/dL，Plt $24.5 \times 10^3/\mu L$．その他の血液検査異常なし．検尿：蛋白(−)，潜血(2+)，沈査：赤血球20 − 30/HPF，白血球1 − 4/HPF，円柱認めず．尿細菌培養・細胞診・腹部超音波検査に異常なし．
- 脈：沈細[*]．舌：大きさ正常，軽度紅色，白苔あり．腹部：腹力中等度．小腹不仁[*]あり．

処方と治療経過

- 猪苓湯合四物湯を投与．2週後，頻尿・排尿痛は軽減．6週後，体調は維持された．10週後，排尿異常なし．半年後にはHbは10.5g/dLに改善．1年後にはHbが11.5g/dLとなった．経過良好であるが，本人が治療を希望されるため継続．

処方決定のプロセスとヒント

- 本症例は「明らかな口渇はないが，排尿困難・排尿痛があり，貧血も認めた」ため，猪苓湯合四物湯を選択した．
- 口渇，排尿困難・排尿痛がある場合，猪苓湯が適応となる．
- 猪苓湯は，下焦の湿熱[*]による下痢，尿量減少，排尿異常に用いられる．五苓散(48)との鑑別が必要となる．

106 通導散 (つうどうさん)

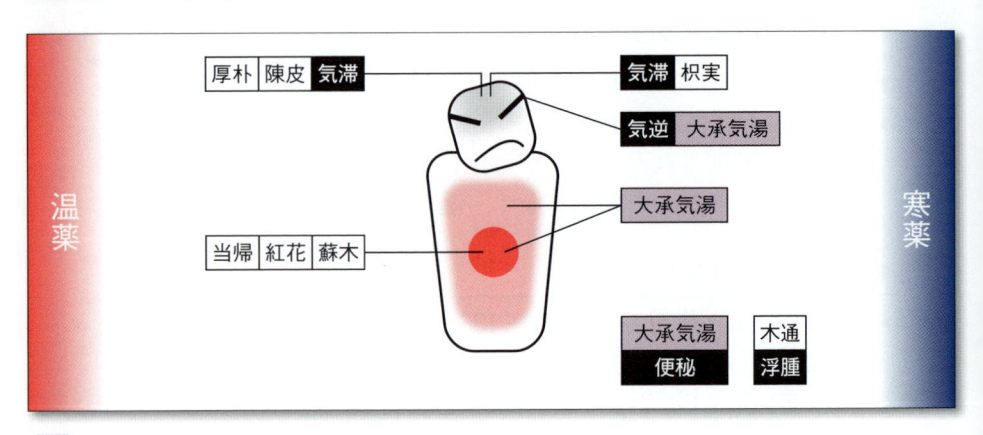

```
温薬 ─ 厚朴 陳皮 気滞 ─── 気滞 枳実
                            気逆 大承気湯
          当帰 紅花 蘇木 ─── 大承気湯
                            大承気湯  木通
                             便秘    浮腫
                                          寒薬
```

方剤と保険適応

○大黄　芒消　枳実　厚朴　甘草　当帰　紅花　蘇木　木通　陳皮
＝大承気湯＋（甘草　当帰　紅花　蘇木　木通　陳皮）

【保険適応】比較的体力があり下腹部に圧痛があって便秘しがちなものの次の諸症：月経不順，月経痛，更年期障害，腰痛，便秘，打ち身（打撲），高血圧の随伴症状（頭痛，めまい，肩こり）．

方意と解説

◆ 腸管の蠕動を活発にして胃腸機能を調整し，気分のうっ積（気滞）をとる理気薬の枳実・厚朴・陳皮と，微小循環を改善させる駆瘀血薬の当帰・紅花・蘇木，浮腫などの水の滞りを改善する利水薬の木通，便秘を改善する大黄・芒硝，そして諸薬の調和を図る甘草で構成されている．

◆ 常習便秘や高血圧，神経症を効能に持つ大承気湯（96）の加味方[注]と見ることができる．

◆ したがって，便秘や高血圧，神経症ばかりでなく，本剤中の理気薬，駆瘀血薬，利水薬が協力的に働くことで，月経不順や月経痛，更年期障害，腰痛，打撲（瘀血），高血圧の随伴症状である頭痛，めまい，肩こり（水毒・瘀血）を改善させる．

◆ 月経不順や月経痛，打撲，肩こりなどは，駆瘀血薬と理気薬の協力により効率的に改善させることができるものと考えられる．

[注] 加味方：生薬をいくつか加えた方剤．

カルテ

受診の経緯とプロブレム

- 32歳男性．主訴：肩こり・疲労感．
- 前年，血尿精査で左腎癌と診断され，左腎摘出術を受けた．転移などは認められず，経過は良好．しかし，本人は術後から疲れが取れず，肩こり，食欲不振が続いている．気分的にも滅入ってしまい心療内科を受診．抗不安薬などを処方されたが改善せず来院．

診察のポイント

- 身長173cm．体重65kg．血圧128/76mmHg．体温36.1℃．やや痩せ．咽頭発赤なし．肺野清．心音正常．腹部平坦軟．肝脾触知せず．声にはあまり元気がない．顔色やや青色．腹部膨満．便秘がある．
- 脈：沈やや緊*)．舌：やや胖大*)，淡紫，歯痕軽度あり，薄黄苔．舌下静脈怒張あり．腹部：腹力中等度．心下痞鞕*)あり．左下腹部に瘀血所見．

処方と治療経過

- 通導散を投与．2週後には便秘が改善し，肩こりも減少し，身体が軽くなったという．4週後には食欲も改善し，疲労感が少なくなった．8週後には体調がよいという．このため，治療を終了．

処方決定のプロセスとヒント

- 本症例は，順調に手術も終了して経過はよいはずであるが，本人の経過に対する不安などから，気滞が非常に強くなったものと考えられる．気滞に基づく食欲不振，基本的体力は弱くないこと，便秘・瘀血があることから，通導散を選択した．
- 癌などでは，瘀血の病態が根底に存在することが多く，本例でもその可能性が考えられる．基本的な体力には問題がないため，治療によく反応し，早期に治療が終了できたものと考えられる．

107 桃核承気湯 (とうかくじょうきとう)

温薬 / 寒薬

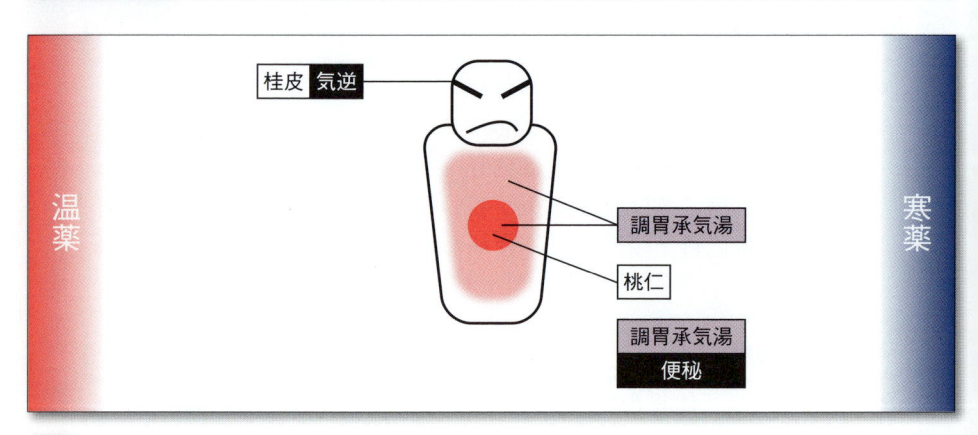

桂皮　気逆
調胃承気湯
桃仁
調胃承気湯
便秘

方剤と保険適応

○大黄　芒硝　甘草　桃仁　桂皮
＝調胃承気湯＋(桃仁　桂皮)

【保険適応】比較的体力があり，のぼせて便秘しがちなものの次の諸症：月経不順，月経困難症，月経時や産後の精神不安，腰痛，便秘，高血圧の随伴症状(頭痛，めまい，肩こり)．

方意と解説

- ◆ 調胃承気湯(101)に血の滞りで生じる月経不順，月経困難症など(瘀血：微少循環障害)を治す駆瘀血薬の桃仁と，エネルギーである気を正常に巡らせのぼせなどを改善させる効果を持つ桂皮を加えたものである．
- ◆ のぼせは気が頭に昇ってしまった状態と考えると，気の巡りを良くする桂皮の配合がのぼせを改善することが理解できる．
- ◆ 月経不順や月経困難症は，漢方では瘀血が原因と考えられており，血の滞りを治す桃仁と，気の滞りを治す桂皮を組み合わせることで効率的に瘀血を改善させる．
- ◆ したがって，便秘しがちな人(大黄・芒硝)の月経不順や高血圧の随伴症状(頭痛，めまい，肩こり)が適応になっているのも納得できよう．

カルテ

受診の経緯とプロブレム

- 45歳女性．主訴：便秘・のぼせ．
- 1年前からのぼせ・イライラが出現．近医産婦人科を受診し，更年期障害の疑いで検査を受けたが，異常はなかった．桂枝茯苓丸を勧められて内服したところ，症状が改善したため内服を継続．ここ3か月くらいイライラ感が少し強くなり，特に夕方から悪化．顔がほてって，すぐには眠れないという．また，便秘で腹部の張りが気になるという．漢方治療を希望し受診．

診察のポイント

- 身長152cm．体重60kg．血圧128/88mmHg．体温36.3℃．やや肥満．咽頭発赤なし．肺野清．心音正常．腹部やや膨隆．肝脾触知せず．声には張りがある．冷えはない．顔面はのぼせる．
- 脈：沈緊*)．舌：大きさ正常，やや紅，歯痕なし，薄黄苔．舌下静脈怒張あり．腹部：腹力充実．心下痞鞕*)あり．左下腹部に瘀血所見．

処方と治療経過

- 当初，桃核承気湯1包を投与(就寝前．これまで服用していた桂枝茯苓丸に加えて)．2週後，やや便秘は改善したが顔面ののぼせは持続．6週後，睡眠は改善し，のぼせも軽減．10週後，便秘・のぼせは気にならなくなった．
- その後，桂枝茯苓丸(37)，桃核承気湯を併用して経過良好．

処方決定のプロセスとヒント

- 本症例は，のぼせに対して桂枝茯苓丸が有効であったが，便秘などの症状が加わったため，桃核承気湯の追加投与を選択した．
- のぼせと便秘があり，比較的体力がある場合には，桃核承気湯が有効である．

108 当帰飲子（とうきいんし）

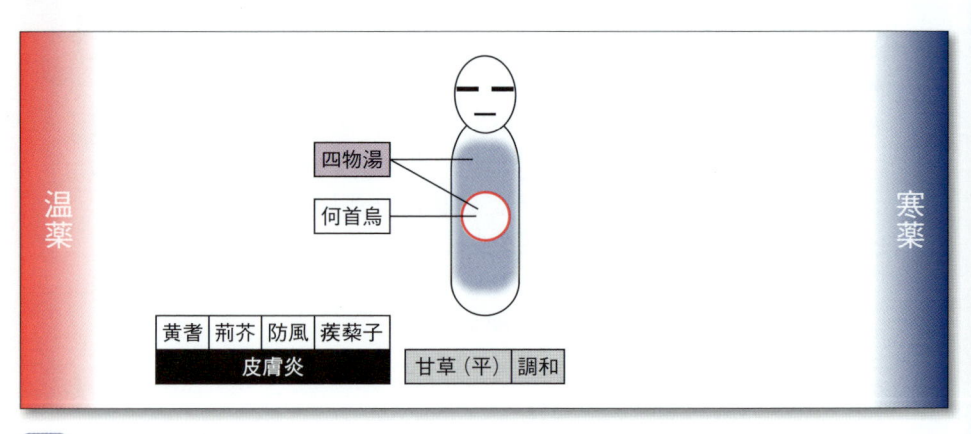

```
温薬 ─────────────────────── 寒薬

                 四物湯
                 何首烏

   黄耆 荊芥 防風 蒺藜子    甘草（平） 調和
        皮膚炎
```

方剤と保険適応

○当帰　川芎　芍薬　地黄　荊芥　防風　蒺藜子　黄耆　何首烏　甘草
＝四物湯＋（荊芥　防風　蒺藜子　黄耆　何首烏　甘草）

【保険適応】冷え症のものの次の諸症：慢性湿疹（分泌物の少ないもの），かゆみ．

方意と解説

- ◆ 補血剤である四物湯(66)の加味方[注]であり，皮膚がかさかさ乾いて顔色もあまり良くない（血虚）人が適用になる．
- ◆ その他の生薬として，顔色不良，皮膚の枯燥など（血虚）を治す何首烏，元気をつける（補気）黄耆，痒みを止める荊芥・防風・蒺藜子，炎症を改善し諸薬の調和を図る甘草の配合が見られる．
- ◆ これらを総合的に表すと，顔色が悪く，皮膚が乾燥して（血虚），元気もない（気虚），大変痒みのある人が見えてくる．このような症状は老人に多く見られる．虚証のため冷えもある，慢性湿疹や痒みに使用されるのもこれらの生薬の配合から理解できる．
- ◆ 本剤は，炎症など熱を冷ます清熱薬の配合がないのも特徴の一つである．炎症を伴わないかゆみが適応となる．

[注] 加味方：生薬をいくつか加えた方剤．

カルテ

受診の経緯とプロブレム

- 76歳女性．主訴：湿疹．
- 67歳頃から全身の皮膚乾燥感が出現．老化現象と考え経過をみていたが，次第に瘙痒感が出現し我慢できなくなってきた．このため皮膚科を受診．老人性皮膚瘙痒症と診断され，保湿剤のクリームが処方された．症状は緩和されたが，すぐに乾燥感が再発し，頻回に外用を行う必要があった．体質改善を希望して来院．

診察のポイント

- 身長148cm．体重49kg．血圧146/95mmHg．体温35.9℃．やや痩せ．皮膚は全体に乾燥して，大腿・胸腹部にやや隆起した膨疹が散在性に認められる．周囲には掻爬痕がある．
- 脈：沈細[*]．舌：やや痩せ，乾燥，無苔．腹部：腹力弱．小腹不仁[*]あり．

処方と治療経過

- 当帰飲子を投与．2週後，少し皮膚に潤いが出てきた．かゆみも少し改善したようで掻爬痕が少なくなった．6週後，たまに掻爬してしまうが，かくことが非常に少なくなった．さらに1か月後，湿疹がかなり少なくなった．その後，全く消失することはないが，ほぼ湿疹は軽快．

処方決定のプロセスとヒント

- 本症例は「老人の皮膚乾燥症で，瘙痒が強い」ため，当帰飲子の適応と考えた．
- 治療としては保湿，瘙痒感の抑制が重要であり，このような場合には当帰飲子がよく用いられる．

109 当帰建中湯（とうきけんちゅうとう）

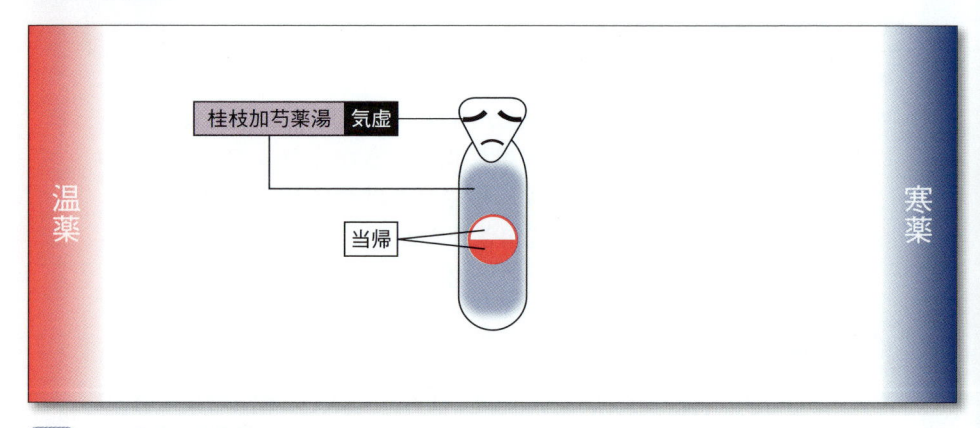

```
桂枝加芍薬湯  気虚
当帰
温薬  寒薬
```

方剤と保険適応

○桂皮　芍薬　生姜　大棗　甘草　当帰

＝桂枝加芍薬湯＋当帰

【保険適応】 疲労しやすく，血色のすぐれないものの次の諸症：月経痛，下腹部痛，痔，脱肛の痛み．

方意と解説

- ◆ 通常は桂枝加芍薬湯(31)に当帰を加えた方剤であるが，甚だしく虚弱な場合は膠飴を加えることになっている．
- ◆ 当帰は月経異常，月経困難などの血の滞りで生じるいわゆる瘀血を調整し，顔色が悪い，貧血など(血虚)を改善する作用と痛みを止める働きを持っている．
- ◆ 桂枝加芍薬湯は，桂枝湯(35)の芍薬量を増すことで利水作用の比重が大きくなり，お腹(裏)を温め冷えにより増悪する腹痛や下痢を改善するように作られている．芍薬を増量することで方意が全く変わってしまう．
- ◆ 芍薬は鎮痙作用をも有し，引きつり痛む筋肉の緊張を和らげることもできる．芍薬甘草湯(68)の方意も有する．
- ◆ 本剤は，温めながら冷えにより増悪する腹痛などを改善するとともに，月経痛や痔など(瘀血)にも対応できるようになっている．

カルテ

受診の経緯とプロブレム

- 12歳女児．主訴：頭痛，月経痛．
- 2歳で川崎病に罹患．11歳から近視で加療中．1年前から頭痛を認めるようになった．目前がチカチカする前兆の後，両側前頭部痛が出現．拍動性頭痛である．以前は数十分で自然軽快したが，ここ数か月は毎日頭痛が出現し，鎮痛剤を服用すると嘔気があるという．

診察のポイント

- 身長152cm．体重39kg．血圧106/68mmHg．体温35.8℃．発育・運動発達異常なし．咽頭発赤なし．肺野清．心音正常．心雑音なし．腹部平坦軟．肝脾触知せず．神経学的所見異常なし．
- 脈：沈細滑[*]．舌：やや胖大[*]，淡紅色，歯痕あり，薄白苔あり．腹部：腹力中等度からやや軟弱．軽度腹直筋緊張．振水音[*]あり．臍動悸を認める．

処方と治療経過

- 当初，小建中湯(73)，五苓散(48)を処方．1週後，やや改善．3週後，頭痛は軽減．空腹時に胃痛が出現．月経痛があり生理期間が長い．再度腹診を行うと瘀血を認めた．
- 瘀血を認めたため当帰建中湯に変更し，頓服として呉茱萸湯(46)を処方．5週後，頭痛は軽快．ストレスが増すと頭痛も起こる．さらに2か月後，生理は順調になった．基本的に当帰建中湯を継続して体調は改善し，1年間の服用で治療を終了．

処方決定のプロセスとヒント

- 当帰建中湯は桂枝加芍薬湯に当帰が付加されたもので，桂枝加芍薬湯が適する患者で，かつ月経異常・貧血などの瘀血の病態を伴うものに良い適応がある．

110 当帰四逆加呉茱萸生姜湯
（とうきしぎゃくかごしゅゆしょうきょうとう）

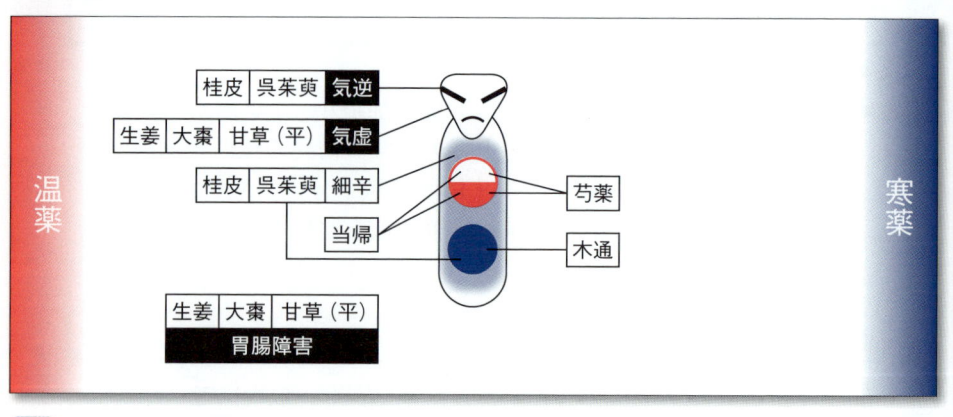

```
桂皮  呉茱萸  気逆
生姜  大棗  甘草（平）  気虚

温薬                                                寒薬

桂皮  呉茱萸  細辛       芍薬
           当帰          木通

生姜  大棗  甘草（平）
      胃腸障害
```

方剤と保険適応

○桂皮　芍薬　生姜　大棗　甘草　当帰　細辛　呉茱萸　木通

【保険適応】 手足の冷えを感じ，下肢が冷えると下肢または下腹部が痛くなりやすいものの次の諸症：しもやけ，頭痛，下腹部痛，腰痛．

方意と解説

- ◆ 本剤は桂枝湯の生薬構成を含むが，裏寒を治す方剤と理解したい．
- ◆ 桂皮で身体を温め，生姜・大棗・甘草でお腹の調子を整え，気を作れるようにしている．
- ◆ 芍薬・甘草の方意は筋痙攣を抑制し，引きつり痛むお腹にもよい．
- ◆ 月経異常（瘀血）を調整し，貧血など（血虚）を改善する作用と，痛みを止める働きを持っている当帰，お腹（裏）を温め鎮痛作用のある細辛，身体を温めのぼせなどエネルギーである気が頭に昇った状態を元に戻す呉茱萸，消炎・利尿作用が強く血液循環を良くする木通からなる薬である．
- ◆ ほとんどの構成剤が温めるものであり，全体としても身体を温める薬である．また，循環血流量を増加させ，うっ血を改善させる薬と見ることも生薬構成から可能である．
- ◆ したがって，手足の冷えを感じ，下肢が冷えると下肢または下腹部が痛くなりやすいものの，血液循環障害によるしもやけなどが適応になっているのが理解できる．

カルテ

受診の経緯とプロブレム

- 38歳女性．主訴：しもやけ．
- 小学生頃から初冬，初春にはしもやけが出現．特別な治療を受けなかった．3年前から症状が悪化してきた．漢方薬でよくなると聞いて来院．

診察のポイント

- 身長157cm．体重45kg．血圧124/86mmHg．体温35.7℃．咽頭発赤なし．肺野清．心音正常．心雑音なし．腹部平坦軟．肝脾触知せず．神経学的所見異常なし．手足は非常に冷たい．月経痛もある．
- 脈：沈細滑*)．舌：やや胖大*)，歯痕あり，淡紅色，薄白苔あり．腹部：腹力軟弱．軽度腹直筋緊張．振水音*)あり．左下腹部に抵抗・圧痛を認める．

処方と治療経過

- 当帰四逆加呉茱萸生姜湯を処方．2週後，やや改善．6週後，月経痛も軽減．さらに2か月後，ほとんどしもやけがなくなった．春になり服用を終了．月経も順調であったが，次の冬に再度しもやけが出現したため再治療を行い改善．以後，シーズン毎に治療を行っている．

処方決定のプロセスとヒント

- 本症例では「しもやけ・手足の冷え・月経痛がある」ことから，当帰四逆加呉茱萸生姜湯を選択した．
- 末梢循環が非常に悪化して，血流が途絶えるような場合によく用いられ，しもやけに良い適応がある．
- 非常に脈が触れにくいのが特徴である．

111 当帰芍薬散（とうきしゃくやくさん）

川芎　血虚
当帰　瘀血

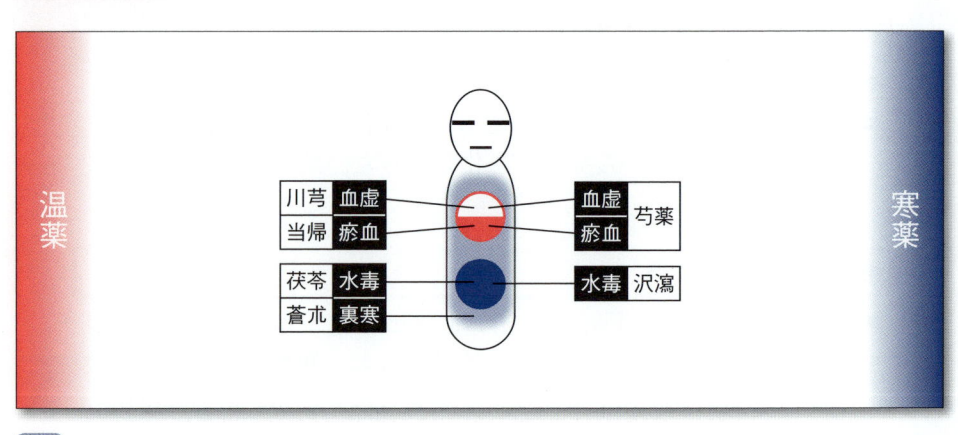

芍薬　血虚・瘀血

茯苓　水毒
蒼朮　裏寒

沢瀉　水毒

温薬　　　寒薬

方剤と保険適応

○当帰　川芎　芍薬　蒼朮　沢瀉　茯苓

＝四物湯－地黄＋四苓湯－猪苓

【保険適応】筋肉が一体に軟弱で疲労しやすく，腰脚の冷えやすいものの次の諸症：貧血，倦怠感，更年期障害（頭重，頭痛，めまい，肩こりなど），月経不順，月経困難，不妊症，動悸，慢性腎炎，妊娠中の諸病（浮腫，習慣性流産，痔，腹痛），脚気，半身不随，心臓弁膜症．

方意と解説

◆ 貧血などを治す補血剤である四物湯(66)と，浮腫や口渇などの水毒を治す四苓湯(80)を合方，調整したものである．

◆ そのため本剤が適応となる人は，水分の停滞（水毒）があるために，むくみやすく，めまい，頭痛，頭重感などがあり，車にも酔いやすい人，また，補血薬が含まれることから血虚すなわち顔色不良，皮膚の乾燥や荒れ，あかぎれを起こしやすい人などが見えてくる．また，双方（血虚・水毒）から来る冷えがある場合も多い．本剤は本来腹痛を治すものであり，適応となる腹痛は，血虚あるいは水毒による冷えが原因のものである．しかし，当帰・川芎・芍薬は鎮痙の作用も持ち，月経痛などの腹痛の改善も期待できる．

◆ したがって当帰芍薬散は，むくみやすく色白で冷え症といった人に適用される．

カルテ

受診の経緯とプロブレム

- 28歳女性．主訴：手足の冷え．
- 20歳頃から手足の冷えが，26歳頃からは月経痛が出現．婦人科では子宮内膜症と診断された．現在は無治療であるが，症状が悪化した場合にはホルモン療法を勧められている．

診察のポイント

- 身長156cm．体重52kg．血圧112/68mmHg．体温36.1℃．肺野清．心音正常．腹部平坦軟．肝脾触知せず．赤血球数$3.56 \times 10^6/\mu L$．Hb 9.8g/dL．血液生化学検査：Fe $32\mu g/dL$，UIBC $360\mu g/dL$，フェリチン2ng/mL以下．顔色不良．冷えは下肢に著明で冬は靴下を履かないと眠れない．拍動性の頭痛，めまいが月経前に多い．月経痛も初日，2日目に強く鎮痛剤が必要．便秘なし．手指・下肢の浮腫傾向あり．
- 脈：沈細*)．舌：胖大，淡紅から白，歯痕あり，湿潤白苔あり．腹力：軟弱．臍傍圧痛．振水音*)あり．臍動悸を認める．

処方と治療経過

- 当帰芍薬散を投与．2週後，冷えが軽度改善．6週後，月経痛もやや改善．頭痛・めまいは変化なし．さらに4週後，頭痛・めまいも軽度改善．3か月後ほぼ症状が消失．貧血も改善傾向あり．計1年半内服を続け終了．以後再発を認めず．子宮内膜症所見は改善．

処方決定のプロセスとヒント

- 本症例は「特徴的なめまいと頭痛（水毒），月経痛（血虚）などがある」ことから，当帰芍薬散の適応と判断した．
- 本剤は虚弱な女性で，めまい，ふらつき，頭痛，月経関連の障害を伴う場合によく用いられる．

112 当帰芍薬散加附子
とうきしゃくやくさんかぶし

```
   茯苓 白朮 附子 気虚
              │
   当帰芍薬散
```

温薬　　　　　　　　　　　　　　　　　　　　寒薬

方剤と保険適応

○当帰　川芎　芍薬　茯苓　白朮　沢瀉　附子

＝四物湯－地黄＋四苓湯－猪苓＋(附子)

【保険適応】血色悪く貧血症で足腰が冷え易く，頭痛，頭重で小便頻数を訴え時に目眩，肩こり，耳鳴り，動悸あるものの次の諸症：婦人の冷え症，月経痛，神経痛，慢性腎炎，更年期障害，妊娠中の障害(浮腫，習慣性流産の予防，痔疾，腹痛)，産後の肥立不良．

方意と解説

◆ 当帰芍薬散(111)に附子が加わった方剤である．

◆ 附子は強力な鎮痛作用を持ち，新陳代謝を活性化し身体を温め冷えをとる作用がある．

◆ 当帰芍薬散は，水毒があるため，むくみやすく，めまい，頭痛，頭重感などがあり，車にも酔いやすい人，また，補血薬が含まれることから血虚，すなわち顔色不良，皮膚の乾燥や荒れ，あかぎれを起こしやすい人に適応がある．一方，血虚，水毒は冷えの原因となることも多い．

◆ したがって，当帰芍薬散の証(血虚と水毒)ではあるが，当帰芍薬散だけではとれない冷えなどがある場合に本剤が適応となる．

カルテ

受診の経緯とプロブレム

- 34歳女性．主訴：全身の冷え．
- 18歳頃から手足の冷えが，28歳頃からは月経痛が出現．婦人科では子宮内膜症と診断された．症状が悪化したため，32歳からホルモン療法を行っている．1年前から冷えは全身に拡大．

診察のポイント

- 身長157cm．体重50kg．血圧122/66mmHg．体温35.7℃．肺野清．心音正常．腹部平坦軟．肝脾触知せず．血液・尿検査異常所見なし．顔色不良．冷えは下肢に著明で冬は靴下を履かないと眠れない．拍動性の頭痛，めまいを時に認める．手指・下肢の浮腫傾向あり．
- 脈：沈細滑[*]．舌：胖大，淡紅から白，歯痕あり，湿潤した白苔が認められる．腹力：軟弱で臍傍圧痛．振水音[*]あり．

処方と治療経過

- 当初，当帰芍薬散を投与．2週後，冷えは軽度改善．6週後，頭痛，めまいも少し改善．10週後，たまに冷え，頭痛，めまいが出現するが，すぐに消失．3か月後にはほぼ症状が消失．
- その後，当帰芍薬散加附子に変更（冬になり，冷えがやや悪化したため）．比較的冷えが軽くなった．3年半内服を続け終了．ホルモン療法も漢方治療後1年から減量が可能となり，2年後に中止．

処方決定のプロセスとヒント

- 本症例は「特徴的なめまいと頭痛（水毒），月経痛（血虚）の他，冬季に冷えが悪化した」ことから，当帰芍薬散加附子の適応と判断した．
- 本剤は虚弱な女性で，めまい，ふらつき，頭痛，月経関連の障害を伴う場合によく用いられる．

113 当帰湯 (とうきとう)

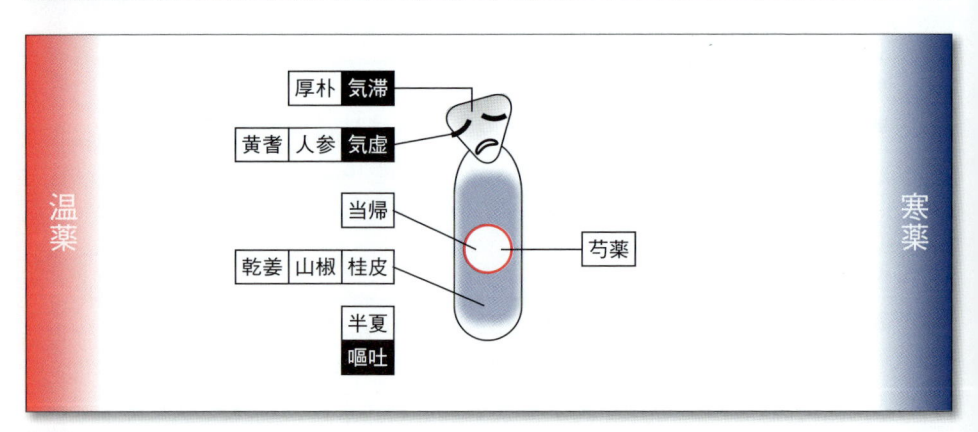

```
厚朴 — 気滞
黄耆 人参 — 気虚
当帰
乾姜 山椒 桂皮
芍薬
半夏 — 嘔吐
```

温薬 — 寒薬

方剤と保険適応

○人参　山椒　乾姜　半夏　厚朴　当帰　黄耆　桂皮　芍薬　甘草
＝大建中湯−膠飴＋半夏厚朴湯−（茯苓　蘇葉　生姜）＋
　　　　　　　　　　　　　（当帰　黄耆　桂皮　芍薬　甘草）

【保険適応】 背中に寒冷を覚え，腹部膨満感や腹痛のあるもの．

方意と解説

◆ 本剤は，顔色が悪く四肢のしびれ(血虚)などを治す当帰・芍薬(補血薬)，元気がなく気力もない状態(気虚)を改善する人参・黄耆(補気薬)，気分を晴れやかにし腸蠕動を活発にする厚朴と止嘔の半夏で腹部膨満感を治し，悪寒などの冷えた状態を温める桂皮，お腹を温め腸運動を調整する乾姜・山椒の配合からなるものである．

◆ 全体的には虚弱で，お腹が冷えて膨満感があり，痛みもあるような人に使う方剤である．

◆ 当帰湯には大建中湯(93)が隠れており，その方意(お腹を温め，腸の動きを正常にする)がある．また，芍薬甘草湯(68)も隠れており，引きつり痛む筋肉を改善する効もある．さらに，半夏厚朴湯(122)も隠れており，気分を晴れやかにする効果も期待できる．

カルテ

受診の経緯とプロブレム

- 65歳女性．主訴：背部痛．
- 10年前から抑うつ的な状態となり，一時，心療内科で抗うつ剤の治療を受けたことがある．2年前から腹部膨満，便秘が出現し，近医で精査を受け，特記すべき異常は認められなかった．次第に心窩部痛や背部痛も出現するようになり，循環器科で精査を受けたが，心電図，心エコーなどに異常はなかった．便秘に対して，大建中湯を処方されたが効果がなく，当院を受診．

診察のポイント

- 身長152cm．体重47kg．血圧134/88mmHg．体温36.2℃．咽頭発赤なし．肺野清．心音正常．心雑音なし．腹部平坦軟．肝脾触知せず．神経学的所見異常なし．手足・腹部は非常に冷たい．
- 脈：沈細*)．舌：やや胖大*)，淡紅色，薄白苔あり．腹部は腹力弱．全体に軽度緊満*)．左下腹部に抵抗・圧痛を認める．

処方と治療経過

- 当帰湯を投与．2週後，著変なし．6週後，腹部膨満が軽減．気分的にも少し楽になった．10週後，背部痛も軽減した．さらに1か月後，多少の変化はあるが苦痛ではなくなった．服用していると体調がよいとのことで継続中．

処方決定のプロセスとヒント

- 本症例は「腹部の冷え，腹部膨満による背部痛」を呈したため，当帰湯を選択した．症状の改善には数か月を要することもよくある．
- 当帰湯は，気滞*)，冷えなどが合併した場合によく用いられる．特に腹部の冷え，膨満による疼痛が背中に放散するような場合によい適応がある．

114 二朮湯 (にじゅつとう)

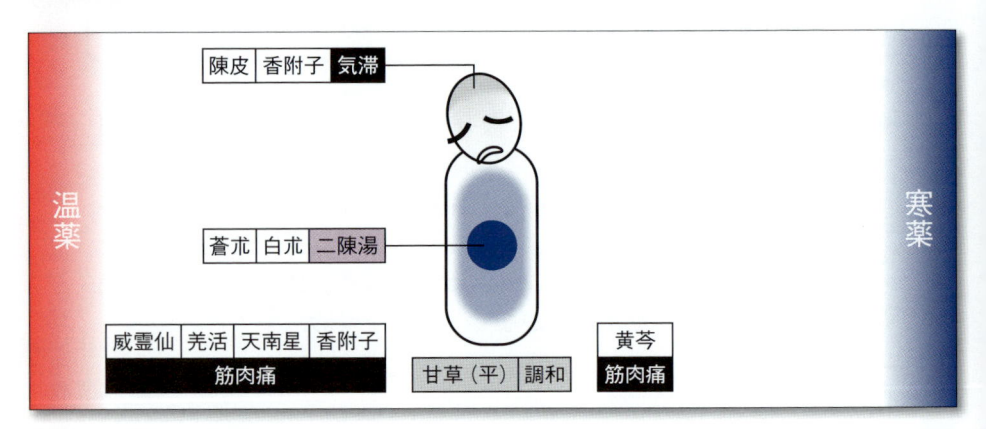

方剤と保険適応

○半夏　生姜　茯苓　陳皮　甘草　白朮　蒼朮　香附子　羌活　威霊仙　天南星　黄芩
＝二陳湯＋(白朮　蒼朮　香附子　羌活　威霊仙　天南星　黄芩)

【保険適応】五十肩.

方意と解説

- ◆ 浮腫など水の滞りを改善させる(利水)蒼朮・白朮・茯苓,筋肉などの組織に貯留した水分を除く威霊仙・羌活・天南星が主体となっている方剤である.
- ◆ さらに,威霊仙・羌活・天南星・香附子は鎮痛作用を有することから,本剤は,浮腫などの水が関係する痛みに適応がある.
- ◆ 胃腸の調子を整える(健脾)蒼朮・白朮・茯苓・生姜の配合,あるいは胃腸の蠕動を盛んにする陳皮・香附子(理気薬)および生姜・半夏の配合もあり,腸機能が低下している人にも使用できる.半夏は嘔吐も止める.
- ◆ さらに香附子が加わることで,気を巡らせ気分を晴れやかにする効能(理気)も期待できる.
- ◆ 黄芩は炎症を抑制し,浮腫を軽減することから,利水薬と鎮痛薬の効能を助けている.
- ◆ 生姜・半夏は水分バランスが乱れた水毒も改善する.
- ◆ したがって,本剤は胃腸虚弱で水が溜まることで痛み(湿痹)を生じる疾患に適用される.
- ◆ 五十肩は湿痹によるものと考えられており,本剤の良い適応となる.

カルテ

受診の経緯とプロブレム

- 45歳男性．主訴：肩こり．
- 2年前から抑うつ状態が出現し，近医心療内科でうつ病と診断された．各種抗うつ剤が処方され，症状は改善していたが，ここ1年は気分的にはいいが両肩がこってきて，最近は肩が上がらなくなり，無理に上げると痛みが出現．整形外科を受診し，五十肩と診断され鎮痛剤を処方された．疼痛は改善するが，胃痛が出現．漢方治療を希望して来院．

診察のポイント

- 身長168cm．体重69kg．血圧138/84mmHg．体温36.1℃．やや肥満．咽頭発赤なし．肺野清．心音正常．腹部平坦軟．肝脾触知せず．非常に几帳面な性格を何とかしたいという．不眠あり．
- 脈：沈細滑[*]．舌：やや胖大[*]，白膩苔．腹部：腹力中等度．振水音[*]あり．

処方と治療経過

- 二朮湯を投与．2週後，やや違和感は改善したが，すっきりはしない．6週後，違和感はかなり改善し，肩も上がるようになった．さらに10週後には不眠も改善．3か月後には，既存の抗うつ剤の減量が可能となった．同方の服用により体調がよいため投与を継続．

処方決定のプロセスとヒント

- 本症例は「非常に几帳面な性格であり，気滞[*]とともに五十肩を伴った」もので，二朮湯の適応と判断した．
- 几帳面な性格は気滞を発症しやすいといわれており，本症例でもうつ病を伴っていた．

115 二陳湯 (にちんとう)

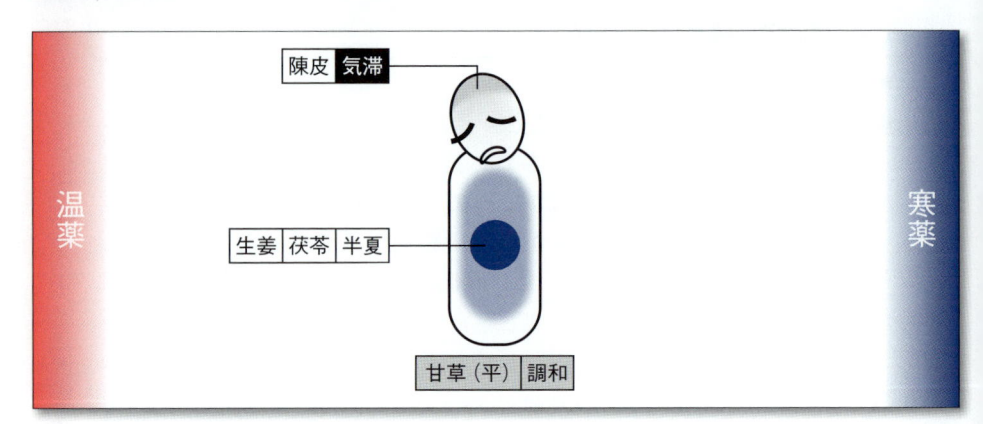

温薬　　陳皮 気滞　　寒薬
生姜 茯苓 半夏
甘草（平） 調和

方剤と保険適応

○半夏　生姜　茯苓　陳皮　甘草
＝小半夏加茯苓湯＋(陳皮　甘草)
【保険適応】悪心，嘔吐．

方意と解説

◆ 胃の機能低下による嘔吐を改善させる小半夏加茯苓湯(77)に蠕動を促進する(理気)陳皮と，全体の調和を図り，胃機能を調整する甘草からなる．
◆ したがって，悪心・嘔吐に適応がある．本剤は多くの処方に悪心・嘔吐を改善させる目的で組み込まれており，六君子湯(142)などがその1例である．

カルテ

受診の経緯とプロブレム

- 34歳女性．主訴：嘔気・腹部膨満．
- 3日前に食事会があり，やや暴飲暴食気味であった．前日は嘔気・腹部膨満はあったが，口渇，嘔吐，胃痛はなかった．当日も食欲が回復しないため来院．

診察のポイント

- 身長156cm．体重49kg．血圧124/86mmHg．体温36.7℃．咽頭発赤なし．肺野清．心音正常．心雑音なし．腹部やや膨隆．肝脾触知せず．心窩部に軽度圧痛あり．
- 脈：沈滑*)．舌：やや胖大*)，軽度湿潤，淡白色，白苔あり．腹部：腹力中等度．振水音*)あり．

処方と治療経過

- 二陳湯を投与．翌日，嘔気，腹部膨満が改善．翌々日には食欲も改善．症状が軽快し2日後に投与を終了．

処方決定のプロセスとヒント

- 本症例は「嘔気，腹部膨満などの胃部不快感があるが，口渇，尿量減少などを伴わない」ことから，二陳湯の適応と判断した．
- 本剤は，このような点で五苓散(48)，小半夏加茯苓湯などと鑑別される．
- 五苓散では，口渇・尿量減少が，小半夏加茯苓湯では，嘔気・嘔吐が強く認められる．
- 二陳湯では，水分の停滞をもとにした腹部膨満が中心で，嘔気・口渇・尿量減少はあっても軽度である．

116 女神散 (にょしんさん)

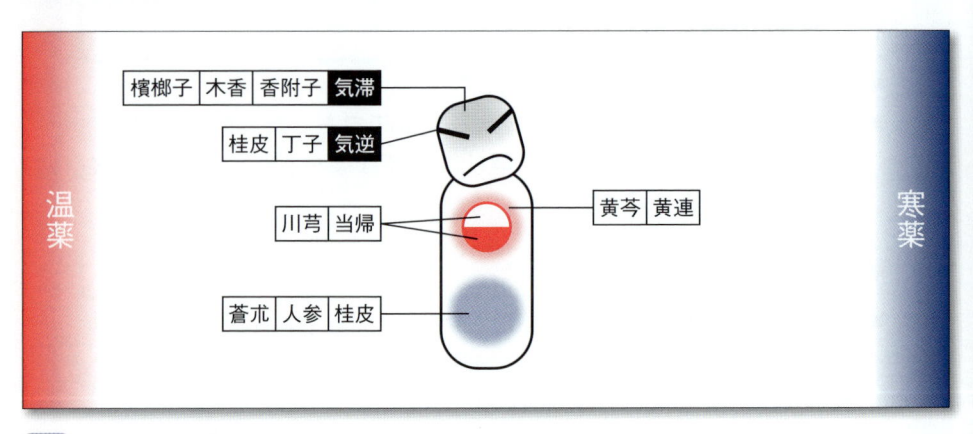

温薬 ←→ 寒薬

図中ラベル:
- 檳榔子 木香 香附子 気滞
- 桂皮 丁子 気逆
- 川芎 当帰
- 黄芩 黄連
- 蒼朮 人参 桂皮

方剤と保険適応

○人参　蒼朮　甘草　黄芩　黄連　当帰　川芎　桂皮　香附子　檳榔子　木香　丁子
＝人参湯－乾姜＋(黄芩　黄連　当帰　川芎　桂皮　香附子　檳榔子　木香　丁子)
＝苓桂朮甘湯－茯苓＋(人参　黄芩　黄連　当帰　川芎　桂皮　香附子　檳榔子　木香　丁子)

【保険適応】のぼせとめまいのあるものの次の諸症：産前産後の神経症，月経不順，血の道症．

方意と解説

◆ 憂鬱な気分（気滞）を晴れやかにする（理気）香附子・木香・川芎，腸蠕動を調整し，腹部膨満，腹痛，嘔吐などを改善する（理気）檳榔子・丁子・桂皮が主役となる．産前産後の神経症などの改善にも，これら理気薬が重要な役割を担っている．桂皮は，のぼせなど気が頭にのぼった状態（気逆）も改善する．

◆ さらに，のぼせやほてりなどは熱証でもあり，黄連・黄芩の冷やす生薬（清熱薬）が改善に寄与している．産後などでは，見た目は元気でも体力，気力が落ちていることが考えられる．そのため補気薬の人参・蒼朮・甘草が胃腸機能を改善させながら元気や気力を回復させる．

◆ 月経不順や血の道症などの血が問題になって起こる症状には，血の足りない状態（血虚）や月経を調節する働き（補血・駆瘀血）を持つ当帰・川芎の役割が大きい．産前産後などの元気のない血の消耗した状態でのぼせ（気逆）やほてりなど熱証（虚熱）も併せ持つような人に使われる．

カルテ

受診の経緯とプロブレム

- 41歳女性．主訴：のぼせ，肩こり．
- 37歳頃から首から肩にかけての凝りがひどくなった．力が抜けず苦しい感じがする．寝ても中途で何度も目が覚める．会社の同僚と関係がよくない．ストレスが増えている．ほぼ定期的であった月経が最近不順気味で2か月くらい間隔が開くこともある．月経時の痛みもあるが，鎮痛剤を服薬するほどではない．顔が急にほてる「のぼせ」がたまにあり，手足も時々冷える．食欲はあるが空腹感がない．

診察のポイント

- 身長156cm．体重52kg．血圧132/80mmHg．体温36.5℃．顔色普通．咽頭発赤なし．肺野清．心音正常．腹部平坦軟．肝臓は触れない．
- 脈：沈緊*)．舌：大きさ正常，淡紅からやや紫色，薄い白苔．舌下静脈怒張あり．腹力：中等度．胸脇苦満*)あり．左臍傍に圧痛あり．

処方と治療経過

- 女神散を投与．服用2週後に再来．肩こりが改善．少しリラックスできるようになった．腹部膨満感も軽減．6週後，さらに美味しく食事ができるようになり，のぼせも改善．10週後には，ほとんど気にならなくなった．

処方決定のプロセスとヒント

- 本症例では「のぼせ（気逆），肩こり（気滞），月経痛（瘀血）が混在した病態である」ことから，女神散を選択した．
- 月経に関するトラブルには，各種の駆瘀血剤が適応される．
- 本症例のように，気逆・気滞・瘀血に特に注目すると，女神散が選択されることになる．
- 気逆・瘀血・便秘では桃核承気湯（107），気逆・瘀血では桂枝茯苓丸（37），気滞・瘀血では加味逍遙散（17）が適応となることが多い．

117 人参湯
にんじんとう

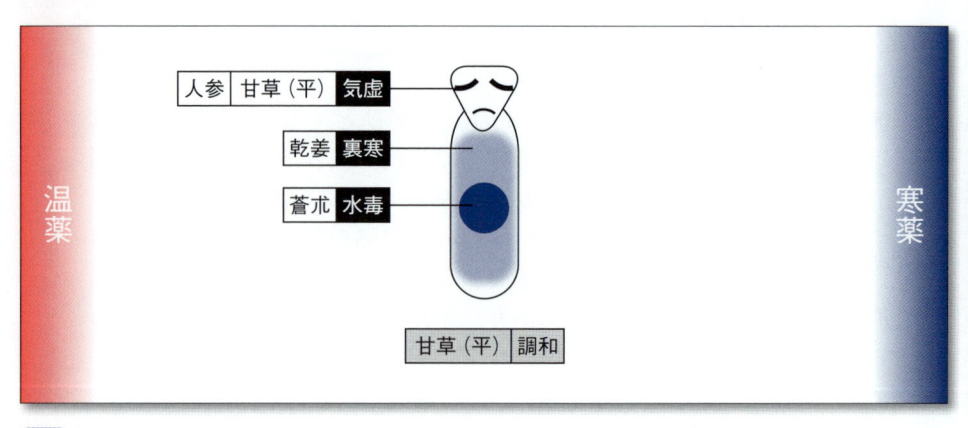

```
人参  甘草(平)  気虚
      乾姜  裏寒
      蒼朮  水毒

温薬                          寒薬

          甘草(平)  調和
```

方剤と保険適応

○人参　蒼朮　乾姜　甘草

【保険適応】 体質虚弱の人，あるいは虚弱により体力低下した人の次の諸症：急性・慢性胃腸カタル，胃アトニー症，胃拡張，悪阻(つわり)，萎縮腎．

方意と解説

◆ 胃腸機能が低下することで食物の消化吸収が阻害され，エネルギーである気が作られず冷えを生じた場合が適応となる．

◆ 乾姜は消化管の血流を増加させることで胃腸や全身を温め，機能を回復させ，人参は元気や気力のない虚弱な状態を改善し，人参・蒼朮・甘草で胃腸機能低下を改善する．

◆ したがって，冷えることで起こる胃腸カタル，胃アトニーなどに用いられる．

カルテ

受診の経緯とプロブレム

- 1歳7か月男児．主訴：下痢．
- 1歳頃から胃腸炎を月に1回程度繰り返し，整腸剤，止痢剤の投与を受けていた．一度下痢になると水様便となり，1週以上回復しない．2日前から水様下痢が1日6〜7回続いたため受診．

診察のポイント

- 身長75cm．体重10kg．体温36.7℃．やや痩せ．発達異常所見なし．咽頭発赤なし．眼瞼結膜貧血なし．腹部軽度膨満軟．肝脾触知せず．四肢浮腫なし．色白．体格は良い．皮膚緊張が弱く活気なし．唾液流出が目立つ．
- 脈：沈細*)．舌：やや胖大*)，湿潤，苔なし．腹部：腹力軟弱．心下痞鞕*)軽度．振水音*)あり．

処方と治療経過

- 人参湯を投与(整腸剤，止痢剤に加えて)．2日後，泥状便となり回数も減少．4日後，有形軟便になった．止痢剤を中止し，整腸剤，人参湯を継続．以後1か月毎に3〜4回下痢が出現したが，その後は経過良好で，6か月後，人参湯の投与を終了．
- 2か月後から下痢が出現し，整腸剤，止痢剤のみの投与(他医が担当)で症状が悪化し入院加療．退院後も下痢が出現したため人参湯を再開．4〜5日で症状は軽快．以後，継続投与は終了．2か月に1回程下痢が出現したが，人参湯を投与することにより症状が軽快．

処方決定のプロセスとヒント

- 本症例は「活気がなく，下痢があり(根底に脾虚*)がある)，唾液が多い」ことから，人参湯の適応と判断した．
- 本剤は，胃腸虚弱で特に上腹部の冷えが強い症例によく適する．

118 人参養栄湯 (にんじんようえいとう)

温薬 ← 桂皮 遠志 五味子 気逆 / 十全大補湯 －川芎 気虚 → 寒薬

方剤と保険適応

○当帰　芍薬　地黄　人参　白朮　茯苓　甘草　桂皮　黄耆　陳皮　遠志　五味子
＝四物湯－川芎＋四君子湯－(生姜　大棗)＋(桂皮　黄耆　陳皮　遠志　五味子)
＝十全大補湯－川芎＋(陳皮　遠志　五味子)

【保険適応】病後の体力低下，疲労倦怠，食欲不振，ねあせ，手足の冷え，貧血．

方意と解説

◆ 十全大補湯(70)から血行を促進する川芎を除き，精神を安定させる(安神)遠志と，咳を止め(止咳)鎮静的に働く五味子，胃腸の働きを良くする(理気)陳皮を加えた方剤である．

◆ 十全大補湯は，病後の体力低下，疲労倦怠，食欲不振，寝汗(気虚)，手足の冷え，貧血(血虚)などの気血両虚に使われるが，鎮静的な生薬(五味子・遠志)が加わった人参養栄湯は・元気，気力がなく，顔色・栄養も悪い状態(気血両虚)が続いたため，眠りが浅くなった症候および咳嗽が加わった場合に適用される．

カルテ

受診の経緯とプロブレム

- 65歳女性．主訴：疲労感・不眠．
- 生来健康．63歳で咳嗽が増加．精査により肺癌と診断された．肺癌摘出術，術後化学療法が開始された．治療により冷えが悪化し，食欲低下．さらに不眠が出現．化学療法の継続が困難な状況．患者が漢方治療を希望したため，主治医より依頼がなされた．

診察のポイント

- 身長153cm．体重42kg．血圧122/88mmHg．体温35.7℃．咽頭正常．肺野清．心音正常．腹部平坦軟．肝脾触知せず．顔色不良．声勢弱．皮膚枯燥．治療がうまくいかず不安感が強い．
- 脈：沈細[*]．舌：痩せ，やや紅，歯痕あり．腹部：腹力弱．

処方と治療経過

- 人参養栄湯を投与．1週後，体力はやや改善したが，食欲不振は持続．2週後，食欲が増加．さらに1か月後，食欲・体力などは改善したが，冷えは改善しない．さらに1か月後，少し冷えも改善．

処方決定のプロセスとヒント

- 本症例は「声勢弱，舌痩，歯痕，腹力弱など（気虚）と，顔色不良，皮膚枯燥，脈沈細など（血虚）」（気血両虚），さらに「不安感が強く，不眠（津液不足）」などから，人参養栄湯の適応と考えた．
- このような状態は十全大補湯の適応と類似するが，不安・不眠などの精神症状あるいは咳嗽・喘鳴などの呼吸器症状がある場合には人参養栄湯を選択する．

119 排膿散及湯（はいのうさんきゅうとう）

温薬 ← → 寒薬

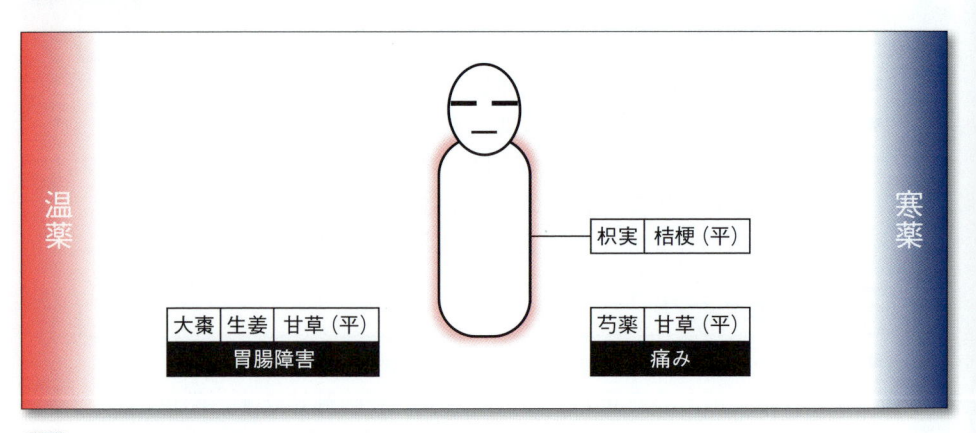

| 枳実 | 桔梗（平） |

| 大棗 | 生姜 | 甘草（平） |
胃腸障害

| 芍薬 | 甘草（平） |
痛み

方剤と保険適応

○桔梗　甘草　枳実　芍薬　大棗　生姜

【保険適応】患部が発赤，腫脹して疼痛をともなった化膿症，瘍，せつ，面疔，その他せつ腫症．

方意と解説

◆ 膿を出させる効果のある桔梗・枳実，消炎作用を持つ甘草と，筋肉をゆるめ鎮痛作用を有する芍薬，それに胃腸の調子を整える大棗・生姜・甘草からなる方剤である．

◆ 本剤は化膿しやすい面疔などに排膿を促す目的で用いられる．消炎・鎮痛・排膿の作用を有することから，患部が発赤腫脹して疼痛を伴った化膿症に適応がある．

カルテ

受診の経緯とプロブレム

- 34歳女性．主訴：痤瘡．
- 24歳頃から頬部に湿疹が出現．近医で痤瘡と診断され，抗菌剤の内服とローション剤などが投与されていた．服用時には比較的改善するが，治療を中止すると再燃する状態．清上防風湯により改善傾向になっていたが，残業や睡眠不足，感冒などにより，痤瘡が悪化して化膿しやすくなるという．

診察のポイント

- 身長158cm．体重56kg．血圧128/88mmHg．体格普通．咽頭・肺野・心音・腹部異常なし．顔面頬部・前胸部・背部に発赤の強い丘疹が散在しており，中心部には黄色い膿がみられる．一部は痂皮化．かゆみが強い．便秘なし．
- 脈：沈*)．舌：やや胖大*)，湿潤が強い，薄白黄苔．腹部：腹力やや弱．その他，特記すべき所見なし．

処方と治療経過

- 服用中の清上防風湯(85)に加えて，痤瘡が悪化した場合には排膿散及湯を追加するよう指示．4週後，かゆみは改善．痤瘡の化膿が低下．

処方決定のプロセスとヒント

- 本症例は「体力中等度，顔面中心の痤瘡，化膿しやすい」ことから，排膿散及湯の適応と考え追加使用した．
- 本剤は化膿性の皮疹に排膿を促す効果を持つものであり，本症例のような化膿期によく用いられる．

120 麦門冬湯（ばくもんどうとう）

温薬 / 寒薬

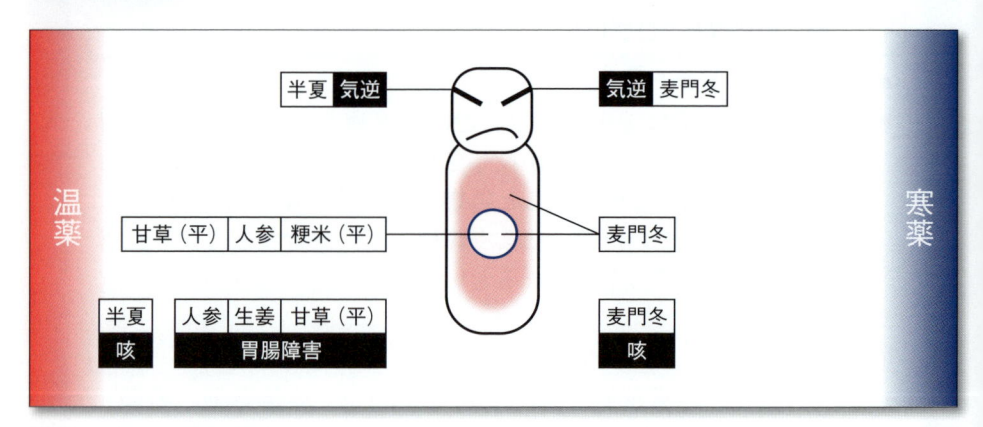

- 半夏 気逆
- 気逆 麦門冬
- 甘草（平） 人参 粳米（平）
- 麦門冬
- 半夏 咳
- 人参 生姜 甘草（平） 胃腸障害
- 麦門冬 咳

方剤と保険適応

○麦門冬　半夏　人参　大棗　粳米　甘草

【保険適応】痰の切れにくい咳，気管支炎，気管支ぜんそく．

方意と解説

◆ 半夏以外のすべての生薬が滋潤性であることから，本剤は潤す作用が中心と見ることができる．

◆ 麦門冬・半夏は咳を止める作用も持っている．

◆ 本剤は，気道の粘膜が乾燥し，切れにくい痰がからみ，激しい咳が出る場合に用いられる．

◆ 人参・大棗・粳米・甘草は胃腸機能を整える生薬で，食物が食べられず元気がなくなった状態にも対処できるように作られている．

◆コラム◆
　半夏は燥性の生薬であり，滋潤させる本剤になぜ配合されているのか議論されることが多い．一つの考えは，滋潤作用の行き過ぎを調整する目的で加えられているというもの，もう一つは，体液を生じさせる本剤に配合することで肺を潤す作用が強化させるというものである．現時点では真意は明らかではないがどちらも一理ある考え方である．

カルテ

受診の経緯とプロブレム

- 65歳女性．主訴：乾燥性咳嗽．
- 1年前から咳嗽が出現．食事中，トイレ，電車の中で出現しやすい．のどの乾燥感が強い時に出現しやすい．2か月前に近医を受診し胸部X線検査を行ったが，異常所見は認められなかった．

診察のポイント

- 身長146cm．体重48kg．血圧154/96mmHg．体温35.9℃．咽頭発赤なし．肺野喘鳴軽度あり．ややうつむき加減で話す．几帳面で神経質．食欲普通．末梢血・血液生化学検査異常なし．IgE 501IU/mL．特異的IgE：スギ(3+)，ヒノキ(3+)，ダニ(3+)．
- 脈：左寸(注)が浮滑*)，右が全体に沈滑細*)，その他は沈滑*)．舌：胖大*)，歯痕(±)，薄白黄苔．腹部：腹力中等度．振水音*)あり．小腹不仁*)を認める．

処方と治療経過

- 麦門冬湯を投与．2週後，咳嗽は少し改善．夜間咳嗽は続く．
- 六味丸(148)エキス2.5g(1包)を就寝前に追加．4週後，夜間咳嗽も改善傾向．8週後，のどの違和感が心配だという．
- 半夏厚朴湯(122)を追加(湿性咳嗽を伴うことから)．14週後には咳嗽がほとんど出現せず，体調はよい．同処方で治療を継続．

処方決定のプロセスとヒント

- 本症例は「乾燥性咳嗽であった」ことから，麦門冬湯を選択した．
- 本剤は，咳が出るとなかなか止まらない場合に用いられる．合併病態のため，本例ではさらに六味丸，半夏厚朴湯の併用が必要であったが，乾燥性咳嗽には，麦門冬湯が有効に作用したと考えられる．

注) 左寸：心の病態をみる脈診上の部位．

121 八味地黄丸（はちみじおうがん）

方剤と保険適応

○地黄　山薬　山茱萸　茯苓　沢瀉　牡丹皮　桂皮　附子

＝六味丸＋(桂皮　附子)

【保険適応】 疲労，倦怠感著しく，尿利減少または頻数，口渇し，手足に交互的に冷感と熱感のあるものの次の諸症：腎炎，糖尿病，陰萎，坐骨神経痛，腰痛，脚気，膀胱カタル，前立腺肥大，高血圧．

方意と解説

- ◆ 漢方では身体を潤し(滋潤)冷やす機構(陰)と温める機構(陽)が存在すると考えられている．
- ◆ 本剤が適応になるような対象は，陰陽の機能がともに低下している場合である．身体諸機能の低下があり，疲労，倦怠感が著しく特に下半身の機能低下による腰痛，足腰の冷え，排尿障害が現れた場合に良い適応となる．
- ◆ 本剤は温める機能の低下(陽虚)を改善させる附子・桂皮の組み合わせがあり，地黄・山薬・山茱萸は滋潤や栄養に働く(滋陰薬)．
- ◆ 牡丹皮は清熱の作用を持ち，熱感を改善する．
- ◆ 沢瀉・茯苓は尿の出が悪い(尿不利)，口渇，耳鳴りといった水の滞りによって生じる症状を改善する．
- ◆ 桂皮・附子以外の6種の生薬の間では寒熱のバランスがとれており，前記2種の熱薬により全体として温める作用を発揮する．
- ◆ 山薬は下半身の強化に，山茱萸は下半身の引き締めに作用する．
- ◆ 桂皮・附子は特に下半身の代謝促進により，エネルギー量の増加を促す．

カルテ

受診の経緯とプロブレム

- 67歳男性．主訴：頻尿．
- 54歳から頻尿となり，泌尿器科で前立腺肥大を指摘された．2か月後に発疹のため近医を受診．蕁麻疹の診断でセチリジンが処方された．以後，通常5日に1回の服用で蕁麻疹の発現なし．

診察のポイント

- 身長160cm．体重62kg．血圧144/92mmHg．体温36.2℃．皮膚乾燥．診察時蕁麻疹なし．夜間尿2～3回/日．皮膚枯燥．肩・腰に軽い掻爬傷．血液検査：IgE RIST：612IU/mL，RAST：ダニ・HD・ヒノキ（2＋）．
- 脈：沈*）．舌：胖大*），乾燥，皺裂*），薄白黄苔．舌下静脈怒張あり．腹部：腹力弱．腹直筋緊張あり．小腹不仁*）あり．

処方と治療経過

- 八味地黄丸を投与．2週後，著変なし．1か月後，セチリジンを飲み忘れても蕁麻疹の出現は軽い．3か月後，セチリジンの服用を中止したが，蕁麻疹の出現なし．その後，疲れが増加した場合には軽度の蕁麻疹は出現するが，かゆみも軽く耐えられ，消失も非常に早いという．夜間尿も軽減しており治療を継続中．

処方決定のプロセスとヒント

- 本症例は「夜間尿，腹部の小腹不仁（腎虚の所見）」などから，八味地黄丸の選択と判断した．症状改善までの経過は長いが，最終的に軽快したことから，本剤は有効と考える．
- 本症例は本治*）として八味地黄丸を選択．本剤は腎虚による排尿異常に用いられる．一方，煩熱不得臥*）の病態に適するとされており，これは蕁麻疹の一症状と考えられる．

注）煩熱不得臥：手足などがほてって安眠できない状態．

122 半夏厚朴湯（はんげこうぼくとう）

蘇葉　厚朴　気滞

小半夏加茯苓湯　水毒

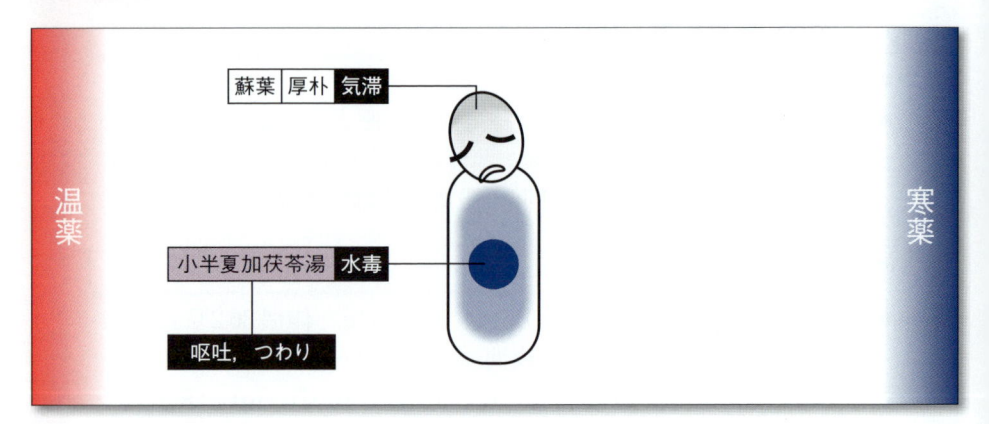

嘔吐，つわり

温薬　　　　　　　　　　　　　　　　寒薬

方剤と保険適応

○半夏　茯苓　生姜　厚朴　蘇葉
＝小半夏加茯苓湯＋（厚朴　蘇葉）

【保険適応】気分がふさいで，咽喉，食道部に異物感があり，ときに動悸，めまい，嘔気などを伴う次の諸症：不安神経症，神経性胃炎，つわり，せき，しわがれ声，神経性食道狭窄炎，不眠症．

方意と解説

◆ 気分を晴れやかにし，蠕動を盛んにする（理気）厚朴・蘇葉と，健胃作用を有する生姜，嘔気を止める半夏・生姜，それに鎮静作用を有し，胃に溜まった水を除き胃の動きを改善させる茯苓からなる方剤である．
◆ 気分のふさいでいる（気滞）人で動悸，嘔気などを伴う不安神経症に適用できるような生薬構成になっていることが分かる．
◆ 本剤は，気の巡りを改善する代表的なものである．
◆ のどの異物感（梅核気・咽中炙臠[注]）も気が滞ることで起こるとされており，本剤で改善される．

[注] 梅核気・咽中炙臠：のどの異物感のこと．

カルテ

受診の経緯とプロブレム

- 45歳女性．主訴：のどの異常感．
- 6年前から抑うつ状態が出現し，心療内科でうつ病と診断された．各種抗うつ剤が処方され，症状は改善していたが，眠気が強く便秘傾向．ここ1年，のどに何かがつまった感じがして，咳払いをしてもなかなか異常感が除けないという．耳鼻咽喉科では異常は認められなかった．漢方治療を希望して来院．

診察のポイント

- 身長158cm．体重49kg．血圧128/74mmHg．体温35.8℃．体格普通．咽頭発赤なし．肺野清．心音正常．腹部平坦軟．肝脾触知せず．
- 脈：沈細滑*)．舌：やや胖大*)，薄白苔．腹部：腹力中等度．軽度の胸脇苦満*)．振水音*)あり．やや元気なし．非常に几帳面な性格を何とかしたいという．不眠あり．

処方と治療経過

- 半夏厚朴湯を投与．2週後，やや違和感は改善したが，すっきりはしない．6週後，違和感はほぼ消失．10週後には不眠も改善．3か月後には既存の抗うつ剤の減量が可能となり便通も改善．同剤の服用により，体調がよいため投与を継続．

処方決定のプロセスとヒント

- 本症例は「非常に几帳面な性格」が一つの特徴であり，この場合，気滞がよく認められる．さらに「のどの異常感を伴った」ことから，半夏厚朴湯を選択した．
- このような，のどの症状は梅核気・咽中炙臠と呼ばれ，半夏厚朴湯の投与目標となっている．

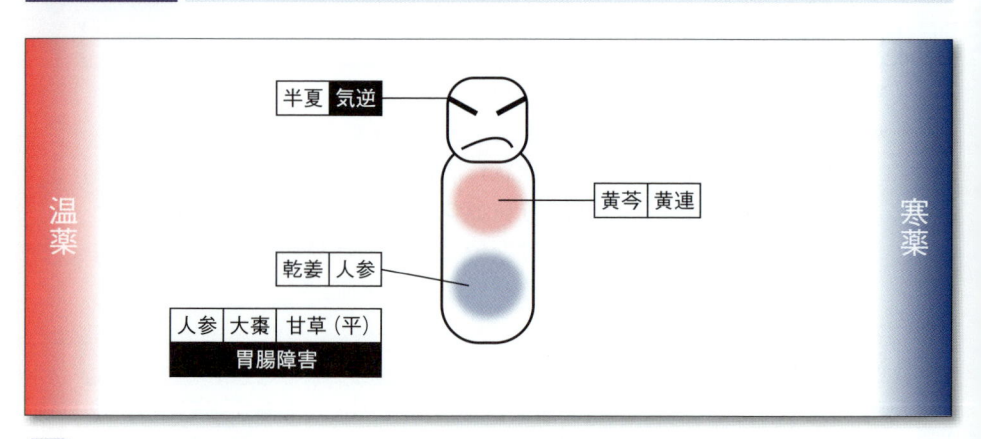

123 半夏瀉心湯 (はんげしゃしんとう)

温薬　／　寒薬

- 半夏 — 気逆
- 黄芩　黄連
- 乾姜　人参
- 人参　大棗　甘草 (平) — 胃腸障害

方剤と保険適応

○半夏　黄芩　黄連　乾姜　人参　大棗　甘草

【保険適応】 みぞおちがつかえ，ときに悪心，嘔吐があり食欲不振で腹が鳴って軟便または下痢の傾向のあるものの次の諸症：急・慢性胃腸カタル，はっ酵性下痢，消化不良，胃下垂，神経性胃炎，胃弱，二日酔，げっぷ，胸やけ，口内炎，神経症．

方意と解説

◆ みぞおちのあたりに違和感があり，鞕（かた）くつかえたような感じ（心下痞鞕）を改善させるのが瀉心湯類である．本剤は瀉心湯類の代表的方剤である．

◆ 本来は，少陽病という熱証期に誤って下剤を使ったことで，腸が冷えて下痢になったが，なお胃に熱があるためその境目であるみぞおちがつかえ鞕くなったときに用いるべき方剤である．したがって，胃には熱があるのに腸は冷えて下痢になっており，冷えと熱が混在しているため胃や胸膈の熱を冷やす目的で黄連と黄芩を配合し，腸を温める目的で乾姜の存在が重要となる．

◆ 人参，乾姜は腸管血流を増加させ機能回復に向かい，蠕動が激しすぎて下痢する場合には抑制する作用を持っている．

◆ 人参，大棗，甘草は胃腸の働きを改善させる目的でも加えられており，半夏は嘔気や嘔吐をとめ蠕動調整にも寄与している．

◆ したがって，適用には「みぞおちがつかえ，ときに悪心，嘔吐があり，食欲不振の人で，消化不良や下痢」などがある．

カルテ

受診の経緯とプロブレム

- 33歳男性．主訴：腹部膨満感．
- 5日前から37.5℃の発熱・悪寒が出現．症状が軽かったため勤務を継続．発熱は38℃まで上昇．悪寒継続．悪寒が治まると高熱が出る．前日からは腹部膨満感が出現．当日は心窩部の支え感も出てきたため受診．

診察のポイント

- 身長170cm．体重68kg．血圧126/78mmHg．体温37.7℃．やや痩せ．咽頭発赤軽度あり．肺野清．心音正常．腹部平坦軟．心窩部の抵抗あり．腹鳴やや亢進．肝脾触知せず．腹部X線検査で軽度の大腸ガスの増加を認める．やや元気なし．口が苦い．
- 脈：弦数[*]．舌：胖大[*]，薄黄苔．腹部：腹力中等度．心下痞鞕あり．

処方と治療経過

- 半夏瀉心湯を投与．翌日，やや腹部膨満感は改善したが，発熱は持続．2日後，やや解熱傾向．食欲改善．2日後には解熱．腹鳴は軽度残存．その後2日分，半夏瀉心湯を服用してほぼ軽快．

処方決定のプロセスとヒント

- 本症例は「体格中等度，口が苦い，弛張熱，腹部膨満感，腹鳴，心下痞鞕が認められる」ことから，半夏瀉心湯を選択した．
- このような，傷寒論でいう少陽病には，柴胡剤が選択されることが多いが，腹部症状が中心で，心下痞鞕という腹診所見がある場合には，半夏瀉心湯が属する芩連剤が投与される．

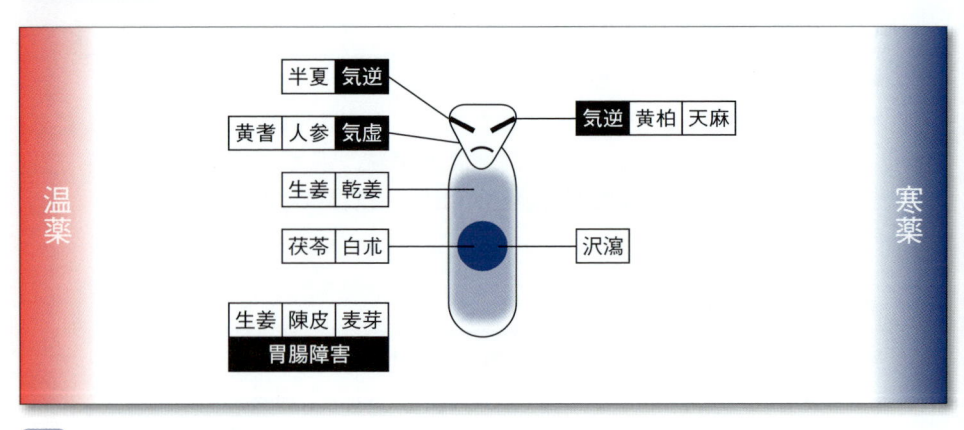

124 半夏白朮天麻湯
はんげびゃくじゅつてんまとう

```
温薬                                          寒薬
       半夏 気逆
       黄耆 人参 気虚        気逆 黄柏 天麻
       生姜 乾姜
       茯苓 白朮             沢瀉
       生姜 陳皮 麦芽
           胃腸障害
```

方剤と保険適応

○半夏　白朮　茯苓　人参　陳皮　生姜　天麻　麦芽　黄耆　黄柏　沢瀉　乾姜
【保険適応】胃腸虚弱で下肢が冷え，めまい，頭痛などがあるもの．

方意と解説

- ◆ 胃腸機能を改善し（健脾），気力や元気を増す（補気）人参・黄耆・白朮・茯苓が入り，蠕動を調整する（理気）陳皮・生姜・麦芽が加わり，半夏が胃腸の過剰な水分を処理して胃腸機能を改善させることで元気にさせようとしている方剤であることが分かる．
- ◆ 乾姜は腸管血流量を増加させることから，腸管機能低下を改善させる役割も果たしている．
- ◆ 白朮・茯苓・沢瀉・半夏は，浮腫を除く目的で配合されており胃の浮腫による胃腸機能低下も改善させる．
- ◆ 黄柏は苦味健胃薬であり清熱薬としても知られており，温める生薬が多い本剤の緩和に働いている．
- ◆ 天麻は，胃腸機能低下によって結果として生じるふらつきやめまいを治す目的で加えられている．
- ◆ 白朮・茯苓・沢瀉は，めまいなど水毒が原因で起こる症状を改善させる目的でも加えられている．
- ◆ したがって，本剤は胃腸機能が虚弱で冷えがある人のめまいなどに適応があることが理解できる．

カルテ

受診の経緯とプロブレム

- 12歳女児．主訴：頭痛・めまい．
- 10歳頃から朝起きづらくなり，朝礼でも立っているのがつらくなった．近医を受診し，起立性調節障害と診断され昇圧剤を処方された．何となく体調は改善傾向であったが，学校へは遅刻することが多い．家族からはなまけものと非難されたりする．もう少し症状の改善を希望して来院．

診察のポイント

- 身長150cm．体重36kg．血圧102/66mmHg．体温35.9℃．咽頭発赤なし．肺野清．心音正常．心雑音なし．腹部平坦軟．肝脾触知せず．末梢血・血液生化学検査異常所見なし．起立試験で血圧低下，脈拍上昇の結果が得られた．顔色やや白．
- 脈：沈細*)．舌：胖大*)，軽度やや淡白色，薄白苔．腹部：腹力弱．腹壁はうすく突っ張っている．心下痞鞕*)あり．振水音*)あり．

処方と治療経過

- 半夏白朮天麻湯を処方．2週後，頭痛は軽減した．4週後，朝起きやすくなった．めまい，頭痛も軽くなり，苦痛でなくなった．学校にも時間通りに登校できるようになった．漢方薬を服用していると体調がよいと内服を継続．

処方決定のプロセスとヒント

- 本症例は「体力が低下しており，頭痛，血圧低下がある」ことから，半夏白朮天麻湯を選択した．
- 頭痛にはさまざまな方剤が用いられるが，本剤は，起立性調節障害に基づく頭痛によい適応がある．

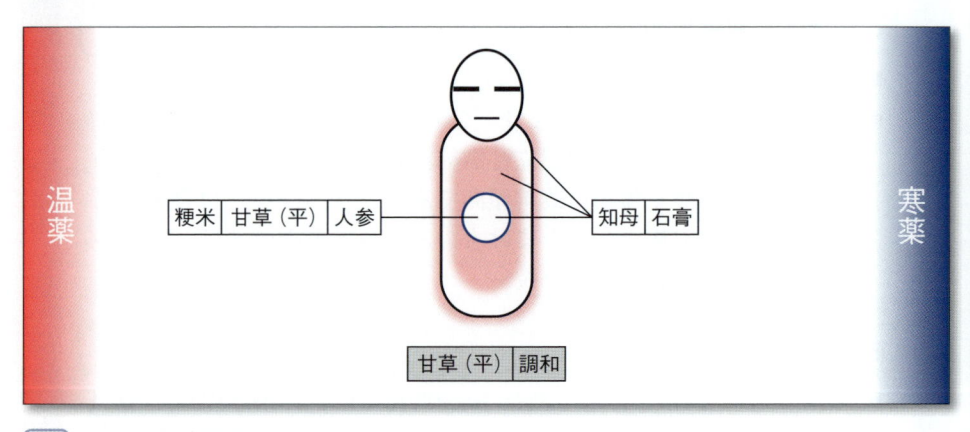

125 白虎加人参湯（びゃっこかにんじんとう）

方剤と保険適応

○知母　粳米　甘草　石膏　人参

【保険適応】のどの渇きとほてりのあるもの．

方意と解説

- ◆ すべての構成薬が，汗の出過ぎによる体液の消耗を防ぐ役割を果たしている．
- ◆ 汗が出すぎ脱水状態を呈してのどの渇きが強い場合，本剤中のすべての構成薬が改善させる方向に働くというものである．
- ◆ 石膏・知母は熱を冷ます清熱薬で熱証が強い場合に適応となる．
- ◆ 人参が加わっているため，熱や汗の出過ぎによる体力の消耗にも適応できる．
- ◆ 粳米・甘草は胃腸障害の予防改善の目的にも配合されている．
- ◆ したがって，脱汗により体液を消耗（脱水）したために，のどの渇きとほてりがあるものに適応があるのも理解できよう．

カルテ

受診の経緯とプロブレム

- 12歳男児．主訴：発熱．
- 当日は野球部の朝練習を行っていた．10時には33℃の気温となり，かなりつらかったが，練習を継続していたら突然くずれるように倒れた．すぐ濡れタオルで身体を冷やしながら，救急車で来院．

診察のポイント

- 身長156cm．体重55kg．血圧90/76mmHg．体温38.3℃．脈拍110/分．体格普通．自汗あり．皮膚ツルゴール低下．意識レベルはJapan coma scaleで30．口腔乾燥．肺野清．心音正常．腹部正常．瞳孔反射・腱反射正常．意識レベル以外異常所見なし．末梢血：WBC $120 \times 10^3/\mu L$，Hb 14.5g/dL，Plt $310 \times 10^3/\mu L$，BUN 28mg/dL，Cr 1.2mg/dL，Na 141mEq/L，K 4.7mEq/L，Cl 118mEq/L，BS 120mg/dL，CPK 230IU/L．
- 脈：洪大[*]．舌：大きさ正常，薄白苔，乾燥．腹部：特異所見なし．

処方と治療経過

- 診察後すぐに初期補液とクーリングを開始．数分後，意識が晴明となり，その後入眠した．1時間後，体温37.5℃，覚醒した．
- 白虎加人参湯を投与．気分がよいという．入院のうえ，補液を継続して白虎加人参湯も服用．夜には解熱．翌日には体調は元通りとのことで退院した．白虎加人参湯はもう1日継続して終了．

処方決定のプロセスとヒント

- 本症例は「汗がよく出て，発熱も強く，脱水状態になっている」と判断されるため，白虎加人参湯を選択した．
- 本症例は熱中症の状態であり，傷寒論での陽明病[*]に類する状態である．

126 茯苓飲
ぶくりょういん

陳皮 気滞
気滞 枳実
生姜 人参 気虚
生姜 人参
茯苓 蒼朮

温薬　　寒薬

方剤と保険適応

○人参　蒼朮　生姜　茯苓　陳皮　枳実
＝四君子湯－（甘草　大棗）＋（陳皮　枳実）
＝六君子湯－（甘草　大棗　半夏）＋枳実

【保険適応】吐きけや胸やけがあり尿量が減少するものの次の諸症：胃炎，胃アトニー，溜飲．

方意と解説

◆ 胃腸機能を整え元気，気力を増す（補気，健脾）人参・蒼朮・茯苓と，蠕動を改善させる枳実・陳皮・生姜からなる方剤である．
◆ 蒼朮・茯苓は浮腫など滞った水を排出させる作用があり，胃に溜まった水（振水音などで確認）の除去の目的でも配合されている．
◆ 消化機能が低下しているために悪心，嘔吐，胸やけがあり，水分吸収も悪いために尿量も減少する．そのようなものの胃炎や胃アトニーに用いられる．

カルテ

受診の経緯とプロブレム

- 43歳女性．主訴：胃もたれ・げっぷ．
- 食べ過ぎると胸やけ・胃痛を起こしやすかった．1か月前に食べ過ぎの後，下痢が出現．整腸剤，止痢剤の投与を受け，改善傾向にあったが，少し食べ過ぎた後で，また，胃痛・胸やけが出現．咳嗽で睡眠が障害されることがある．近医で上部消化管内視鏡を受け，胃炎，逆流性食道炎と診断され，制酸剤，プロトンポンプ阻害剤が処方された．症状は改善してきたが，すっきりはしないという．

診察のポイント

- 身長156cm．体重65kg．血圧132/90mmHg．体温36.1℃．やや肥満．咽頭発赤軽度．肺野清．心音正常．心雑音なし．腹部軽度膨満軟．心窩部痛軽度あり．肝脾触知せず．四肢浮腫なし．活気なし．
- 脈：沈滑*)．舌：やや胖大*)，湿潤，歯痕あり，白苔中等度．腹部：腹力軟弱から中等度．心下痞鞕*)あり．振水音*)軽度あり．

処方と治療経過

- 茯苓飲を投与．2週後，胃もたれ・げっぷは軽くなった．4週後，胸やけも軽くなった．8週後，胃部不快感は消失．さらに4週分処方して治療を終了．

処方決定のプロセスとヒント

- 本症例は「慢性胃炎，胃もたれ，げっぷ，胸やけ」などから，茯苓飲を選択した．
- 茯苓飲は慢性の上部消化管の蠕動障害による胃もたれ，げっぷなどに有効である．
- 同様の症状でも，より虚弱体質の場合には六君子湯(142)あるいは茯苓飲合半夏厚朴湯(127)が選択される．

127 茯苓飲合半夏厚朴湯
（ぶくりょういんごうはんげこうぼくとう）

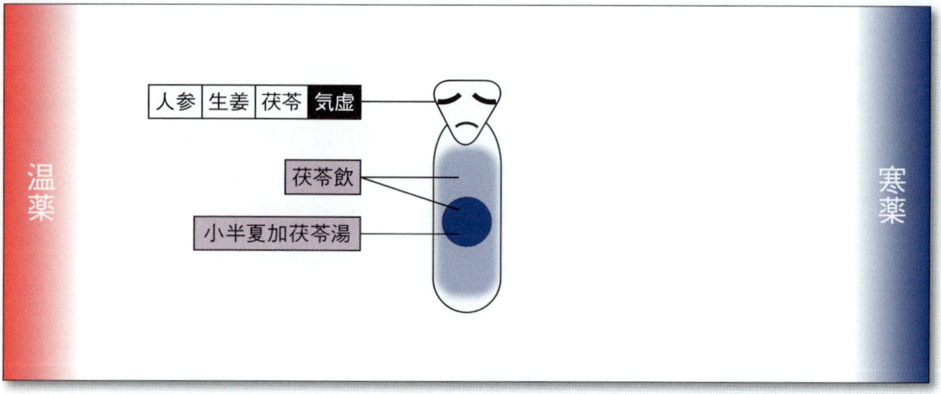

温薬　　　　　　　　　　　　　　　　　　　　　　　　寒薬

人参　生姜　茯苓　気虚
茯苓飲
小半夏加茯苓湯

方剤と保険適応

○人参　蒼朮　生姜　茯苓　陳皮　枳実　半夏　厚朴　蘇葉
＝人参　蒼朮　生姜　茯苓　陳皮　枳実　半夏　厚朴　茯苓　生姜　蘇葉
＝茯苓飲＋半夏厚朴湯
＝六君子湯−（甘草　大棗）＋（枳実　厚朴　蘇葉）

【保険適応】気分がふさいで，咽喉，食道部に異物感があり，時に動悸，めまい，嘔気，胸やけなどがあり，尿量の減少するものの次の諸症：不安神経症，神経性胃炎，つわり，溜飲，胃炎．

方意と解説

◆ 茯苓飲(126)と半夏厚朴湯(122)とを合方した方剤である．
◆ 半夏厚朴湯は，気分がふさいで，食道部に異物感があり，嘔気などを伴う不安神経症に使う方剤であり，茯苓飲は，吐き気や胸やけがあり尿量の減少する胃炎，胃アトニー，溜飲に適応がある．
◆ 半夏厚朴湯と茯苓飲が合方されることで，気分がふさいでのどに異物感があり，悪心，嘔吐，腹部膨満などの症状もある不安神経症や溜飲に適用されることとなる．2つの方剤の性格が良く現れている．
◆ 甘草・大棗は含まないが，六君子湯(142)の方意も考えられる．

カルテ

受診の経緯とプロブレム

- 53歳男性．主訴：胃もたれ・げっぷ．
- 食べ過ぎると胸やけ，胃痛を起こしやすい．整腸剤，止瀉剤で改善傾向にあったが，胸やけ，胃痛が再現．胃炎，逆流性食道炎と診断され制酸剤，プロトンポンプ阻害剤が処方された．症状は改善してきたが，すっきりしないという．気分の落ち込みがあり，のどのつまり感がある．

診察のポイント

- 身長168cm．体重75kg．血圧132/78mmHg．体温36.1℃．やや肥満．咽頭発赤軽度．肺野清．心音正常．心雑音なし．腹部軽度膨満軟．心窩部痛軽度あり．肝脾触知せず．活気なし．肩こりあり．
- 脈：沈滑[*]．舌：やや胖大[*]，湿潤，歯痕あり，白苔中等度．腹部：腹力中等度．心下痞鞕[*]軽度．振水音[*]軽度あり．

処方と治療経過

- 茯苓飲合半夏厚朴湯を投与．2週後，胃もたれ，げっぷが軽くなった．4週後，胸やけも軽くなり，気分が明るくなった．
- 8週後，胃部不快感は消失．腹部症状が消失したため，半夏厚朴湯に変更し内服を継続．

処方決定のプロセスとヒント

- 本症例は「慢性胃炎，胃もたれ，げっぷ，胸やけ」などから，茯苓飲の選択が考慮された．
- さらに，気分的な落ち込み，のどの違和感は咽中炙臠(いんちゅうしゃれん)[注]と判断して半夏厚朴湯の適応も考えられた．
- 以上から，茯苓飲合半夏厚朴湯を投与した．

[注] 咽中炙臠：のどの異物感のこと．

128 附子理中湯

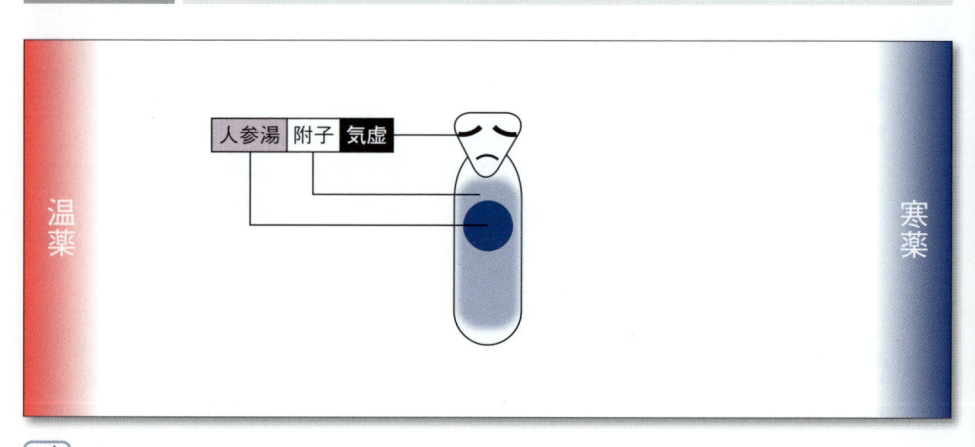

方剤と保険適応

○人参　蒼朮　甘草　乾姜　附子

＝人参湯＋附子

【保険適応】 胃腸虚弱で血色悪く，顔に生気なく，尿量多く手足に冷感あり，下痢の傾向あり，しばしばはき気，目眩，頭重，胃痛をうったえるものの次の諸症：慢性の胃腸カタル，胃アトニー症．

方意と解説

- ◆ 人参湯(117)（別名：理中湯）は，胃腸機能が低下することでエネルギーである気が作られず，冷えを生じた場合が適応となる．
- ◆ 乾姜は消化管の血流を増加させることで胃腸や全身を温め，人参・蒼朮・甘草で胃腸機能低下を改善する．
- ◆ したがって，冷えることで起こる胃腸カタル，胃アトニーなどに用いられる．体力が落ち，冷えが強い場合には，新陳代謝を活発にさせる附子を加える．
- ◆ 人参湯の証で新陳代謝が落ち，冷えが強い場合に適応となる．

カルテ

受診の経緯とプロブレム

- 59歳女性．主訴：下痢・冷え．
- 3年前から自律神経失調，多汗のため，漢方治療を行っている．現在は半夏厚朴湯，防已黄耆湯の投与を行っている．7日前から胃が重くなり，6日前からは心窩部痛，下痢，頻回の嘔吐が出現．近医で点滴を受けた．嘔吐は改善したが，下痢，腹痛が持続して体重が3kg減少．下痢は水様で日に3回程度．

診察のポイント

- 身長156cm．体重47kg．血圧114/76mmHg．体温36.8℃．腹部全体に軽度の圧痛があり，特に心窩部で強い．腸鳴が弱い．末梢血・血液生化学・尿検査異常所見なし．
- 脈：沈細[*]．舌：胖大[*]，歯痕あり，湿潤，苔なし．唾液の口内貯留が多い．腹部：腹力弱．心下痞鞕[*]あり．小腹不仁[*]あり．発語に元気がない．全身が冷える．

処方と治療経過

- 附子理中湯を投与〔半夏厚朴湯(122)，防已黄耆湯(130)の投与を一時中止〕．翌日には心窩部痛が軽減．3日後，下痢改善．食欲も少し改善．5日後には下痢消失．計7日の内服により軽快し，従来の治療を再開．

処方決定のプロセスとヒント

- 本症例は急性胃腸炎を併発した．先急後緩の法則[注]により，従来の治療を一時中断して胃腸炎の治療を行った．
- 本症例は急激に体力が低下して，身体の冷えが非常に強くなった病態．急速に体内を温め体力を回復させることが重要であり，人参湯に附子が加味された本剤が適する．

[注] 先急後緩の法則：まず急病を治し，後で緩病を治療すること．

129 平胃散（へいいさん）

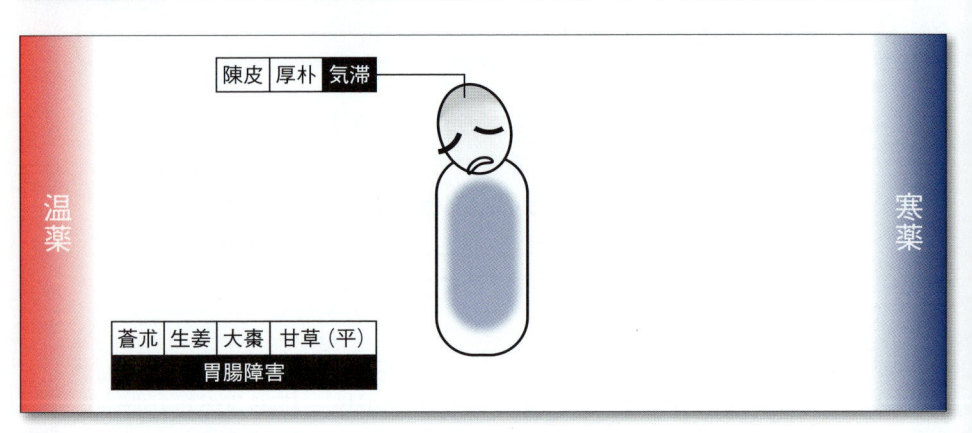

温薬　　　　　　　　　　　　　　　　　　　　　寒薬

陳皮　厚朴　気滞

蒼朮　生姜　大棗　甘草（平）
胃腸障害

方剤と保険適応

○生姜　大棗　甘草　厚朴　蒼朮　陳皮

【保険適応】 胃がもたれて消化不良の傾向のある次の諸症：急・慢性胃カタル，胃アトニー，消化不良，食欲不振．

方意と解説

- ◆ 弱った胃の機能を改善させる（健脾）大棗・甘草・蒼朮・生姜と，蠕動を調節する（理気）陳皮・生姜・厚朴の配合からなる方剤である．
- ◆ 厚朴は気分を晴れやかにし（理気），腹部膨満を改善させる作用もある．
- ◆ したがって，胃がもたれるものの胃カタル，胃アトニー，食欲不振に適応される．

カルテ

受診の経緯とプロブレム

- 45歳女性．主訴：胃もたれ．
- 3か月前から嘔気，上腹部の膨満感やもたれ感が続いている．1か月前からは，食欲も少し低下してきた．しかし，体力低下，易疲労感などはない．近医で制酸剤，胃粘膜保護剤が処方されたが，改善しなかった．漢方治療を希望して来院．

診察のポイント

- 身長159cm．体重49kg．血圧113/68mmHg．体温35.9℃．やや落ち込んだ印象があるが，話す言葉にははりがある．のどの・頸部・心・肺に異常所見なし．腹部平坦軟．心窩部から臍部にかけて軽度圧痛あり．グル音異常なし．肝脾蝕知せず．
- 脈：沈滑*)．舌：胖大*)，淡白色，歯痕あり，白膩苔あり．舌下静脈怒張なし．腹部：腹力中等度．軽度振水音*)あり．

処方と治療経過

- 平胃散を処方．2週後，すこし吐き気が楽になった．まだ胃もたれはある．6週後，症状はほぼ改善．3か月継続後，体調が良いため治療を終了．

処方決定のプロセスとヒント

- 本症例は「胃部不快感，胃もたれを中心に，その他の要因が明確ではない」ため，平胃散を選択した．
- 平胃散は，食物が消化管に停滞して，もたれ感に対してよく用いられる方剤である．本来，胃腸は丈夫であるが，食べ過ぎなどの外的要因により，症状が出現する場合がよい適応である．

130 防已黄耆湯
ぼう い おう ぎ とう

温薬　　　　　　　　　　　　　　　　　　　　寒薬

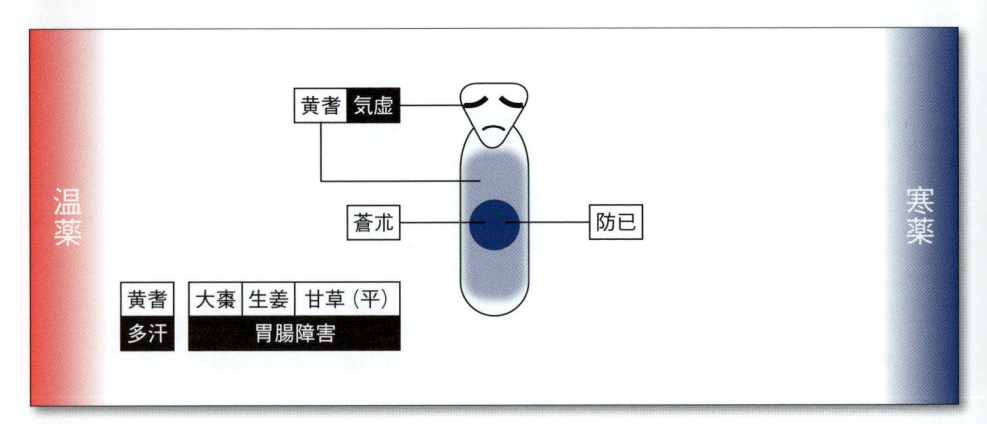

黄耆｜気虚
蒼朮　　防已

黄耆｜大棗｜生姜｜甘草（平）
多汗　　　　胃腸障害

方剤と保険適応

〇防已　黄耆　蒼朮　甘草　生姜　大棗

【保険適応】色白で筋肉軟らかく水ぶとりの体質で疲れやすく，汗が多く，小便不利で下肢に浮腫をきたし，膝関節の腫痛するものの次の諸症：腎炎，ネフローゼ，妊娠腎，陰嚢水腫，肥満症，関節炎，癰，せつ，筋炎，浮腫，皮膚病，多汗症，月経不順．

方意と解説

◆ 胃腸の機能を改善する甘草・生姜・大棗を配し，浮腫を去る目的で防已・黄耆・蒼朮・生姜が加えられている．
◆ 黄耆は気力，元気を増す補気薬であり，汗を止める作用も持ち，蒼朮と協力して強力に寝汗など虚のために生じる汗を止める．
◆ 気力，元気がなく疲れやすい人向けの方剤で，汗をかきやすく，むくみやすいものに適応がある．

カルテ

受診の経緯とプロブレム

- 64歳女性．主訴：膝痛・下腿の浮腫．
- 20歳頃から行商で，他県まで週に4回程度出かけている．45歳頃から下腿の浮腫，静脈瘤が出現．外科では手術を勧められたが拒否している．50歳頃からは膝痛も出現．整形外科で鎮痛剤が処方されている．行商で立ち仕事の日は特に症状が悪化．休日は症状が緩和するが，仕事は止められないという．漢方治療を希望して来院．

診察のポイント

- 身長150cm．体重59kg．血圧158/89mmHg．体温36.3℃．意識清明．肺野清．心音正常．腹部平坦軟．肝脾触知せず．下腿は両側に浮腫を認め，指圧により陥没．静脈瘤が散在．末梢血・血液生化学・尿所見異常なし．やや肥満．冷えが強い．
- 脈：沈滑*)．舌：胖大*)，淡紅，歯痕あり．腹：腹力やや弱．緊張が弱い．腹部膨満あり．下腹部に抵抗・圧痛あり．

処方と治療経過

- 防已黄耆湯を投与．2週後，症状やや改善．1か月後，浮腫はあるが膝痛は少し改善．歩行も楽になったが静脈瘤は変化なし．
- その後，桂枝茯苓丸を追加投与．1か月後，静脈瘤が軽減．浮腫も減少．完全には症状が取れないが，体調がよいため内服を継続．

処方決定のプロセスとヒント

- 本症例は「下肢の浮腫と腹部膨満」から防已黄耆湯の適応と考えた．
- 浮腫に対してはある程度の改善が認められたが，静脈瘤に関しては効果がみられなかった．この点は防已黄耆湯に駆瘀血薬が含まれていない点から説明されるだろう．
- 桂枝茯苓丸(37)の併用で，静脈瘤にかなりの改善がみられる．

131 防風通聖散
ぼうふうつうしょうさん

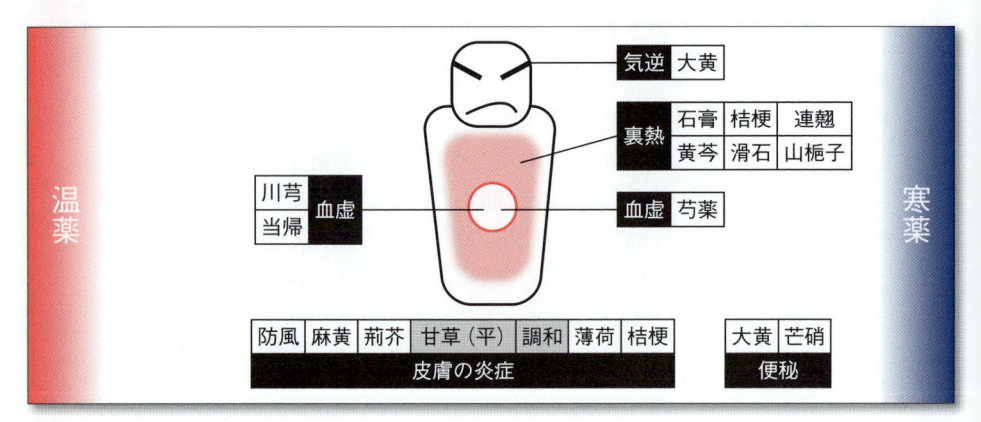

（図：温薬―寒薬スケール）
- 気逆：大黄
- 裏熱：石膏・桔梗・連翹・黄芩・滑石・山梔子
- 川芎・当帰：血虚
- 芍薬：血虚
- 防風・麻黄・荊芥・甘草（平）・調和・薄荷・桔梗：皮膚の炎症
- 大黄・芒硝：便秘

方剤と保険適応

○<u>大黄　芒硝　甘草</u>　麻黄　石膏　生姜　白朮　当帰　川芎　芍薬
　薄荷　連翹　荊芥　防風　黄芩　山梔子　滑石　桔梗
＝<u>調胃承気湯</u>＋<u>越婢加朮湯</u>−（大棗）＋四物湯−（地黄）＋
　（薄荷　連翹　荊芥　防風　黄芩　山梔子　滑石　桔梗）

【保険適応】腹部に皮下脂肪が多く，便秘がちなものの次の諸症：高血圧の随伴症状（どうき，肩こり，のぼせ），肥満症，むくみ，便秘．

方意と解説

◆ 生薬の種類が多く複雑な処方構成であるが，主体は身体の熱を冷ますことであり，多すぎるもの例えば脂肪などを取り去る方剤と考えられる．

◆ 大黄・甘草・芒硝は調胃承気湯(101)であり，便を軟化させながら便を排泄させる．

◆ 麻黄・石膏・生姜・蒼朮・甘草の生薬の組合せは関節など(表)に水が溜まる炎症性の浮腫に用いられる越婢加朮湯(7)(大棗の配合はない)の方意を持つことを意味する．

◆ 荊芥・薄荷は，のぼせや頭痛といった上半身の熱を去る目的で配合．

◆ 滑石・山梔子は，下半身の炎症など熱証を冷ます目的で配合．

◆ 防風・薄荷・荊芥・連翹は，皮膚の痒みや痛みを止める目的で配合．

◆ 荊芥・防風は消炎作用を持ち，石膏・桔梗で肺の炎症を鎮めるため去痰・鎮咳作用をも目的に配合されている．

◆ 四物湯(66)の方意(補血)もあり，本剤の行き過ぎを防止している．

カルテ

受診の経緯とプロブレム

- 58歳男性．主訴：口内炎．
- 56歳から睡眠時無呼吸症候群，糖尿病，脂質異常症のため，他診療科において治療を受け経過観察中．4か月前から口内炎が出現．出現，消退を繰り返し，1か月後に当院口腔外科を受診．同科で黄連解毒湯，茵蔯蒿湯などの投与を受けたが，症状が改善しないため，同科より当科を紹介受診．

診察のポイント

- 身長158cm．体重79kg．血圧121/87mmHg．体温36.5℃．咽頭発赤なし．舌辺縁に直径5mm程度のアフタが5個散在．肺野清．心音正常．腹部平坦軟．肝触知せず．筋肉質の肥満．色は浅黒い．
- 末梢血・尿検査異常所見なし．血液生化学検査：血清コレステロール198mg/dL．
- 脈：沈[*]．舌：胖大[*]，湿潤，やや紅，歯痕軽度あり．舌下静脈怒張なし．腹部：腹力充実．太鼓腹様で腹部膨満感あり．

処方と治療経過

- 防風通聖散を投与．2週後，新たに口内炎は出現しない．6週後，口内炎は消失．さらに2か月後，たまに口内炎は出現するが非常に軽度であり回復も早い．5か月後，転居のために経過観察を終了．

処方決定のプロセスとヒント

- 本症例のように「太鼓腹を呈した」場合には，防風通聖散を選択する．
- 一般的には「肥満，高血圧，脂質異常症，メタボリックシンドロームなど」を目標にされるが，太鼓腹の実証[*]患者の様々な症状に対応可能な方剤である．

132 補中益気湯(ほちゅうえっきとう)

温薬 / 寒薬

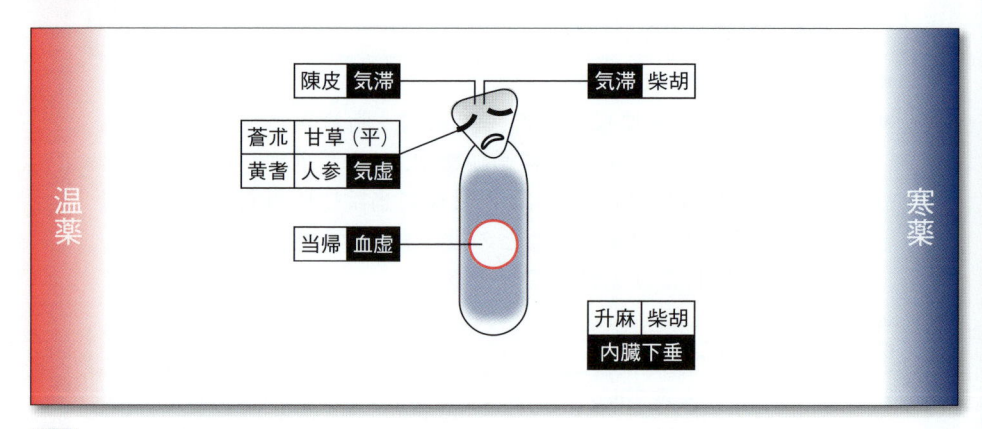

陳皮 気滞
気滞 柴胡
蒼朮 甘草(平)
黄耆 人参 気虚
当帰 血虚
升麻 柴胡
内臓下垂

方剤と保険適応

○人参　蒼朮　甘草　生姜　大棗　当帰　黄耆　陳皮　升麻　柴胡
＝四君子湯－茯苓＋(当帰　黄耆　陳皮　升麻　柴胡)

【保険適応】消化機能が衰え，四肢倦怠感著しい虚弱体質者の次の諸症：夏やせ，病後の体力増強，結核症，食欲不振，胃下垂，感冒，痔，脱肛，子宮下垂，陰萎，半身不随，多汗症．

方意と解説

◆ 元気がなく気力もない状態(気虚)を治す，補気剤の基本である四君子湯(63)が含まれている．さらに，元気や気力をつける作用の強い黄耆も加わっており，虚弱者に使う方剤であることが伺える．

◆ 胃腸の調子を整える大棗・陳皮・生姜の配合は消化機能の衰えによる虚弱者に適用できる．

◆ 本剤の特徴は，筋緊張の低下を改善(昇提(しょうてい))する人参・黄耆・柴胡・升麻の配合である．胃下垂や子宮下垂に効があるのもこれらの生薬の作用と考えられている．低血圧にも適応があるのもこの昇堤作用の存在由である．

◆ このように，本剤はほとんど気薬(補気薬，理気薬)で構成されていることから，疲れやすく気力のない全身倦怠感が甚だしい場合に用いられる．

◆ 当帰は血を補う生薬であり，本剤は血虚に対する配慮もなされているが，一方で少量の補血薬を配合することで補気剤としての作用も強化している．

◆ したがって，本剤が，消化機能が衰え四肢倦怠感が著しい虚弱者に用いられるのもうなずけよう．

カルテ

受診の経緯とプロブレム

- 76歳男性．主訴：便失禁．
- 10年前から頻尿があった．1年前に頻尿の精査により前立腺癌と診断された．放射線照射とホルモン治療を行った．3か月前から月に1〜2回程度，大便の漏れが出現．

診察のポイント

- 身長157cm．体重59kg．血圧119/86mmHg．体温36.1℃．腹部平坦軟．肝脾触知せず．肛門括約筋反射は減弱．痔疾患なし．末梢血・血液生化学・尿所見異常なし．PSA 2.5ng/mL．
- 脈：沈細[*]．舌：淡白，胖大[*]，歯痕（±）．舌下静脈怒張（±）．腹：腹力中等度．顔色やや不良．発語に元気なし．その他，特記すべき漢方医学的腹証なし．

処方と治療経過

- 補中益気湯を投与．1か月後，便失禁は認められなかった．2か月後も便失禁なし．治療終了を希望したため服薬終了．再燃した場合には来院を指示したが，その後は来院せず経過良好と判断．

処方決定のプロセスとヒント

- 本症例は「肛門括約筋の機能障害があり，脱肛はないが脾の升提作用[注]が低下した状態」に準ずるため，補中益気湯を選択した．
- 本剤は脾虚[*]を中心に，特に升提作用を改善することを考慮したものである．
- 元気がなく，気力もない，疲れやすい，食欲不振などの一般的な気虚症状にも適応となる．

[注] 升提作用：脱出する痔核や肛門，直腸，子宮などを引き上げて元に戻す作用．

133 麻黄湯(まおうとう)

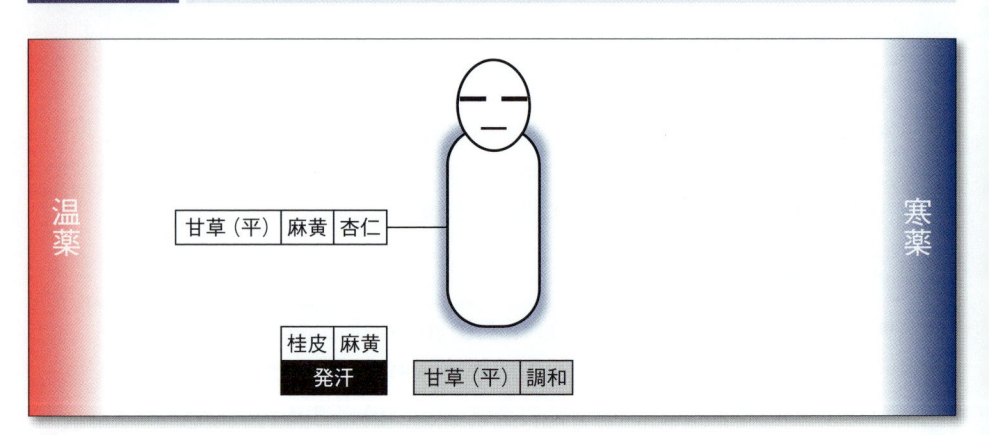

温薬 — 甘草(平) 麻黄 杏仁 — 桂皮 麻黄 発汗 — 甘草(平) 調和 — 寒薬

方剤と保険適応

○麻黄　杏仁　甘草　桂皮

【保険適応】 悪寒，発熱，頭痛，腰痛，自然に汗の出ないものの次の諸症：感冒，インフルエンザ(初期のもの)，関節リウマチ，喘息，乳児の鼻閉塞，哺乳困難．

方意と解説

- ◆ ウイルスなど(邪)が身体に侵入した場合，生体は自らの産熱により邪を退散させようとする．そして，自ら設定した体温レベルまで産熱し免疫力を上げることができればその熱は必要なくなる．必要なくなった熱は汗をかかせることで解熱する．本剤はこの治癒機転を早めるものと考えられる．
- ◆ すなわち，麻黄・桂皮は強力に身体を温め，自分の設定した体温まで早く熱を上げることに協力する．十分な産熱ができ，かつ免疫力を上げることができればこの熱は必要なくなり，速やかに汗をかかせることで解熱されることとなる．
- ◆ 本剤は一旦発熱に働き自ら産熱を助け，その後は速やかに発汗により解熱させる方剤と見ることができる．
- ◆ 杏仁は咳を止め，甘草は発汗の行き過ぎ(脱汗)を防ぐ目的で配合されている．
- ◆ 麻黄・桂皮の組み合わせ(葛根湯・麻黄湯)は，身体を温め，強く発汗させる作用がある．そのため，風邪をひいてすでに汗の出ている人には強すぎる．その場合には桂枝湯が適応となる．

カルテ

受診の経緯とプロブレム

- 12歳男児．主訴：発熱．
- 前日から38℃の発熱・悪寒が出現．軽度痰がらみの咳嗽と全身の筋肉痛を伴っていた．インフルエンザの流行もあり，心配して外来を受診．

診察のポイント

- 身長150cm．体重42kg．体温38.7℃．体格通常．自汗*)なし．肩こりなし．全身，特に四肢の筋肉痛が強い．迅速キットでインフルエンザA陽性．
- 脈：浮緊*)．舌：大きさ正常，薄白苔．腹部：特異所見なし．

処方と治療経過

- 麻黄湯を投与．一服して，悪寒・筋肉痛は軽減．2日目には解熱傾向がみられた．悪寒・筋肉痛はほぼ軽快．3日目には回復．
- 抗インフルエンザ薬であるオセルタミビルの投与が10歳代では原則禁止とされているなど，西洋薬の副作用に強い不信感があったため，漢方薬投与をすすめた．

処方決定のプロセスとヒント

- 本症例は「脈浮緊，自汗なく，その他に強い筋肉痛を伴う（傷寒論でいう太陽病）」ことから，麻黄湯を選択した．
- 38度以上の高熱があって汗をかいていない場合には，筋肉痛が強ければ麻黄湯，肩こりが中心なら葛根湯（14）を投与する．
- すでに発汗している場合は，体力中等度なら桂麻各半湯（41），虚弱なら桂枝湯（35）を投与する．冷えが非常に強く，脈沈の場合には麻黄附子細辛湯（134）を投与する．

134 麻黄附子細辛湯（まおうぶしさいしんとう）

温薬 ← → 寒薬

- 附子　気虚
- 麻黄　表寒
- 細辛　裏寒

方剤と保険適応

○麻黄　附子　細辛

【保険適応】悪寒，微熱，全身倦怠，低血圧で頭痛，めまいあり，四肢に疼痛冷感あるものの次の諸症：感冒，気管支炎．

方意と解説

- ◆ 新陳代謝を上げる目的で附子が配合され，熱産生（産熱）を促す麻黄と細辛が加わった方剤と見ることができる．
- ◆ すなわち新陳代謝が落ち，冷えが著しいものに適応がある．
- ◆ 産熱を促し，感冒の初期（自ら産熱が可能な人）に対応する方剤が桂枝湯（35），葛根湯（14），麻黄湯（133）である．
- ◆ 老人やひどい疲れ（新陳代謝低下）が原因で風邪をひいた場合，熱感がなくただ寒い，だるくて寝ていたいという症状を訴える場合がある（小陰病*)）．その場合には，附子の配合された方剤が良い適応となる．
- ◆ 本剤は小陰病期に適用される方剤の一つである．しかし，高血圧や心臓疾患がある場合には麻黄を避ける意味で真武湯（84）が適応となろう．

カルテ

受診の経緯とプロブレム

- 72歳男性．主訴：発熱．
- 前日から37.5℃の発熱・悪寒・咽頭痛が出現．家で寝ていたいと思ったが，近所に漢方専門医のクリニックができ，もともと漢方薬に興味があったので，感冒に罹患したと判断して受診．

診察のポイント

- 身長168cm．体重65kg．血圧150/88mmHg．体温37.9℃．やや痩せ．自汗*)はっきりせず．筋肉痛軽度あり．咽頭発赤軽度．肺野清．心音正常．
- 脈：沈*)．舌：やや痩せ，薄白苔，やや乾燥．腹部：腹力弱．小腹不仁*)あり．

処方と治療経過

- 麻黄附子細辛湯を投与．一服して，悪寒が軽減．2日服用して症状は軽快．

処方決定のプロセスとヒント

- 本症例は「脈沈細，自汗はっきりせず，そのほか，寝ていたいというように元気のない病状（『傷寒論』でいう少陰病）である」ことから，麻黄附子細辛湯の適応と判断した．
- 通常，急性感染症では，太陽病*)から始まることが多いが，虚弱高齢者では当初から身体深くに侵入するという少陰病から始まることがある．直中の少陰病と表現される．この場合には外見的に元気がなく，脈が沈であることが診断において重要所見といえる．
- 38℃以上の高熱があって汗をかいていない場合には，筋肉痛が強ければ麻黄湯，肩こりが中心なら葛根湯を投与する．
- すでに発汗している場合は，体力中等度なら桂麻各半湯（41），虚弱なら桂枝湯を投与する．

135 麻杏甘石湯
(まきょうかんせきとう)

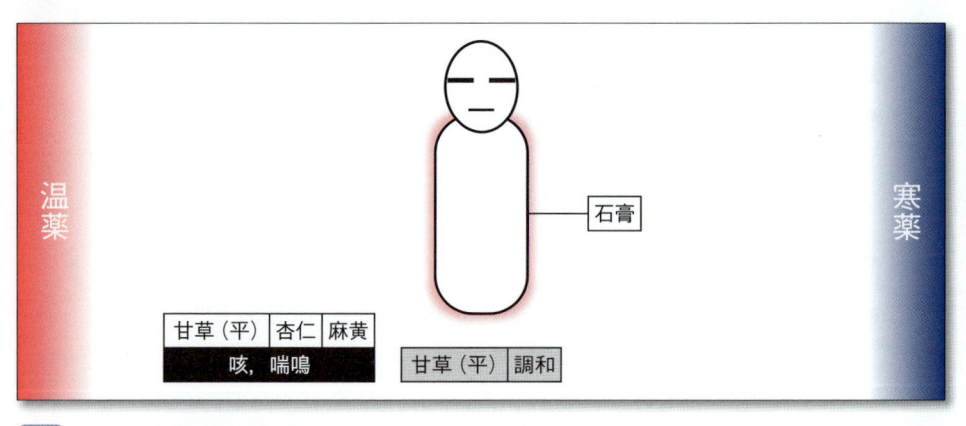

甘草(平)	杏仁	麻黄
咳，喘鳴		

石膏

甘草(平)	調和

温薬 / 寒薬

方剤と保険適応

○麻黄　杏仁　甘草　石膏

＝麻黄湯－桂皮＋(石膏)

【保険適応】小児ぜんそく，気管支ぜんそく．

方意と解説

◆ 冷やす作用の強い石膏は，解熱消炎作用により肺や気道の炎症を抑え，麻黄の身体を温め，筋痙攣を抑制する作用で気管支平滑筋の痙攣を緩解させる．

◆ 杏仁は鎮咳作用を，甘草は抗炎症作用を有する．

◆ 以上より，本剤は肺や気管支の炎症を抑え，気管支平滑筋の痙攣を緩解させ喘息などの咳嗽に適応がある．

カルテ

受診の経緯とプロブレム

- 3歳6か月女児．主訴：喘鳴．
- 1歳時からアトピー性皮膚炎．2歳時から気管支喘息を発症し，テオフィリン製剤，抗アレルギー剤の投与およびクロモグリク酸ナトリウム（DSCG）による吸入療法を受けていたが，喘息発作のコントロールが不良．外来治療に反応せず入院治療を3回行っている．

診察のポイント

- 身長110cm．体重17kg．体温36.7℃．発育発達異常なし．咽頭発赤なし．肺野清．わずかに喘鳴を聴取．心音清．心雑音なし．腹部平坦軟．腫瘤を触知せず．皮膚軽度湿潤．肘部・膝窩部に湿疹を認める．自汗*)あり．
- 脈：浮数*)．舌：大きさ正常，乾燥し白苔あり．腹部：腹力充実．腹壁緊張良好．

処方と治療経過

- 麻杏甘石湯を投与（服薬可能）．2週後，テオフィリン，ケトチフェンを中止．なお，DSCGによる吸入療法は保護者の希望により併用．2か月後，咳嗽出現し，夜になり症状が悪化したが，サルブタモールおよびDSCGの吸入により軽快．以後，喘息発作を認めなくなり，8か月後，治療終了．その後も喘息発作は認めていない．

処方決定のプロセスとヒント

- 本症例は「自汗があり，冷えがなく，喘鳴を伴う」ことから，麻杏甘石湯を選択した．
- 麻杏甘石湯は小児気管支喘息によく使用される．
- 本症例は標治*)が主体であったが，最終的に本治*)も兼ねた治療になったと考えられる．

136 麻杏薏甘湯
まきょうよくかんとう

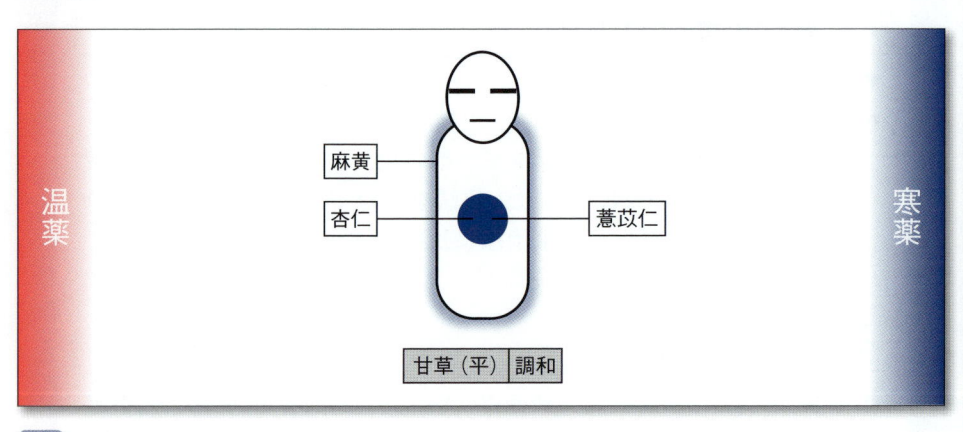

温薬　　麻黄　杏仁　薏苡仁　　甘草（平）調和　　寒薬

方剤と保険適応

○<u>薏苡仁</u>　<u>杏仁</u>　<u>麻黄</u>　<u>甘草</u>
＝麻黄湯－桂皮＋（薏苡仁）

【保険適応】 関節痛，神経痛，筋肉痛．

方意と解説

- ◆ 薏苡仁は筋痙攣を抑え，浮腫を改善させる作用がある．
- ◆ 麻黄は身体を温め，発汗により関節や皮膚などの表面の浮腫を去る．
- ◆ 杏仁は麻黄と協力して身体を温め，呼吸困難や咳を鎮める．
- ◆ 甘草は急な筋痙攣を抑える．
- ◆ 以上のように，本剤はむくみをとる生薬と，筋の痙攣を抑え鎮痛に働く生薬とからなり，水が溜まることで疼痛が悪化する関節痛や筋肉痛に適用がある．

カルテ

受診の経緯とプロブレム

- 45歳女性．主訴：関節痛．
- 1年前から朝の指のこわばり，近位手指関節痛と腫脹，軽度発赤が出現．内科を受診し精査により関節リウマチの疑いと診断され，経過観察されていた．2か月前から関節痛が増強し，前月の検査で炎症反応を表すCRPの上昇が認められ，主治医から治療開始が望ましいとの指摘を受けた．漢方治療を希望し外来を受診．

診察のポイント

- 身長149cm．体重43kg．血圧124/88mmHg．体温35.8℃．体格普通．右第2，3近位手指関節の軽度腫脹・浮腫．軽度発赤を伴う．末梢血：WBC $9.9 \times 10^3/\mu L$，Hb 11.8g/dL，Plt $184 \times 10^3/\mu L$，ESR 20/46mm，CRP 4.36mg/dL，RF 240IU/mL，抗CCP抗体 180U/mL．
- 脈：浮緊*)．舌：やや胖大*)，薄白苔．腹部：腹力中等度．その他，特記すべき所見なし．

処方と治療経過

- 麻杏薏甘湯を投与．2週後には関節痛・腫脹が軽度改善．4週後，関節痛は著変しないが，腫脹はかなり軽減．10週後には関節痛・腫脹とも改善．その後，症状の増悪，改善がともにあるが，全体として症状の改善が持続している．

処方決定のプロセスとヒント

- 本症例は「体力中等度で関節痛・腫脹があり，関節炎炎症は強くなく，病初期である」ことから，麻杏薏甘湯を選択した．
- 炎症が強ければ越婢加朮湯(7)，炎症が軽度であれば桂枝加朮附湯(32)，炎症は軽度で浮腫が強い場合には防已黄耆湯(130)が選択される．

137 麻子仁丸（ましにんがん）

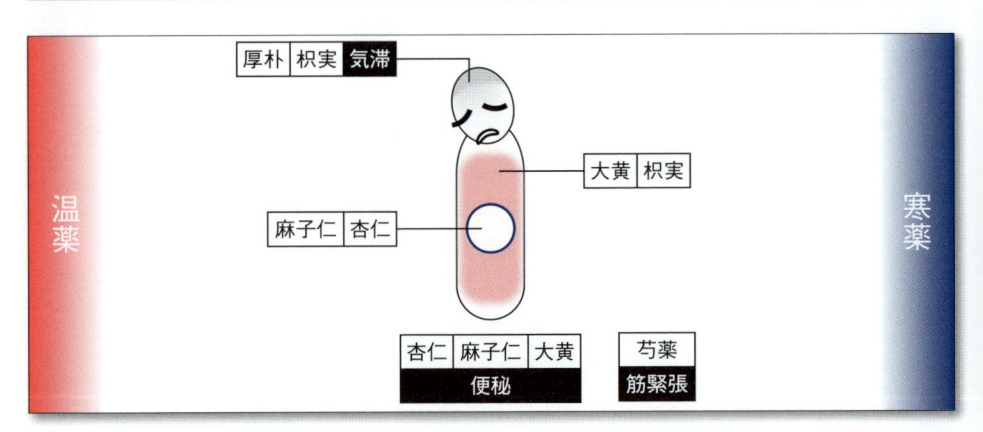

温薬　　　寒薬

厚朴 枳実 気滞
大黄 枳実
麻子仁 杏仁
杏仁 麻子仁 大黄　便秘
芍薬　筋緊張

方剤と保険適応

○大黄　枳実　厚朴　麻子仁　杏仁　芍薬
＝大承気湯－芒硝＋（麻子仁　杏仁　芍薬）

【保険適応】便秘．

方意と解説

◆ 乾きを潤す麻子仁と杏仁が主体となり，便に水分を与え潤し柔らかくして排泄しやすいようにする方剤と見ることができる．
◆ 便秘を治す（瀉下）大黄と，蠕動を促す（理気）枳実・厚朴が協力して便通異常を改善する．
◆ 芍薬は筋肉の急な痙攣（攣急）を緩和する役割を果たしている．
◆ それ故，乾燥傾向が強い蠕動の不十分な老人の便秘に頻用されているのもうなずけよう．

カルテ

受診の経緯とプロブレム

- 68歳男性．主訴：便秘．
- 20年前から便秘があった．市販の下剤で改善するが，漢方治療を希望して来院．兎糞様で，下剤を使用しないと5日間も排便がないこともあるという．一度，大建中湯を近医に処方してもらったが，効果がなかった．

診察のポイント

- 身長156cm．体重54kg．血圧128/68mmHg．体温36.0℃．咽頭発赤なし．肺野清．心音正常．腹部やや膨隆．肝脾触知せず．皮膚は乾燥，痒みはない．声には元気がない．
- 脈：沈細*)．舌：大きさ正常，やや紅，歯痕なし，薄黄苔．腹部：腹力弱．全体に軽度緊満．小腹不仁*)あり．

処方と治療経過

- 麻子仁丸を投与．2週後，排便が楽になった．6週後，排便は快適になった．10週後，やや軟便となったため半量に減量．そのまま治療を継続．半年後，調子がよいため治療を終了．

処方決定のプロセスとヒント

- 本症例は「皮膚の乾燥，便も硬いことから津液の不足が考えられるが，潤腸湯（72）のような強い乾燥は伴わない」ことから，麻子仁丸を選択した．
- このような軽度の津液不足の便秘には麻子仁丸が適応される．津液不足が強い場合には潤腸湯が適応となる．なお，瀉下作用は麻子仁丸のほうが強い．

138 木防已湯（もくぼういとう）

温薬 / 寒薬

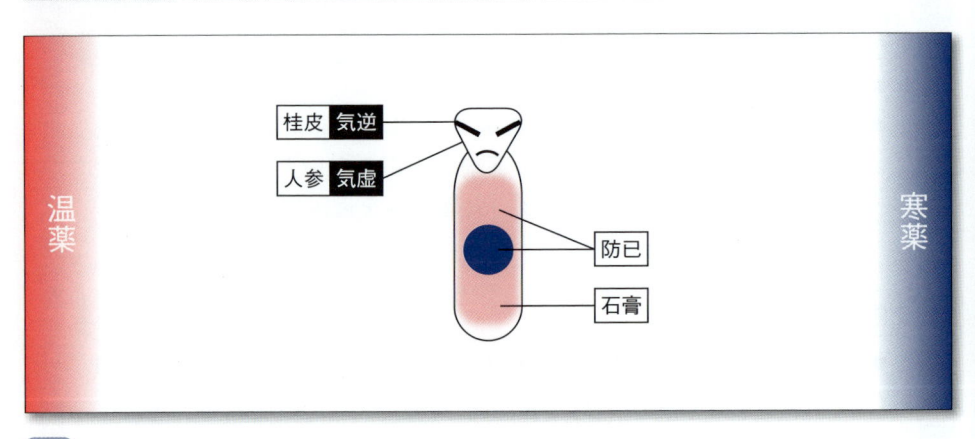

桂皮 — 気逆
人参 — 気虚
防已
石膏

方剤と保険適応

〇防已　石膏　桂皮　人参

【保険適応】顔色がさえず，咳をともなう呼吸困難があり，心臓下部に緊張圧重感があるものの心臓，あるいは，腎臓にもとづく疾患，浮腫，心臓性喘息．

方意と解説

- ◆ 防已は浮腫などの水の滞りを改善させる生薬であり（利水薬），胸水を除き，肺水腫などを治す目的で配合されている．
- ◆ 熱を冷ます石膏は炎症を鎮め，口渇，イライラも抑える．
- ◆ 身体を温める桂皮は，冷やす石膏との調和をとる目的でも加えられている．
- ◆ 人参は元気や気力を増す目的のみならず，体液を増し，防已の作用の行き過ぎによる脱水を防ぐためにも配合されている．
- ◆ したがって，本剤は肺の炎症などの熱症状を伴う浮腫などに適応がある．

カルテ

受診の経緯とプロブレム

- 59歳男性．主訴：呼吸困難．
- 1年前から労作時の呼吸困難が出現．近医受診で，胸部X線検査で心肥大を指摘され，当院循環器科を紹介された．精査により僧帽弁閉鎖不全によるうっ血性心不全と診断された．強心剤，利尿剤により経過は良好であったが，漢方薬を強く希望．

診察のポイント

- 身長172cm．体重70kg．血圧136/88mmHg．体温35.8℃．咽頭発赤なし．肺野軽度喘鳴あり．収縮期心雑音あり．腹部平坦軟．肝を肋骨弓下に3cm触知．下腿両側に浮腫あり．末梢血異常なし．血液生化学BNP：46pg/mL．
- 脈：沈滑*)．舌：やや胖大*)，軽度淡白色，白苔あり．腹部：腹力中等度．心下痞鞕*)，軽度の胸脇苦満*)あり．

処方と治療経過

- 木防已湯を投与（強心剤，利尿剤と併用）．2週後，浮腫は少し軽減．6週後さらに浮腫は改善し，既存の利尿剤は減量．10週後，利尿剤を減量しても浮腫の悪化がなかった．利尿剤は減量できたが，強心剤の減量にはいたっていない．西洋薬と漢方薬の併用により，体調がよいため，併用治療を継続中．

処方決定のプロセスとヒント

- 本症例は「水毒に基づく心不全であった」ことから，木防已湯を選択した．本剤は，心不全によい適応があるとされている．しかし，本剤のみで心不全がコントロールされることはあまりない．本症例でも，強心剤，利尿剤に本剤を併用する形で投与した．
- 本剤の投与目標としては腹証に心下痞鞕を認めることである．

139 薏苡仁湯（よくいにんとう）

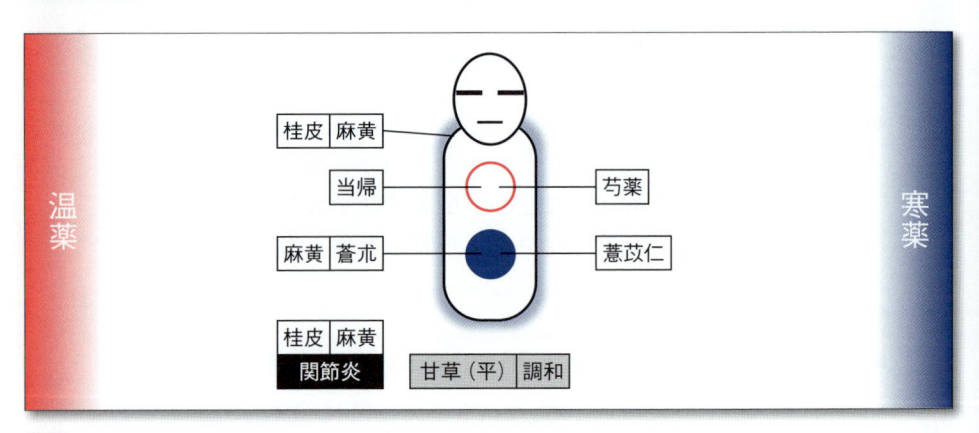

温薬 ── 寒薬

- 桂皮／麻黄
- 当帰 ── 芍薬
- 麻黄／蒼朮 ── 薏苡仁
- 桂皮／麻黄　関節炎
- 甘草（平）　調和

方剤と保険適応

○麻黄　甘草　桂皮　当帰　芍薬　蒼朮　薏苡仁

＝麻黄湯−杏仁＋（当帰　芍薬　蒼朮　薏苡仁）

【保険適応】関節痛，筋肉痛．

方意と解説

- ◆ 浮腫など水の滞り（水毒）を改善させる麻黄・薏苡仁と蒼朮が主体となった方剤で，軟組織の浮腫を改善する．
- ◆ 麻黄・桂皮の組み合わせは，強力に血行を促進し，身体を温め発汗させ浮腫を改善する．
- ◆ 当帰・芍薬は筋などに栄養を与え，血で運ばれる栄養が不足する（血虚）ことで起きる筋痙攣を抑制する．
- ◆ 甘草は急な筋肉の痙攣を抑制し，諸薬を調和させる役割で配合されている．
- ◆ 薏苡仁は消炎にも働く生薬で，局所の炎症がある場合にも適用できる．
- ◆ 以上のように本剤は，浮腫を改善させるための生薬が主体で，血行を促進させながら筋肉の痙攣も抑制するような生薬配合となっている．そのため，水が溜まることで症状の悪化する筋肉痛や関節痛などに適用される．

カルテ

受診の経緯とプロブレム

- 56歳女性．主訴：関節痛．
- 6年前から朝の指のこわばり，近位手指関節痛と腫脹，軽度発赤が出現．内科を受診し精査により関節リウマチと診断された．ステロイド剤，免疫抑制剤などの治療を受けてきたが，症状はすっきり改善しない．皮膚もやや乾燥して，かゆみも生じてきた．できれば西洋薬を減量したいと思っている．

診察のポイント

- 身長153cm．体重52kg．血圧144/90mmHg．体温36.1℃．やや肥満．左第2，3近位手指関節の軽度腫脹・浮腫．軽度発赤を伴う．末梢血：WBC $10.9 \times 10^3/\mu L$，Hb 11.2g/dL，Plt $144 \times 10^3/\mu L$，ESR 24/35mm，CRP 3.36mg/dL，RF 140IU/mL，抗CCP抗体 120U/mL．
- 脈：浮細緊*)．舌：やや胖大*)，薄白苔．腹部：腹力中等度．その他，特記すべき所見なし．

処方と治療経過

- 薏苡仁湯を投与．2週後には関節痛・腫脹が軽度改善．6週後には関節痛は著変しないが，腫脹はかなり軽減．10週後には関節痛・腫脹とも改善．6か月後もやや症状の改善が持続しているため，ステロイド剤の減量ができた．その後，症状の増悪，改善がともにあるが，全体として症状の改善が持続している．西洋薬もある程度減量できたが，併用しながら経過観察されている．

処方決定のプロセスとヒント

- 本症例は「体力中等度で関節痛・腫脹があり，表*)に病変があり，その炎症が強くないこと，やや慢性期である」ことから，薏苡仁湯の適応と判断した．

140 抑肝散（よくかんさん）

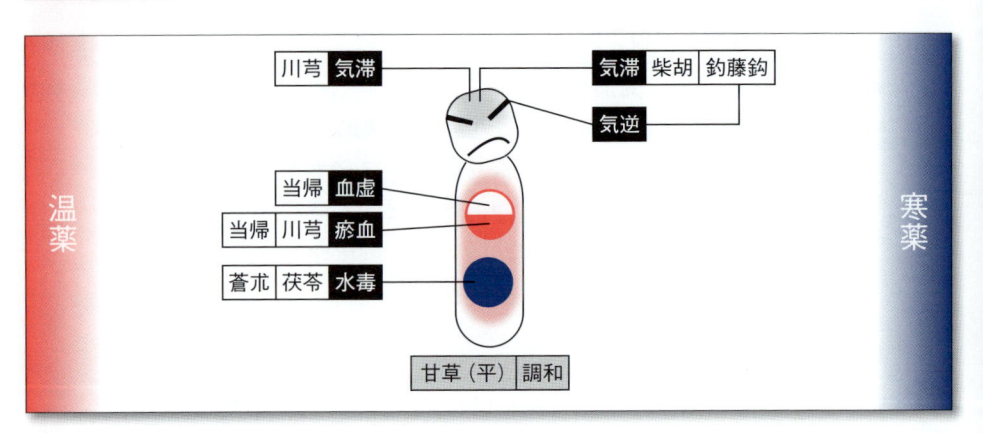

```
川芎　気滞                気滞　柴胡　釣藤鈎
                         気逆
当帰　血虚
当帰　川芎　瘀血
蒼朮　茯苓　水毒

甘草（平）　調和
```

温薬　　　　　　　　　　　　　　　　　　　　　　　　　　　寒薬

方剤と保険適応

○柴胡　甘草　蒼朮　茯苓　当帰　川芎　釣藤鈎

＝加味逍遙散 −（芍薬　生姜　薄荷　牡丹皮　山梔子）＋（川芎　釣藤鈎）

【保険適応】 虚弱な体質で神経がたかぶるものの次の諸症：神経症，不眠症，小児夜なき，小児疳症．

方意と解説

◆ 甘草・蒼朮・茯苓は胃腸機能を促進させるための配合で，食事が摂れるようにすることで結果的に元気を取り戻す．
◆ 当帰は，貧血や顔色不良など栄養状態を改善させる（補血薬）．
◆ 川芎は当帰とともに血液循環の悪化を改善させる．本剤には虚の状態を改善させようという意図が見える．そのため本剤の適応となるものは，虚弱な体質で栄養状態も悪く，そのためにストレス感受性が高くなって怒りやイライラなど（気逆）熱症状を抑えられなくなったものである．イライラや興奮状態は，虚のために出現したものと思われる．血虚など虚の状態を改善させることで，漢方では自律神経系の機能と考えられている肝の機能を正常にすることが本剤の役割である．その結果，興奮状態が鎮静化される．
◆ 柴胡は鬱々とした気分（気滞）を改善させる作用を持つ．
◆ 釣藤鈎は，ふらつき・めまい・頭痛・しびれ・筋痙攣を治す．
◆ したがって，虚弱な体質で神経がたかぶったものの神経症，不眠症，小児夜泣き，小児疳症に適用される．

カルテ

受診の経緯とプロブレム

- 24歳女性．主訴：不安感．
- 残業を終え帰宅途中の電車で突然，のど元に突きあがる感じがして動悸，息苦しさが出現．それ以来，発作再発の不安感が頭から離れず，頭がぼーっとして動悸，息がつまる感じがする．近医でエチゾラムを処方され，不安感はなくなったが，眠気やふらつきのため仕事でのミスが目立ち服用をやめた．それにより，不安感が再発した．

診察のポイント

- 身長162cm．体重48kg．血圧102/70mmHg．体温36.3℃．甲状腺は触知しない．身体所見異常なし．血液・尿検査・心電図・ホルター心電図異常なし．夢をよくみる．朝起きたときに熟睡感がない．肩こりは常にある．焦燥感がある．イライラしやすい．
- 脈：沈*)．舌：大きさ正常，薄白苔．舌下静脈怒張はない．腹部：腹力中等度．胸脇苦満*)．両側に腹直筋攣急あり．

処方と治療経過

- 抑肝散を投与．2週後，やや緊張の和らいだ表情で，気分的にも楽になったという．漢方薬を飲み忘れると息苦しさや動悸がしやすくなる．6週後，症状はほぼ消失．半年後には，多少服用を忘れても悪化はない．治療を継続し，2年後には治療を終了．

処方決定のプロセスとヒント

- 本症例の基本病態は「動悸，不安感，イライラなどの気逆である」ことから，抑肝散を選択した．気滞・気逆を中心に，イライラ感が強い場合には抑肝散が適することが多い．
- 家族内でも同様の症状がある場合，あるいはない場合でも，同剤を併用すると効果が高まることがある．

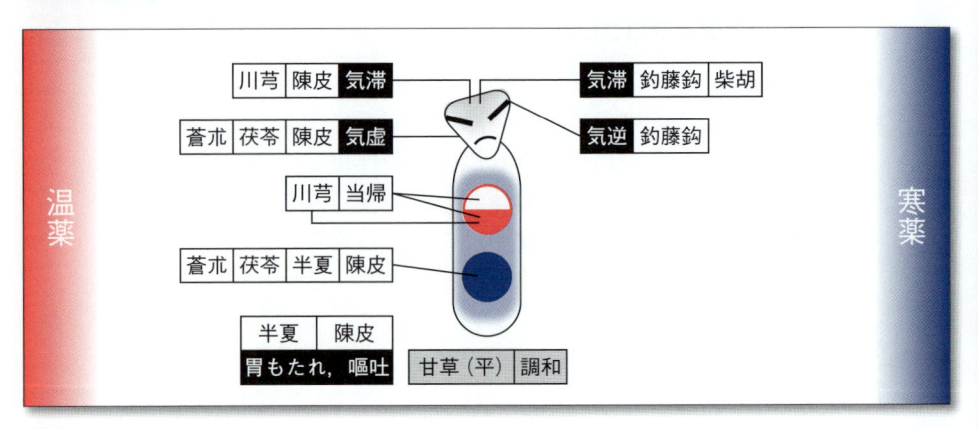

141 抑肝散加陳皮半夏 (よくかんさんかちんぴはんげ)

温薬 — 寒薬

- 川芎 陳皮 | 気滞
- 蒼朮 茯苓 陳皮 | 気虚
- 川芎 当帰
- 蒼朮 茯苓 半夏 陳皮
- 半夏 陳皮 | 胃もたれ, 嘔吐
- 甘草(平) | 調和
- 気滞 | 釣藤鈎 柴胡
- 気逆 | 釣藤鈎

方剤と保険適応

○柴胡　甘草　蒼朮　茯苓　当帰　川芎　釣藤鈎　陳皮　半夏
＝抑肝散＋(陳皮　半夏)

【保険適応】虚弱な体質で神経がたかぶるものの次の諸症：神経症, 不眠症, 小児夜なき, 小児疳症.

方意と解説

- ◆ 抑肝散(140)に陳皮と半夏を加えた方剤である.
- ◆ 陳皮は蠕動を促進し, 半夏は悪心・嘔吐などを改善させる.
- ◆ したがって, 抑肝散の適応でストレスなどに長くさらされたために悪心や腹部膨満などの胃腸障害が現れたときに本剤が適用される.

カルテ

受診の経緯とプロブレム

- 5か月女児．主訴：夜泣き．
- 正常分娩，体重2890gで出生．母乳で育てており，3時間毎に授乳をしていた．生後3か月頃からは夜間の授乳は減少できることを期待していたが，逆に夜泣きがひどくなり，休む時間が取れず悩んでいた．気管支肺炎のため，小児科に入院加療中の母親の訴えで判明．漢方治療を導入することになった．

診察のポイント

- 身長75cm．体重5970g．体温37.0℃．やや痩せ．不安そうな目つき．睫毛が長い．
- 脈：数細*)．舌：やや胖大*)．腹部：腹部動悸あり．

処方と治療経過

- 抑肝散加陳皮半夏を投与．2日後には夜泣きが軽くなった．母乳量も増加傾向にあり，授乳間隔が長くなった．5日後にはほぼ夜泣きが消失．
- 本症例の母親は育児ストレスからイライラ感が強かったため，母子同服注1)とした．1か月の服用で治療を終了した．

処方決定のプロセスとヒント

- 抑肝散・抑肝散加陳皮半夏は夜泣き・疳の虫注2)によく投与される．本証例は，抑肝散と同類の症状とともに，虚証で疲労感が強く，腹部動悸が認められるため，抑肝散に陳皮・半夏が追加された抑肝散加陳皮半夏を選択した．
- 抑肝散は原典である『保嬰撮要(ほえいさつよう)』（厳密に言えば『保嬰金鏡録』）に母子同服が指示されていることから，本例では母親にも投与した．

注1) 母子同服：母親と子供が一緒に薬を飲むこと．
注2) 疳の虫：夜泣きやひきつけなどの発作を起こす病気のことをいう．

142 六君子湯 (りっくんしとう)

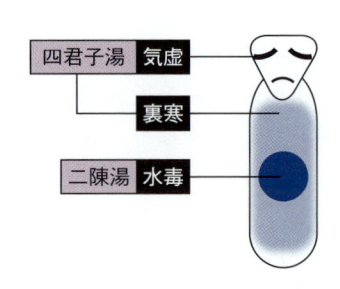

温薬 — 四君子湯 気虚／裏寒／二陳湯 水毒 — 寒薬

方剤と保険適応

○<u>人参　蒼朮　大棗　茯苓　甘草　生姜　陳皮　半夏</u>

＝<u>四君子湯</u>＋（陳皮　半夏）

＝<u>四君子湯</u>＋<u>二陳湯</u>

【保険適応】胃腸の弱いもので，食欲がなく，みぞおちがつかえ，疲れやすく，貧血症で手足が冷えやすいものの次の諸症：胃炎，胃アトニー，胃下垂，消化不良，食欲不振，胃痛，嘔吐．

方意と解説

◆ 四君子湯(63)に陳皮と半夏を加えた方剤である．
◆ 四君子湯は元気がなく気力もないといった気虚に対する基本方剤で，胃腸虚弱や胃もたれに適応がある．
◆ これに蠕動を促進し(理気剤)人参と組んで食欲を増進させる陳皮と，嘔吐を止め茯苓と組んで胃の浮腫を改善し胃機能を高める半夏が加わったのが本剤である．
◆ 四君子湯より胃機能改善作用を高めた方剤と言える．

カルテ

受診の経緯とプロブレム

- 47歳女性．臨床心理士．
- 2児の母親である．2か月前から，嘔気，嘔吐，上腹部の膨満感やもたれ感が続き，疲れやすい．月経は規則正しく月経痛はない．近医でシサプリドが投与されたが，効果はなかった．

診察のポイント

- 身長159cm．体重49kg．血圧115/65mmHg（右腕坐位）．体温36.5℃．呼吸数18回/分．脈拍80/分．元気がなく眼勢が弱い．喉頭・頸部・心・肺異常所見なし．腹部：平坦軟．心窩部から臍部にかけて圧痛あり．グル音異常なし．肝脾蝕知せず．その他，特記すべき所見なし．上部内視鏡検査：軽度表層性胃炎．
- 脈：沈弱*)．舌：やや胖大*)，淡白色，歯痕，白膩苔．舌下静脈怒張なし．腹部：腹力中等度．上腹部が冷えている．振水音*)あり．その他，特記すべき所見なし．

処方と治療経過

- 六君子湯を処方．2週経って患者が来院．すこし吐き気が楽になった．まだ胃もたれはあるが，すこし食欲も出てきた．
- 4週後，症状ほぼ改善．3か月継続後，体調が良いため治療終了．

処方決定のプロセスとヒント

- 本症例は「胃部不快感，胃もたれ，職場のストレスから気滞*)を併発し，そこから脾胃*)の不調が増悪した状態」とも考えられる．また「気滞・気虚をもとに水毒が引き起こされた可能性」もあるため，四君子湯よりも六君子湯が適応すると判断した．
- 六君子湯は脾虚をベースに水毒を伴うため，四君子湯に陳皮・半夏が追加された方剤である．

143 立効散
りっこうさん

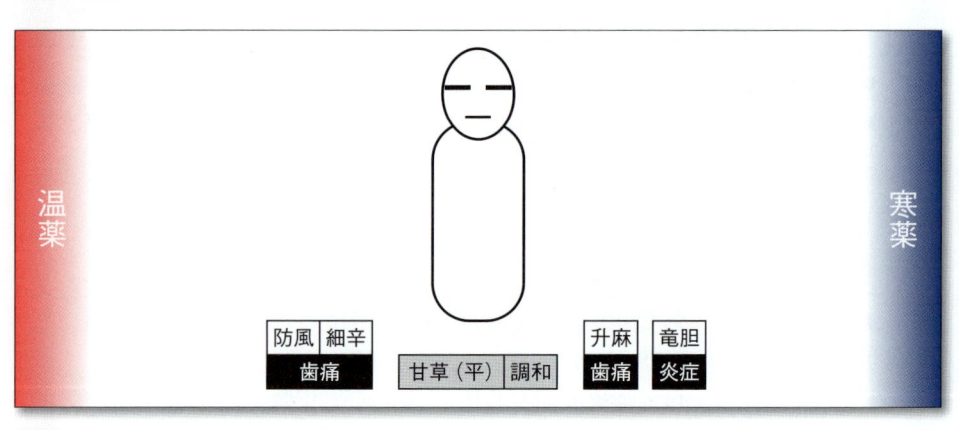

温薬 / 寒薬

防風・細辛：歯痛
甘草（平）：調和
升麻：歯痛
竜胆：炎症

方剤と保険適応

○細辛　升麻　防風　竜胆　甘草
【保険適応】抜歯後の疼痛, 歯痛.

方意と解説

◆ 細辛・升麻・防風は鎮痛作用を持ち, 竜胆・甘草は消炎作用が知られている.
◆ このように, 本剤は消炎・鎮痛を目的とした方剤であると考えられる.

カルテ

受診の経緯とプロブレム

- 56歳女性．主訴：歯痛．
- 6年前から抑うつ状態が出現し，近医心療内科でうつ病と診断された．各種抗うつ剤が処方され症状は改善していたが，副作用が強いため漢方治療を希望して来院．半夏厚朴湯で症状が軽快して，加療を継続中．前日から急に歯痛が出現．ちょうど，当日が来院日であったため歯痛について相談に来た．

診察のポイント

- 身長157cm．体重48kg．血圧132/84mmHg．体温36.2℃．体格普通．咽頭発赤なし．肺野清．心音正常．腹部平坦軟．肝脾触知せず．やや元気なし．
- 脈：沈細緊[*]．舌：やや胖大[*]，薄白苔．腹部：腹力中等度．軽度胸脇苦満[*]．振水音[*]あり．

処方と治療経過

- 立効散を投与（半夏厚朴湯を一時中止）．歯科受診を勧めた．4週後来院．前回来院日は，かかりつけ歯科医院が休診日であったが，立効散の服用で直ちに口腔内がしびれた感じになり疼痛が改善．軽い疼痛はあるが，立効散を日に4回服用して当日は何とかしのいだ．翌日，歯科を受診し虫歯の加療を受けて完治．

処方決定のプロセスとヒント

- 本症例は「突発的な，虫歯による歯痛をきたした」ことから，立効散を投与した．
- このような場合は，症状緩和を目的に立効散が投与されるが，基本的には対症療法であり歯科受診での根治術が必要になる．

144 竜胆瀉肝湯(りゅうたんしゃかんとう)

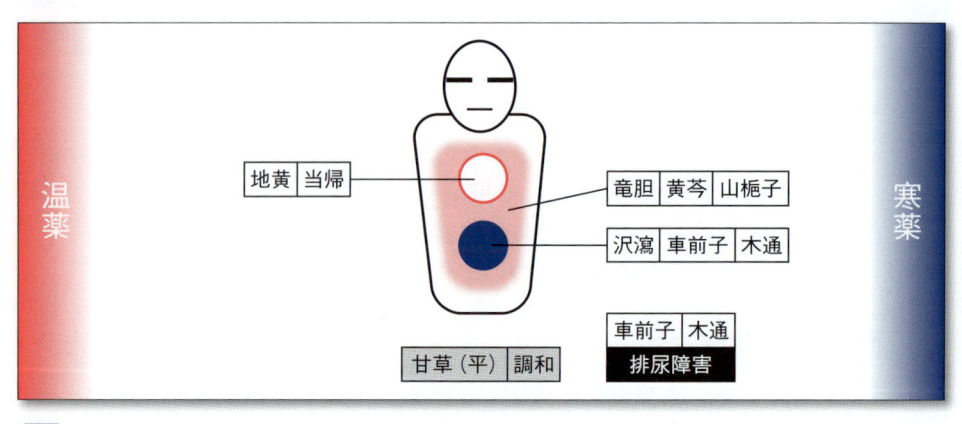

```
温薬 — 寒薬
地黄　当帰
竜胆　黄芩　山梔子
沢瀉　車前子　木通
車前子　木通　排尿障害
甘草（平）調和
```

方剤と保険適応

○竜胆　黄芩　山梔子　車前子　沢瀉　木通　当帰　地黄　甘草

【保険適応】比較的体力があり，下腹部筋肉が緊張する傾向があるものの次の諸症：排尿痛，残尿感，尿の濁り，こしけ．

方意と解説

◆ 炎症など熱を冷ますこと（清熱）と，水を引き込み，尿量を増加させること（利水）に主眼の置かれた方剤である．
◆ 竜胆・黄芩・山梔子は炎症などの熱を去る作用が強い生薬である．
◆ 車前子・沢瀉・木通は，尿量を増加させるなどの下半身の水を捌く利水薬とされている．
◆ 滋潤性の当帰・地黄の配合は，利水の行き過ぎを防ぐと同時に血行改善を狙っている．
◆ 甘草は抗炎症作用が知られているが，滋潤作用もあり，清熱や利水による乾かしすぎを予防するものと考えられる．
◆ したがって，本剤は下半身（尿路系，腟）の炎症や湿[*]を去る方剤と考えられ，排尿痛や残尿感などに適応がある．

カルテ

受診の経緯とプロブレム

- 62歳男性．主訴：鼠径部湿疹．
- 2年前から鼠径部の湿疹が出現．皮膚科での精査ではカンジダなどの感染は否定的であった．できるだけ非ステロイド軟膏，症状が悪化した場合のみ作用の弱いステロイド軟膏として経過をみていたが，あまり症状の改善を認めないという．悪化した場合，下肢内側から膝付近まで湿疹が拡大．漢方治療を希望して来院．

診察のポイント

- 身長165cm．体重65kg．血圧140/76mmHg．体温36.1℃．咽頭発赤なし．肺野清．心音正常．心雑音なし．腹部平坦軟．肝脾触知せず．下肢両側に鼠径部から膝に向けて，約5×3cmの範囲で直径10mm程度の丘疹が散在．末梢血・血液生化学・尿検査・免疫学的検査異常なし．
- 脈：沈弦[*]．舌：大きさ正常，軽度紅色，白苔あり．腹部：腹力中等度．軽度の胸脇苦満[*]あり．

処方と治療経過

- 竜胆瀉肝湯を投与．2週後，湿疹には著変なし．6週後，湿疹は軽度改善．10週後，かゆみも軽くなった．
- 半年後，湿疹はほとんどみられなくなり治療を終了．

処方決定のプロセスとヒント

- 本症例は「慢性に経過している，やや強めの炎症がある，体力が比較的充実している」ことから，竜胆瀉肝湯を選択した．
- 竜胆瀉肝湯は，慢性の下焦[注]の炎症による皮膚疾患，排尿異常，帯下などに用いられる．

注）下焦：腎，膀胱，生殖器（子宮・卵巣・睾丸など）のこと．

145 苓甘姜味辛夏仁湯 (りょうかんきょうみしんげにんとう)

```
茯苓 甘草(平) 気虚
細辛 乾姜
半夏 茯苓
温薬                                    寒薬
五味子 杏仁
咳        甘草(平) 調和
```

方剤と保険適応

○茯苓　杏仁　甘草　乾姜　五味子　細辛　半夏
＝小青竜湯−(麻黄　桂皮　芍薬)＋(茯苓　杏仁)

【保険適応】貧血，冷え症で喘鳴を伴う喀痰の多い咳嗽があるもの：気管支炎，気管支ぜんそく，心臓衰弱，腎臓病．

方意と解説

◆ 本剤は，小青竜湯(76)の温める作用の強い乾姜・細辛，咳を治す五味子・半夏，去痰，消炎に働く甘草を残し，麻黄・桂皮・芍薬を去り，代わりに浮腫など[*)]を除く利水薬の茯苓と咳を治す杏仁を加えた方剤である．
◆ 身体を強く温め発汗させる麻黄・桂皮の組み合わせを除いているため，発熱，悪寒，頭痛などといった症状がない人に使われ，胃腸機能が弱い人，高血圧のため麻黄が使いづらいという人にも適用できる．
◆ 適度に温める生薬と咳を止める生薬，それに浮腫などの水を捌く生薬から構成されている方剤と見ることができる．
◆ したがって，冷えることによって咳嗽，薄い痰が出るなどの症状が悪化する場合に適応となる．貧血など(血虚)があり，麻黄が使えない場合にも本剤が適用される．
◆ このような意味から小青竜湯の裏処方(小青竜湯の虚証向き処方)といわれている．

カルテ

受診の経緯とプロブレム

- 34歳女性．主訴：咳嗽．
- 30歳から気管支喘息が発症．発作は軽くβ刺激剤の内服により改善．頻度も年数回程度であった．昨年から花粉症も発症し，春先には鼻汁，鼻閉，咳嗽が合併して生活に支障が出てしまうようになった．抗アレルギー剤の内服で非常に眠くなってしまう．近医で小青竜湯を処方してもらったが，胃痛が出現して中止．

診察のポイント

- 身長154cm．体重49kg．血圧123/78mmHg．体温35.9℃．体格普通．咽頭発赤なし．結膜充血軽度．肺野清．心音正常．腹部異常なし．
- 脈：沈緊*)．舌：やや胖大*)．薄白苔．腹部：腹力やや弱．心下痞鞕*)．振水音*)あり．

処方と治療経過

- 苓甘姜味辛夏仁湯を投与．1週後，鼻汁は少し改善．胃痛は出現しない．2週後，鼻閉感は少し残るが咳嗽も少なくなり，生活に支障はほとんどなくなった．4週後，症状に波はあるが，まあまあ元気に過ごせるという．花粉症の時期が過ぎて内服を終了したが，次のシーズンに再度症状が出現するため，時に応じて服用することにした．

処方決定のプロセスとヒント

- 本症例は「胃腸が虚弱で鼻炎，喘息がある」ため，苓甘姜味辛夏仁湯を選択した．
- 症状からだけでは小青竜湯も適応となるが，もともと胃腸虚弱な場合には，本剤が適することが多い．

146 苓姜朮甘湯
りょうきょうじゅつかんとう

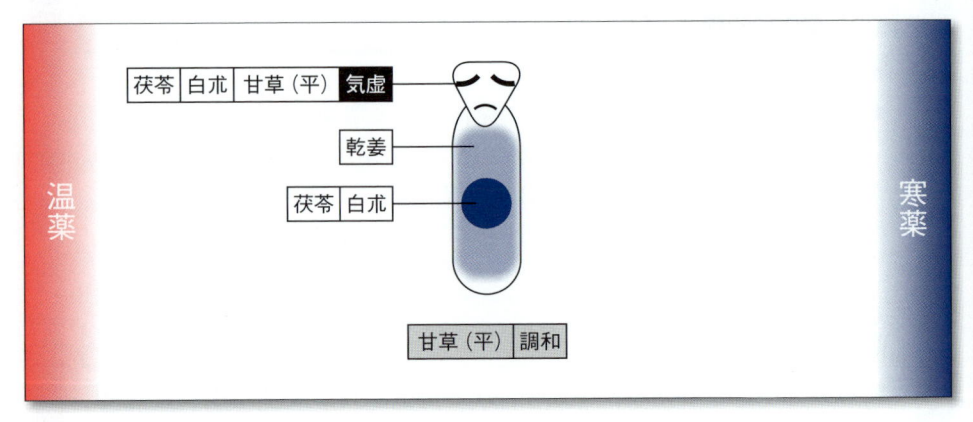

```
[茯苓][白朮][甘草(平)] 気虚
         [乾姜]
     [茯苓][白朮]

温薬                              寒薬

         [甘草(平)]調和
```

方剤と保険適応

○茯苓　乾姜　白朮　甘草

【保険適応】腰に冷えと痛みがあって，尿量が多い次の諸症：腰痛，腰の冷え，夜尿症．

方意と解説

◆ 身体を温める乾姜と，浮腫，めまいなどの水が悪さをする症状(水毒)を治す茯苓・白朮(利水薬)と，胃腸機能を整える白朮・茯苓・甘草の組み合わせからできた方剤である．

◆ 下半身を温め，水が滞って腰から下が冷えて重い(水毒)，という症状を改善するものと考えられる．

◆ したがって，本剤は水毒による腰に冷えがあって尿量が多い腰痛，腰の冷え，夜尿症に適応がある．

カルテ

受診の経緯とプロブレム

- 38歳女性．主訴：冷え．
- 中学生頃から冷えが出現し，特に下半身がひどいという．大学生からは，腰が特に冷えるようになった．冬になると腹巻が欠かせない．特別な治療を受けないままでいたが，友人が漢方で冷えが改善したことを知り来院．

診察のポイント

- 身長157cm．体重45kg．血圧124/86mmHg．体温36.1℃．咽頭発赤なし．肺野清．心音正常．心雑音なし．腹部平坦軟．肝脾触知せず．手足は非常に冷たい．月経痛もある．寒冷により腰以下が非常に重だるいという．
- 脈：滑*)．舌：胖大*)，淡白色，歯痕あり，薄白苔あり．腹部：腹力軟弱．振水音*)あり．下腹部に抵抗・圧痛を認める．

処方と治療経過

- 苓姜朮甘湯を処方．2週後，やや冷えは改善．6週後，月経痛も軽減．さらに2か月後，ほとんど冷えがなく経過は良好．春になり服用を終了．月経も順調であったが，再度，冷えが気になり出したため再開．

処方決定のプロセスとヒント

- 本症例は「下半身の強い冷え，めまい」があるため，苓姜朮甘湯を選択した．
- 苓姜朮甘湯は腰以下の冷えに良い適応がある．基本的には，水毒に関わる強い冷えに対して効果が高い．

147 苓桂朮甘湯 (りょうけいじゅつかんとう)

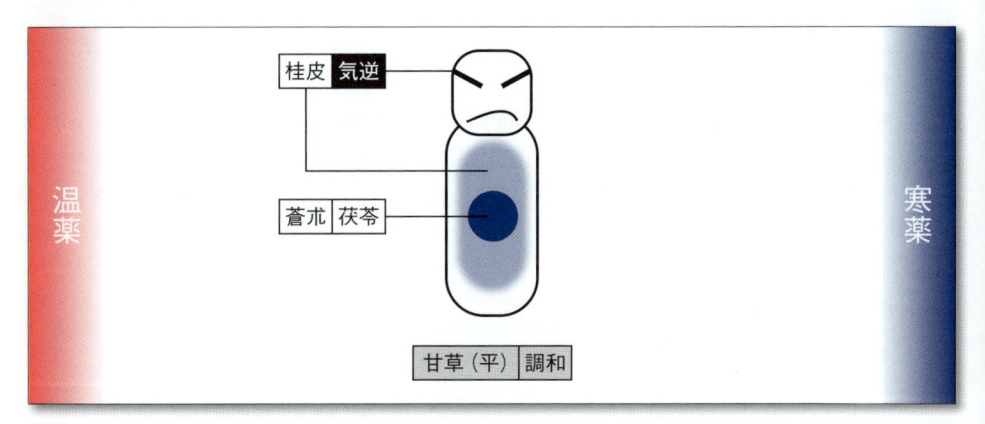

```
温薬　　　　　　　桂皮─気逆　　　　　　　寒薬
　　　　　　　　　蒼朮・茯苓
　　　　　　　　　甘草(平)─調和
```

方剤と保険適応

〇茯苓　桂皮　蒼朮　甘草

【保険適応】 めまい，ふらつきがあり，または動悸があり，尿量が減少するものの次の諸症：神経質，ノイローゼ，めまい，動悸，息切れ，頭痛．

方意と解説

◆ エネルギーである「気」が頭で滞り(気逆)，それに伴って「水」も頭の方で滞った状態(水毒)を治す方剤である．

◆ 桂皮で気の滞りを改善し，茯苓・蒼朮で水の滞りを治す生薬構成となっている．

◆ さらに，胃腸機能を整える蒼朮・茯苓・甘草の組み合わせも見られ，胃腸機能が悪いために「気」を補充できず，巡らせることができない場合にも適用できるようになっている．

◆ 水も巡らないため，水の偏在で起こる症状(水毒様症状)の頭痛，めまい，身体動揺感や尿の出が悪い(尿不利)または頻尿などが現れている．桂皮で気を巡らせながら，茯苓・蒼朮で水の偏在を改善させる方剤と言える．

カルテ

受診の経緯とプロブレム

- 72歳女性．主訴：めまい．
- 10年前から特に朝起床時に，くらくらとして起き上がれないことが多く，昼頃まで床に入ったままのことが多くなった．耳鼻咽喉科で精査を受けたが，特に異常はないという．治療ですっきりすることはない．1年前からは，症状が昼間でも出現することが増えて，外出することが不安になり，時にのぼせも出現する．

診察のポイント

- 身長153cm．体重46kg．血圧134/78mmHg．体温36.1℃．咽頭発赤なし．肺野清．心音正常．腹部平坦軟．肝脾触知せず．末梢血・血液生化学検査異常なし．
- 脈：滑*)．舌：やや胖大*)，歯痕あり．腹部：腹力中等度．腹部動悸．心下痞鞕*)・小腹不仁*)を認める．

処方と治療経過

- 苓桂朮甘湯を投与．2週後，少しめまいが軽くなった．6週後，午前中は家事がこなせるようになり，精神的にも少し楽になったという．10週後，めまいは週に数回程度に改善．血圧が変動しやすく，高くなることを心配されたため七物降下湯(65)を併用し，血圧の変動も少なくなった．服用により体調がよいため治療を継続．

処方決定のプロセスとヒント

- 本症例は「のぼせ（やや気逆）とめまい（水毒）が合併しためまい」を主訴とするものである．この場合には苓桂朮甘湯がよい適応となる．一方，血圧の変動も気逆が関係したものと判断した．
- 本剤のみでも改善が期待できたが実際には効果が発現されず，七物降下湯を併用した．

148 六味丸（ろくみがん）

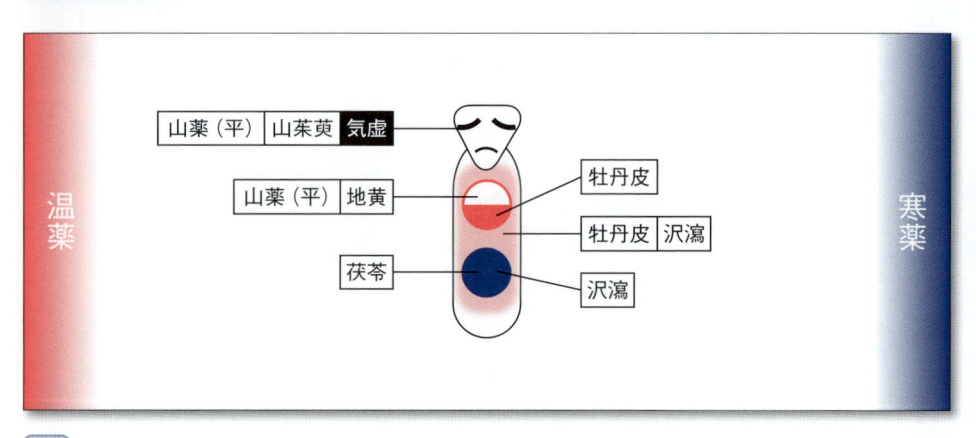

温薬　　山薬（平）　山茱萸　気虚
　　　　山薬（平）　地黄　　牡丹皮
　　　　茯苓　　　　　　　　牡丹皮　沢瀉
　　　　　　　　　　　　　　沢瀉
寒薬

方剤と保険適応

○地黄　山薬　山茱萸　茯苓　沢瀉　牡丹皮

【保険適応】疲れやすくて尿量減少または多尿で，時に口渇があるものの次の諸症：排尿困難，頻尿，むくみ，かゆみ．

方意と解説

◆ 漢方では身体を潤し，冷やす機構（陰）と温める機構（陽）が存在し，両者が均衡を保っていれば冷えも熱も出ない．しかし，「陰」が弱くなり（陰虚），相対的に陽が強くなった場合は熱（虚熱）が出現する．

◆ 八味地黄丸（121）から桂皮・附子が除かれて，全体として寒と熱がつり合っている状態（寒熱中庸）からやや熱を呈した状態に対する方剤である．

◆ 地黄・山薬・山茱萸は滋潤や栄養に働き，脱水など体液不足を改善させる生薬（滋陰薬）で，陰が減少（虚）したために出現する症状（ほてり，発熱など）を治す．また，山薬は下半身を強くし，山茱萸は下半身のしまりを良くする．全体として下半身の虚弱を改善することになる．

◆ 牡丹皮は清熱の作用を持ち，陰虚による熱を冷ます．

◆ 沢瀉・茯苓は，尿の出が悪い（尿不利），口渇・耳鳴りといった水の滞り（水毒）によって生じる症状を改善する（利水）．

◆ したがって，疲れやすく尿量減少で時に口渇があるものの排尿困難，頻尿，むくみに適用があることも（陰虚が基本にある中での適用として）理解できよう．

カルテ

受診の経緯とプロブレム

- 68歳女性．主訴：乾燥性咳嗽．
- 15年前から気分的な落ち込みが多くなり，漢方治療を受けている．半夏厚朴湯と四逆散の服用により，症状は比較的安定．3か月前から夜間に咳嗽が出現．睡眠障害をきたすほどではない．

診察のポイント

- 身長156cm．体重52kg．血圧114/76mmHg．体温36.4℃．咽頭発赤なし．肺野清．心音正常．腹部平坦軟．肝脾触知せず．はきはきと話す．食欲普通．末梢血・血液生化学異常なし．免疫学的検査異常なし．胸部X線検査異常なし．
- 脈：沈細*)．舌：大きさ正常，鏡面舌，歯痕（±），皺裂*)（舌にある亀裂）が多い．腹部：腹力中等度．小腹不仁*)を認める．

処方と治療経過

- 当初，麦門冬湯（120）を投与．2週後，咳嗽は少し改善．耳掃除や深呼吸，息を吸い込む時にも咳がよく出るという．
- その後，六味丸エキス2.5g（1包，就寝前）に変更．4週後，夜間の咳嗽もさらに改善し楽になった．昼間も飲みたいといい，1日3包とした．8週後，咳はほとんど気にならないという．
- 咳嗽が悪化した場合に六味丸を併用するようにして経過良好．

処方決定のプロセスとヒント

- 本症例は「乾燥性咳嗽であった」ことから麦門冬湯を選択したが，「効果が少なめであったこと，腎虚*)があったこと，津液不足*)の状態であった」ことから，六味丸に変更した．
- 本剤は本来，小児の発育不全に使用されるが，本例のような腎虚にも有効である．

イラストで学ぶ
漢方の基礎

「気」の生成と循環

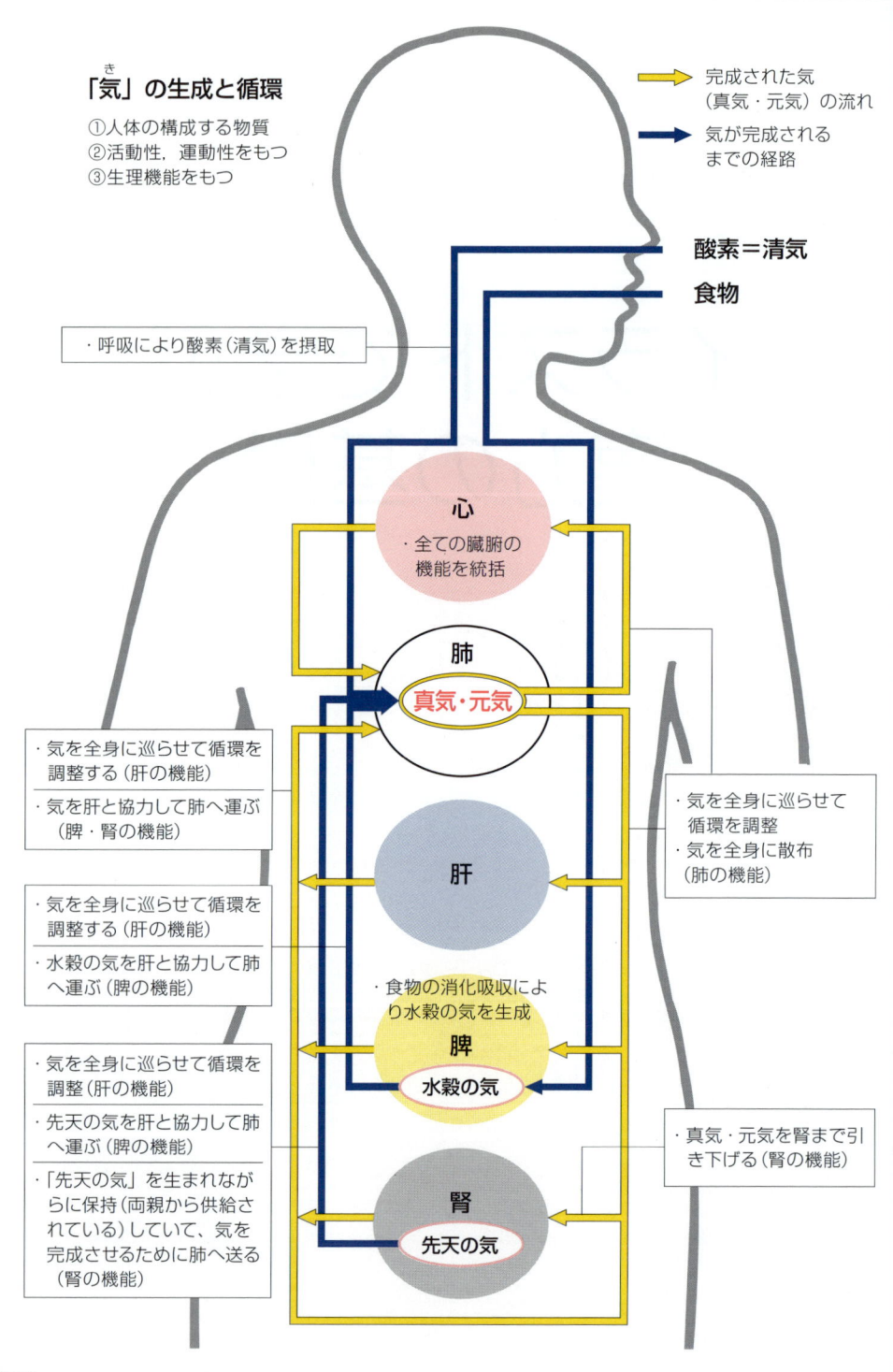

① 人体の構成する物質
② 活動性,運動性をもつ
③ 生理機能をもつ

→ 完成された気（真気・元気）の流れ
→ 気が完成されるまでの経路

酸素＝清気
食物

・呼吸により酸素（清気）を摂取

心
・全ての臓腑の機能を統括

肺
真気・元気

・気を全身に巡らせて循環を調整する（肝の機能）
・気を肝と協力して肺へ運ぶ（脾・腎の機能）

・気を全身に巡らせて循環を調整
・気を全身に散布（肺の機能）

肝

・気を全身に巡らせて循環を調整する（肝の機能）
・水穀の気を肝と協力して肺へ運ぶ（脾の機能）

・食物の消化吸収により水穀の気を生成

脾
水穀の気

・気を全身に巡らせて循環を調整（肝の機能）
・先天の気を肝と協力して肺へ運ぶ（脾の機能）
・「先天の気」を生まれながらに保持（両親から供給されている）していて、気を完成させるために肺へ送る（腎の機能）

・真気・元気を腎まで引き下げる（腎の機能）

腎
先天の気

「血(けつ)」の生成と循環

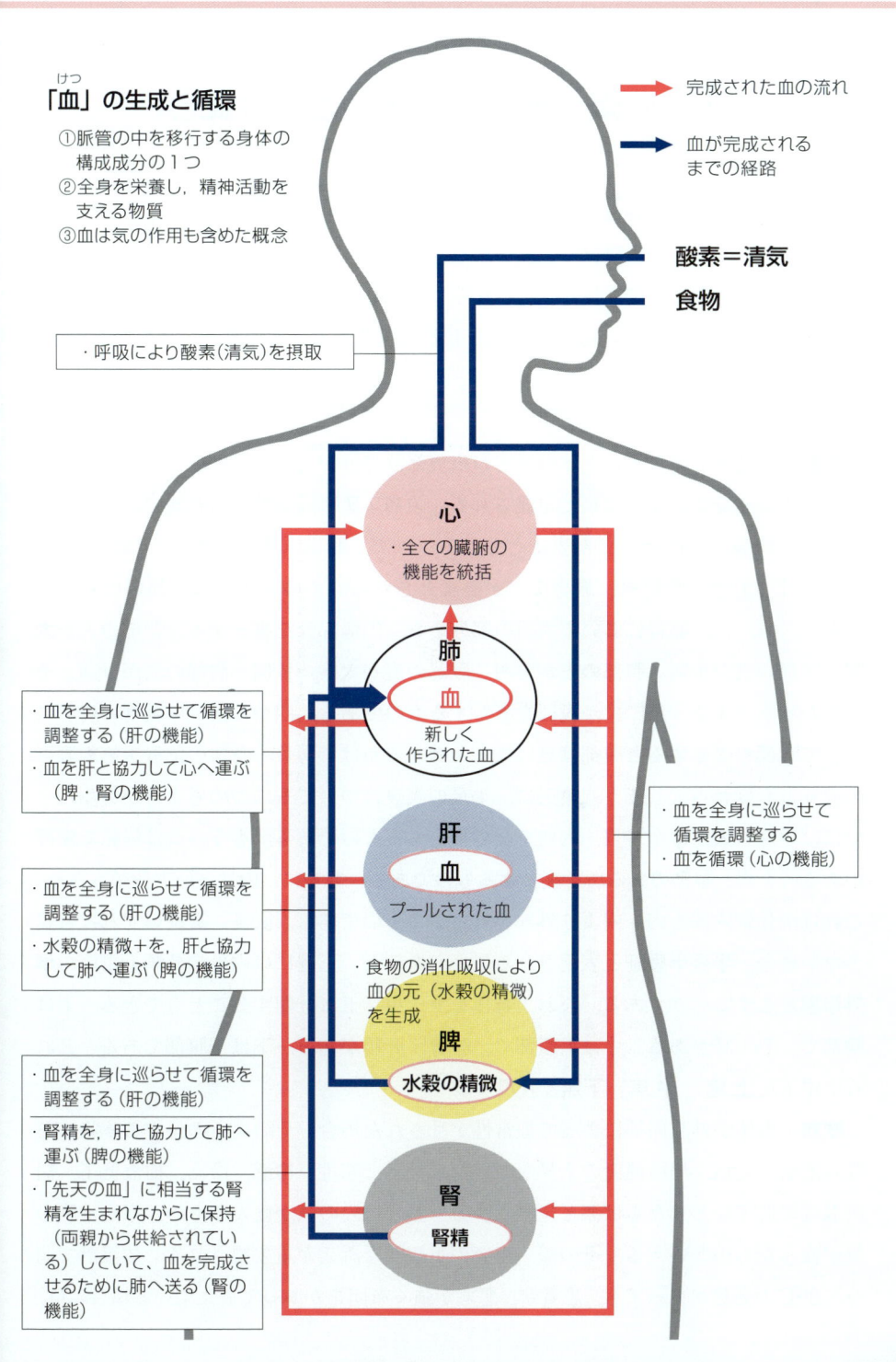

① 脈管の中を移行する身体の構成成分の1つ
② 全身を栄養し，精神活動を支える物質
③ 血は気の作用も含めた概念

→ 完成された血の流れ
→ 血が完成されるまでの経路

酸素＝清気
食物

・呼吸により酸素(清気)を摂取

心
・全ての臓腑の機能を統括

肺
血
新しく作られた血

・血を全身に巡らせて循環を調整する（肝の機能）
・血を肝と協力して心へ運ぶ（脾・腎の機能）

・血を全身に巡らせて循環を調整する
・血を循環（心の機能）

肝
血
プールされた血

・血を全身に巡らせて循環を調整する（肝の機能）
・水穀の精微＋を，肝と協力して肺へ運ぶ（脾の機能）

・食物の消化吸収により血の元（水穀の精微）を生成

脾
水穀の精微

・血を全身に巡らせて循環を調整する（肝の機能）
・腎精を，肝と協力して肺へ運ぶ（脾の機能）
・「先天の血」に相当する腎精を生まれながらに保持（両親から供給されている）していて、血を完成させるために肺へ送る（腎の機能）

腎
腎精

I. 陰陽，表裏，寒熱，虚実の概念
（八綱分類）

　患者の症状・病態を陰陽，表裏，寒熱，虚実の視点から分析，分類することを**八綱分類**という．ここでの陰陽は，表裏・寒熱・虚実の三視点からの分析を包括的，全体的にとらえる場合に表現されるものである．この際，それぞれの後に証をつけて陰証，表証，寒証，虚証，あるいは表寒虚証などと表現される．この**証**とは体質的なもの，症状的なものとを合わせて，その患者がその時点で現している体の状態をいう．

　表裏：外乱因子に対する生体の反応の出現部位で分類したものである．体表部付近は表，表より身体の深部は裏と定義される．頭痛，悪寒，発熱，項背筋のこわばりと疼痛，関節痛，筋肉痛などが表証とされる．一方，腹満（腹部膨満），下痢，便秘，身体深部の熱感，稽留熱，譫妄などが裏証とされる．この表裏には三種類の考え方がある．第一に，躯幹において表面の部分を表，内側部分を裏とする．背部の表が**太陽**，背部の裏が**少陰**，腹部の表が**陽明**，腹部の裏が**太陰**，体側と胸部の表が**少陽**，その裏が**厥陰**とする．第二に，腹部を裏とするものである．四つん這いの動物の姿勢に対して背部を表とすると腹部は裏になると考えるわけである．身体の位置次第で表裏の取り方も変わってしまう．第三に，手足の表裏についても二つの考え方がある．一つには手足の表面は全て表，内側を全て裏とするものである．もう一つは経絡で陽経のある所を表，陰絡のある所を裏とするものである．さらに，内外という分類もある．これは消化管内部を内，内より外部を外とするものである．表証，裏証いずれにも属さない場合，**半表半裏証**と表現されることがあるが，正確には内外の分類も用いて**半外半裏証**とするべきである．なお，身体を上，中，下に分類することもできる．上は胸部で，心・肺がある．中は上腹部で，脾胃・肝胆がある．下は下腹部である．これら上中下を**上焦**，**中焦**，**下焦**と表現する．

　寒熱：生体が外乱因子によって恒常性が乱された場合，その局所の呈する病状が熱性（熱感，充血，局所温度の上昇など）ならば熱，寒性（冷感，冷え，血流低下，局所温度の低下など）ならば寒と定義される．熱とは陽の気が盛んなもの，寒とは陰の気が盛んなものといえる．その際，患者の主観的な訴えが重要視される．体温計で測って39℃の発熱があっても，患者が，悪寒が強く布団をかぶって震えている場合には，

寒と判断する．両者は常に相対的な関係にあり，陰気が衰えると陽気が盛んになり，熱も盛んになる．反対に陽気が衰えると陰気が強くなり寒が増してくる．さらに，寒極まって熱を生じ，熱極まって寒を生ずるといった場合には，量の変化が質の変化に転じたのである．

虚実：虚（虚証）とは生体が外乱因子によって歪みが生じた場合，動員しえた気血の力が弱い病態で，生体全体に備わる気血の量が低水準にある．実（実証）とは外乱因子に対して動員された気血の力が強い病態で，生体全体の気血の量が高水準にある．実と虚の病態の中間のものを**虚実間**証という．

外乱因子の影響を受けない通常の生活において，気血の外見上の標準的水準が存在すると仮定すると，低水準の人，標準水準の人，高水準の人の三種類に分類される．外乱因子が加わると気血が消費され減少する．その際，体内から動員される気血の量が不足して通常生活における気血の標準的水準まで達し得ない場合を虚，標準的水準に達する場合を虚実間，標準的水準を超える場合を実としている．虚実の判定において通常生活における外見上の気血量は問題にされず，あくまでも外乱因子が加わった際における生体の反応が重要になる．通常生活における外見上の気血量が低水準であっても体内に貯蔵されている気血量が大きく外乱因子を跳ね返して気血量が通常生活における外見上の気血量を超えれば，その人は実証なのである．逆に通常生活の外見上気血量が高水準にあっても貯蔵された気血量が少ないため強い外乱因子に打ち勝つことができず，気血量が外見上の気血量に到達できない人は虚証と考える．

なお，古典で定義される実は，生体に害を及ぼす病理産物が形成されたり，生体の機能が過剰に亢進して恒常性が障害されることを指す．虚実に対する基本治療方針は，補（不足分を補う），瀉（余分を取り除く）であり，古典で定義される実は治療の瀉とよく対応する病態といえる．

陰陽：生体の恒常性が乱された場合，生体の修復反応の性質が総じて熱性，活動性，発揚性のものを陽（陽証），寒性，非活動性，沈降性のものを陰（陰証）という．

II．臓腑の概念

臓は心臓，腎臓，肝臓などのように充実性構造をもつ器官で，臓とは人体活動のた

めの基本的エネルギー（真気あるいは正気）を蔵しているという意味である．

　腑は胃腸のように管になっている，あるいは胆嚢，膀胱のように袋状になっている中空性の器官のことをいう．腑とは物が集まる，物質の集散地という意味である．このような機能から臓腑を陰陽で分ければ，腑は陽で，臓は陰である．臓腑の関係は肺が臓，大腸がその腑，その他同様に心と小腸，脾と胃，肝と胆，腎と膀胱がある．これでは**五臓五腑**となってしまうが，心の腑にもう一つ三焦を設けて腑を六つにしているため**五臓六腑**となる．六臓六腑といった場合には，三焦に対する臓として心包を設定している．この考え方は経絡につながっていく．

　三焦は一定の形，部位を持たず，機能としてとらえられている．循環，呼吸，生殖機能に関与し，心に属する熱の元になるもので，皮下組織や内臓の毛細管を指すと考えられている．なお，現代医学の臓腑と部分的に一致していても別の機能単位と考えるべきである．

　臓と腑は機能的に切り離せない関係にあり，臓は主として分泌，腑は主として運動を司る．例えば，脾は消化液分泌，肝は胆汁分泌，胆嚢はその貯蔵と排泄，腎は尿の生成，また，胃は消化管の運動，膀胱は尿の排泄運動を司る．しかし，肺と大腸，心と小腸については納得のいく説明は困難である．

　『傷寒論』で述べられている「ウイルスなど人体外部から侵入して病気を発症させる元」外邪による急性疾患（傷寒）は，病が外から入り次第に内に進んで，さらに腑にまで進入する．臓に入れば臓結といって病気がさらに重くなる．

　一方，『金匱要略』で述べられている慢性疾患（雑病）は心身の生活上の疲労が原因となって，病は臓から始まり腑へ移り，さらに外へ波及していく．このように，『傷寒論』では陽の腑に関する疾患，『金匱要略』では陰の臓に関する疾患についての記載が多いのである．

1．肝

> 1．脾の様々なものを体の上部へ持ち上げる作用（升提作用）を補助するなど，漢方医学における病理概念である気血水を滞りなく全身に巡らせて新陳代謝を行い，2．精神活動を調節し，3．血を貯蔵して全身に栄養を供給し，4．筋緊張を維持する機能単位である．

　肝は五行論で考えると，「木」に相当し，心・小腸を促進し，脾胃を抑制している．

また，肝は西洋医学でいうところの自律神経系，中枢神経系，運動神経系，肝臓の部分機能，血液循環の調節機能，視覚系の一部，月経調節などを含めた機能系と考えることができる．このため，西洋医学の肝臓とは大きく異なる．

2．心

1．全ての臓腑の機能を統括し，2．一方で，特に腎に人体活動のエネルギー源である熱を供給する代わりに腎から生命活動に必要な水を補給され，3．意識レベルを保ち，4．覚醒，睡眠のリズムを調整し，5．血を循環させる機能単位である．

心は五行論で考えると，「火」に相当し，脾・胃を促進し，肺・大腸を抑制している．心は西洋医学で言うところの心臓の拍動に基づく循環機能，大脳新皮質を主とする高次神経系の機能，一部の自律神経系機能を含めた機能系と考えることができる．

3．脾

1．食物の消化吸収により後天的な気の元（水穀の気）および人体を構成する後天的な血・水の元（水穀の精微）を生成し，2．これら水穀の気，精微と両親から受け継ぎ生まれた時点で持っているエネルギー（先天の気）および腎における血の元（腎精）・水の元（腎陰）を肝と協力して肺へ運び，3．血流をなめらかにし，4．筋の形成と維持を行う機能単位である．

脾は五行論で考えると，「土」に相当し，肺・大腸を促進し，腎・膀胱を抑制する．脾は食物（水穀）を消化，吸収することを主な機能としている．

4．肺

1．呼吸により酸素（清気）を摂取し，2．先天の気，水穀の気と清気を合体させ完成された気（真気あるいは正気）とし，全身に散布させ，3．腎精，水穀の精微と清気を合体させ完成された血を生成し，4．皮膚の機能を制御し，その防衛力を保持する機能単位である．

肺は五行論で考えると，「金」に相当し，腎・膀胱を促進し，肝・胆を抑制する．肺は呼吸機能，皮膚のバリア機能を担当する．

5. 腎

> 1. 両親から受け継いだ先天の気などを元にして成長，発育，生殖を主り，2. 骨，歯を形成維持し，3. 心から受けた熱とともに水を温め，全身に供給する形で水分代謝を調節し，4. 肺で完成された気を取り込んで，吸気機能を安定させて呼吸機能を維持し5. 精神機能を保持する機能単位である．

腎は五行論で考えると，「水」に相当し，肝・胆を促進し，心・小腸を抑制する．腎は泌尿・生殖機能を担当するとともに，エネルギー・水の代謝にも深く影響を及ぼす．

III. 気・血・水（津液）の概念と病態

気，血，水は生体の恒常性を維持する要素で，漢方医学における病理学的概念を構成する基本である．特に気血水が生体において機能するためには，これらが順調に全身を巡ることが不可欠である．この気血水の運行の基盤は気であり，気の熱源は心に支えられた腎である．そして，運行の原動力は気，水に関しては主に脾，肺，腎に，血に関しては主に心にある．肝は気血水の運行を調節する．

1. 気

a) 概念・特徴

気は生体を充実した状態に保ち，消耗することがあり，一方で補充することができ，3つの特徴をもつ．第1は，人体を構成する物質ということである．第2は，活動性，運動性を持つことである．気は昇降あるいは上下運動，発散あるいは収納する方向の運動を行う．これを昇降出入という．第3は，機能をも指すことである．腎気など，生理機能のことを指す場合もある．

b) 病態

気の異常は，現象的には自律神経系の異常などによる病状を指す．気の変調には気虚，気滞，気逆の3種類がある．

①**気虚**：気の量的不足から生じる作用不足による症候である．気虚の原因としては，①少食で体内に取り入れる水穀の気が少ない場合，②脾胃の機能低下によって消化吸

収される水穀の気が少ない場合，③肺の機能低下による清気不足の場合，④腎の機能低下あるいは性交渉過多などによる先天の気が不足する場合，の4つが考えられる．

症状の特徴は，疲労によって増悪され，休息をとると症状が軽くなる．具体的には，①無気力，疲労倦怠，食欲不振，②息切れ，呼吸微弱，動悸，③冷え，④むくみ，尿量減少などである．また，気虚の中で，臓腑を正常な位置に留める力が不足する場合を下陥（げかん）と呼び，内臓下垂，子宮脱，膀胱脱，脱肛などが症状として見られる．

②**気滞**：気の機能の停滞である．症状の特徴は，情緒によって状態が変化し，一過性に改善あるいは悪化が認められることである．原因としては，精神的ストレスや外傷などを誘因とした自律神経系の緊張，異常亢進が多い．

主症状としては，胸部腹部の苦悶感，膨満感，疼痛，憂鬱感，怒りなどがある．症状が悪化すると頭痛，のぼせ，いらいらなどに変化することがある．

③**気逆**：気の昇降運動が失調することによる，気が上逆する症候であり，4つの病型がある．①腹部絞扼感，不安感が上行して胸内に突き上げて動悸を生じ，さらに上行して頭痛，失神を起こす奔豚気（ほんとんき），②咳嗽などによる呼吸困難，胸満感が咽喉部さらに顔面に上行して咽喉部絞扼感，顔面紅潮，怒責などを起こす咳逆上気，③心窩部不快感から胃液を吐出する水逆，嘔逆，④四肢末梢から冷痛が中枢側へ波及する厥逆（けつぎゃく），厥冷（けつれい）である．

2. 血

a）概念・特徴

血は脈管の中を移行する身体の構成成分の1つである．全身を栄養し，精神活動を支える物質である．西洋学的な血液と異なり，血は気の作用も含めた概念である．

b）病態

血の異常は現象的には循環障害であり，血虚，瘀血の2種類がある．

①**血虚**：血の量的不足による血の機能減退の症候である．病因には大きく分けて生血不足，消耗過多，出血過多の3つがある．

ⅰ）**生血不足**：脾胃機能の減退によって食物の消化機能が弱く，血の元となる水穀の精微が十分生成されないことで発生する．

ⅱ）**消耗過多**：病気の長患い（久病），七情過多による血液の消耗，過労などを指す．

ⅲ）**出血過多**：消化管出血，月経，不正性器出血，痔出血などが挙げられる．

症状は，羸痩，眩暈，脱毛，筋攣縮，四肢の痺れ感，顔色，爪に艶がなく，唇，舌に赤みが少なく，目がかすみ，乾燥すること，皮膚の荒れ，などが挙げられる．これらは濡養作用の減退による．また，動悸，不安感，不眠，多夢，健忘という症状は血の精神安定作用の減退と考えられる．

②**瘀血**：末梢循環障害によって血が停滞した状態を瘀血という．他の気血の異常に伴って．あるいは，その他，打撲，手術，運動不足，睡眠不足，高脂肪高蛋白食摂取，便秘などによって出現する．

瘀血の症状としては，①血行障害，月経障害，顔面，舌，歯肉，口唇，皮膚，爪などのチアノーゼ，鬱血，紫斑，②熱症状（熱がないのに脈が数，逆に熱症状があるのに脈が数でないなど，矛盾所見がみられることがある），③皮膚乾燥症状（この場合ものどが渇くのに水を飲みたくないなどの矛盾症状がみられることがある），④胸腹部，特に下腹部のはり，筋痛，腰痛，などの痛み（固定性，刺痛，夜悪化），圧迫するとさらに痛む腫塊（しこり，かたまり），⑤小便が多く出る，⑥便通は普通であるが，大便の色は黒い，⑦忘れっぽい，不眠，嗜眠，精神不穏を起こすことがある，などである．

3．水（津液）

a）概念・特徴

水（津液）とは，唾液，胃液，涙，汗など，人体中の正常な水液の総称である．体表から体内深部までを潤すほか，一部は血の組成成分となる．なお，比較的薄い液体で，組織，器官，皮膚，筋肉などに分布するものを津といい，比較的粘稠で関節腔，胸腔，腹腔，脳脊髄膜腔などの閉鎖空間を満たすものを液という．

b）病態

①**亡津液**：津液不足による臓腑，組織の滋潤失調である．病因としては，外感熱病，下痢，嘔吐，発汗，慢性病による内燥がある．

症状は，滋潤が不足することによる，口渇，多飲，尿量減少，便秘，皮膚乾燥，髪あるいは体毛に艶がない，視力低下，空咳，咽痛，便秘，ほてり，顔色紅潮などである．

②**水毒**：津液の停滞によって体内に異常な水液が貯留した状態である．水液代謝の中心である肺，脾，腎の機能減退が関与する．病因としては，発汗障害，腎機能低下，循環障害，炎症，免疫異常，膠質浸透圧の低下，電解質バランスの失調，ホルモン異常などが考えられる．

症状は，これら水分代謝障害によって生じる，腹水，胸水，浮腫，動悸，眩暈，立ちくらみ，車酔い，耳鳴，頭痛，口渇，悪心，嘔吐，朝のこわばり，鼻汁，喀痰，唾液分泌過多，尿量減少あるいは増加，下痢，腹中雷鳴，心窩部振水音，臍動悸などがある．

IV. 傷寒論における六病位

まずは大きく陽病期と陰病期に分けられ，それぞれ三期ずつに分類される．各篇の冒頭にはそれぞれの病期の目標を簡潔に述べる．

1. 陽病期

太陽病・陽明病・少陽病に分類され，身体の外邪に対する抵抗力が盛んな時期を示す．これらは病邪の勢いと身体の抵抗力との関係で種々の経過を取る．抗病力の弱い場合には陽病期から陰病期に移行することもある．場合によっては陽病期を経ずに，いきなり陰病期から始まることもある．

① **太陽病**：症状としては，軽く触れただけで脈が感じられる（脈浮），頭痛，首筋の張り，じっとしていても寒気を感じる（悪寒），風にあたって寒気を感じる（悪風），発熱，関節痛，筋肉痛などがあり，治療には麻黄湯，葛根湯，桂枝湯などが用いられる．

② **陽明病**：症状としては，熱，腹満，腹痛，譫語（うわ言），便秘などがあり，治療には小承気湯，白虎加人参湯などが用いられる．一般的に脈は沈実である．

③ **少陽病**：症状としては，熱と寒気が交互に来る．口が苦く，粘つく，フワフワと浮いたような感じがするなどがあり，治療には小柴胡湯，柴胡桂枝湯，柴胡桂枝乾姜湯などが用いられる．一般的に脈は弦である．

2. 陰病期

外邪に対する身体の抵抗力が弱まった状態を示す．通常は陽病期に治癒せず，遷延化した場合に陽病期から陰病期に移行してくる．しかし，平素の体力が衰えている場合などには直接陰病から始まることもある．太陰病，少陰病，厥陰病期に分けられる．

① **太陰病**：陰病の始まりのような時期であり，腹部の冷えが中心である．

②**少陰病**：腹部から体全体に冷えが拡大した状態で，特に四肢の冷えがでてくる．
③**厥陰病**：陰病がさらに進行して，循環不全などが生じ，虚の状態でありながら，熱状を呈したりする非常に不安定な時期である．実際には陰病ということが診断できればこの三病期の区別は必ずしも厳密ではない．

症候としては，顔面蒼白，悪寒，手足の冷え，倦怠感，頭痛，咽頭痛，咳嗽，下痢などがあり，治療には麻黄附子細辛湯，真武湯などが用いられる．一般的に脈は沈虚である．

V. 四　診

漢方医学における診察は，望，聞，問，切の四診によって行われる．
1. **望診**とは，遠くから患者をちらっと診ることで，舌の診察も含まれる．
2. **問診**とは，患者の愁訴を聞くことである．
3. **聞診**とは，聴覚と嗅覚によって患者の状態を把握することである．
4. **切診**とは，医師が患者に接して診察することで脈診，腹診が含まれる．

舌診では，舌体，舌苔に分けて観察する．
①**舌体**：質と色に注目する．質では大きさ（胖大，正常，痩せ）と緊張度をみる．大小は陰液，緊張度は陽気の状態を反映する．色では淡紅を正常とし，より紅（陽気亢進あるいは陰液不足），より白（陽気減退あるいは陰液過剰），紫（瘀血）かどうか判別する．その他，裂紋は血虚あるいは陰虚を示唆する．
②**舌苔**：湿潤度（乾，湿），色（白，黄，黒），量（無，薄，厚），質（剥離，膩：舌苔の間隙から舌質が観察できないほど，ベタッとした状態）について観察する．適度に湿潤し薄白苔が舌全体にあるものを正常とする．湿潤度が高い，膩苔も含めて苔の量が多い，色が濃くなる場合は相対的に陰液の過剰を意味する．舌苔剥離は陽気不足を意味する．このように，舌の観察は舌上表面を中心に行う．しかし，舌裏面にある舌下静脈怒張（瘀血）の有無を確認することも重要である．

脈診とは，示指，中指，薬指の三指で脈を診る．橈骨茎状突起内側に中指を，中指より末梢部に示指を，中指より肘関節よりに薬指をおき，軽くあるいは重く按じる．示指のあたるところを寸口の脈，中指のあたるところを関上の脈，薬指のあたるとこ

ろを尺中の脈という．右側において寸口は肺，大腸，関上は脾，胃，尺中は心包，三焦の状態を，左側において寸口は心，小腸，関上は肝，胆，尺中は腎，膀胱の状態を反映するといわれる．各々の部位において，強く押して前者（肺，脾，心包，心，肝，腎）を，軽く触って後者（大腸，胃，三焦，小腸，胆，膀胱）を，また各部位全て中位の強さで押して胃を診る．

このように三か所の部位を三種類の強さでの押し方で脈を診る場合，これらの脈を三部九候の脈といっている．この方法は雑病の診断に用いられる．一方，傷寒，すなわち外邪によって起こる熱病の場合には，寸口を陽の脈，尺中を陰の脈として，陽の脈では表を，陰の脈では裏を診ることにしている．脈診によって，①表裏，寒熱，気血水の状態の判定，②ある程度までの風，寒，熱，湿，痛，宿食などの原因の判定，③薬方の証の適合，矛盾の判断，④予後判断などを行う．

腹診とは，古方派を中心に江戸時代に日本独自に発展した漢方医学的診察である．漢方医学における腹診は腹部の緊張度によって虚実を判断し血水の状況を把握しようとする．漢方の腹診によって得られた所見は証を決定するための判断材料であり，これを腹証という．

◆腹診所見は以下のように分類される．
1. 膨満（腹部が膨張，緊満している状態）
2. 腹壁緊張度
    1) 緊張
        ⅰ）胸脇苦満（きょうきょうくまん）（肋骨弓下の抵抗，圧痛）
        ⅱ）心下痞鞕（しんかひこう）（心窩部の抵抗，圧痛）
        ⅲ）腹直筋緊張
    2) 弛緩
        ⅰ）小腹不仁（しょうふくふじん）（下腹部正中線上の腹壁緊張低下）
3. 深在性変化
    ⅰ）瘀血の圧痛（膀胱下部，鼠径部付近によくみられる圧痛）
    ⅱ）振水音（しんすいおん）（心窩部をこぶしあるいは指腹でタッピングしたときに胃液が振動して発する音）

参考文献
1) 金子　靖，鈴木成尚，西村　甲：日中伝統医学における新たな生理学・病態学構築の試み．慶應医学，84：41-54, 2001．
2) 西村　甲：漢方医学概論．浜松赤十字病医誌，2：4-32, 2001．

[漢方用語解説]

あ

安神（あんしん）	興奮した精神を安定させること．
陰（いん）	陽の対極にある状態（裏・寒・虚・収斂・有形）．
陰液（いんえき）	人体を構成する体液で，透明な津液と赤色の血を合わせたもの．
陰虚（いんきょ）	陰液が不足して，熱を帯びた病態．
咽中炙臠（いんちゅうしゃれん）	のどに異物がひっかかったような感じがあること．
陰陽（いんよう）	あらゆる事物・現象を二面的にとらえること，あるいはその二面性．
往来寒熱（おうらいかんねつ）	悪寒→発熱→下熱→悪寒→発熱と繰り返すもの．
瘀血（おけつ）	血の流れが停滞した病態．

か

加減方（かげんほう）	基本方剤にある種の生薬を加える，あるいは含まれる生薬を除くこと．
加味方（かみほう）	基本方剤にある種の生薬を加えること．
滑（かつ）	流れが滑らかな脈．
寒（かん）	冷えた病態．
甘（かん）	生薬の風味が甘いこと．
甘温（かんおん）	生薬の風味が甘く，体を温める作用を持つこと．
寒気（かんき）	寒い気候，あるいは冷えを感じること．
寒証（かんしょう）	冷えを感じている病態．
寒積（かんせき）	冷えが蓄積した病態．
寒熱（かんねつ）	冷えた病態と熱した病態．
寒熱中庸（かんねつちゅうよう）	寒にも熱にも偏らない状態．
乾枯（かんこ）	乾燥して水分が枯渇した病態．
疳の虫（かんのむし）	思い通りにいかないと感情が高ぶること．
甘平（かんへい）	生薬の風味が甘く，体を温めも冷やしもしないこと．
気逆（きぎゃく）	気の流れが逆行した病態．
気虚（ききょ）	気が不足した状態．
気血双補（きけつそうほ）	気虚および血虚の病態をともに改善させること．
気血両虚（きけつりょうきょ）	気虚かつ血虚．
気積（きせき）	気滞が蓄積された病態．
気滞（きたい）	気の流れが停滞した病態．
気の上衝（きのじょうしょう）	気の流れが逆行した病態．
急痛（きゅうつう）	急激に痛むこと．
急迫（きゅうはく）	急激に切迫する病態．
胸脇苦満（きょうきょうくまん）	肋骨弓下の抵抗－圧痛．
虚証（きょしょう）	体力がなく弱々しい感じの人．
虚熱（きょねつ）	陰液が不足して，熱を帯びた病態．
虚労（きょろう）	非常に疲れた状態．
去風（きょふう）	風の病態を除くこと．
緊（きん）	緊張度の強い脈．脈管の拡張は強くない．
緊満（きんまん）	腹部の緊張が強く，膨満した状態．
下焦（げしょう）	下腹部一般．

[漢方用語解説]

下焦の湿熱（げしょうのしつねつ）	下腹部にみられる湿と熱が混在した病態.
血虚（けっきょ）	血が不足した病態.
血積（けっせき）	血が蓄積・停滞した病態.
解表（げひょう）	表にある症状を除くこと.
弦（げん）	緊張度が強く，脈管の拡大があり，琴の弦のように張っている脈.
弦数（げんさく）	弦かつ頻脈.
健脾（けんぴ）	胃腸の状態を整えること.
口渇（こうかつ）	咽が渇き，水分を欲すること.
洪大（こうだい）	流れが大きく，勢いのある脈.
枯燥（こそう）	乾燥して水分が枯渇した病態.

さ

細（さい）	脈管の幅が狭い脈.
細滑（さいかつ）	細かつ滑の脈.
細絡（さいらく）	毛細血管拡張.
臍上悸（さいじょうき）	臍上部の大動脈拍動.
臍動悸（さいどうき）	臍部の大動脈拍動.
数細（さくさい）	頻脈かつ細の脈.
左寸（さすん）	左側の寸部.
酸寒（さんかん）	生薬の風味が酸っぱく，体を冷ます作用を持つこと.
滋陰薬（じいんやく）	陰液を補充して体を潤す生薬.
滋潤（じじゅん）	体を潤すこと.
止咳（しがい）	咳を止めること.
自汗（じかん）	自然に発汗すること.
直中（じきちゅう）	直接発症すること.
湿（しつ）	体に病的に溜まった水分.
湿痺（しつひ）	水が溜まることで痛みを生じること.
瀉下（しゃげ）	強制的に排便させること.
皺裂（しゅうれつ）	舌の上面の亀裂.
少陰病（しょういんびょう）	急性熱性疾患で感染源への反応が乏しい病位.
升提（しょうてい）	さまざまなものを体上部に引き上げる作用.
上熱下寒（じょうねつげかん）	体上部では熱，下部では寒を呈する病態.
小腹不仁（しょうふくふじん）	下腹部正中の筋緊張低下.
少陽病（しょうようびょう）	急性熱性疾患で感染源が体内に侵入した初期段階.
食積（しょくせき）	食物が胃腸に蓄積・停滞する病態.
暑熱（しょねつ）	夏の時期の熱による暑さ.
津液（しんえき）	人体を構成する透明の体液.
辛温（しんおん）	生薬の風味が辛く，体を温める作用を持つこと.
心陰液（しんいんえき）	心における陰液.
心下（しんか）	みぞおち.
心下急（しんかきゅう）	心窩部の拡張・圧痛の強いもの.
心下痞鞕（しんかひこう）	心窩部の抵抗・圧痛.

心血虚（しんけっきょ）	心における血虚.
腎虚（じんきょ）	腎の虚した状態.
振水音（しんすいおん）	心窩部を軽く叩打して，胃内の過剰な水分が振動して発する音.
水気病（すいきびょう）	水分が停滞することにより生じる疾患.
水逆（すいぎゃく）	気の流れが逆行し，水分もそれに伴い逆行すること.
水毒（すいどく）	水分が停滞する病態.
清熱（せいねつ）	熱性の病態を改善すること.
先急後緩（せんきゅうこうかん）の法則	急性の病気を先に治療し，慢性の疾患を後に治療すること.
疎肝解鬱（そかんかいうつ）	肝の気を巡らす機能が障害されて気滞をなった病態を改善すること.

た

太陰病（たいいんびょう）	急性熱性疾患で病原体への反応が低下した初期の病位.
大熱（たいねつ）	体表の熱.
太陽病（たいようびょう）	急性熱性疾患で病原体への反応が旺盛な初期の病位.
脱汗（だっかん）	汗が過剰に出て，脱水状態になること.
痰積（たんせき）	痰が蓄積した病態.
中間（ちゅうかん）	虚証とも実証との決められない病態.
沈（ちん）	深く押さえないと触れない脈.
沈滑（ちんかつ）	沈かつ滑の脈.
沈滑細（ちんかつさい）	沈かつ滑かつ細の脈.
沈緊（ちんきん）	沈かつ緊の脈.
沈弦（ちんげん）	沈かつ弦の脈.
沈弦細（ちんげんさい）	沈かつ弦かつ細の脈.
沈細（ちんさい）	沈かつ細の脈.
沈細滑（ちんさいかつ）	沈かつ細かつ滑の脈.
沈細緊（ちんさいきん）	沈かつ細かつ緊の脈.
沈細数（ちんさいさく）	沈かつ細かつ数の脈.
統血（とうけつ）	血液を血管内にとどめておくこと.

な

内攻（ないこう）	発疹が体表に出現してこないこと.
尿不利（にょうふり）	尿排泄が減少すること.
熱証（ねつしょう）	熱した病態.

は

梅核気（ばいかくき）	のどに異物がひっかかった病態.
胖大（はんだい）	大きい，肥大していること.
反跳圧痛（はんちょうあっつう）	腹部を圧して，離したときに生じる疼痛.
煩熱不得臥（はんねつふとくが）	熱状があり，不眠を呈する病態.
脾胃（ひい）	胃腸のこと.
微寒（びかん）	生薬が体を少し冷ます作用をもつこと.
脾虚（ひきょ）	脾の虚した病態.
皮膚枯燥（ひふこそう）	皮膚が乾燥していること.
表（ひょう）	体の表面.

表虚（ひょうきょ）	体の表面が虚した病態.
表証（ひょうしょう）	体の表面に現れた病態.
表病変（ひょうびょうへん）	体の表面に現れた病状.
標治（ひょうじ）	根本原因から波及して生じた症状に対して行う治療.
病邪（びょうじゃ）	病気を発生させる元.
浮（ふ）	軽く押さえると触れる脈.
浮滑（ふかつ）	浮かつ滑の脈.
浮緊（ふきん）	浮かつ緊の脈.
浮細（ふさい）	浮かつ細の脈.
浮数（ふさく）	浮かつ頻脈.
腹部動悸（ふくぶどうき）	腹部の大動脈拍動.
腹満（ふくまん）	腹部の膨満.
腹鳴（ふくめい）	腹蠕動音.
平（へい）	脈：異常がないこと.
平喘（へいぜん）	喘鳴を除くこと.
補陰（ほいん）	陰液を補うこと.
補気（ほき）	気虚を改善させること.
補気脾胃（ほきひい）	脾胃・気虚を改善させること.
補血（ほけつ）	血虚を改善させること.
補陽（ほよう）	気虚から冷えが非常に強くなった病態を改善させること.
補養（ほよう）	栄養を補うこと.
母子同服（ぼしどうふく）	母子に同じ漢方薬を服用させること.
本治（ほんじ）	根本原因の治療を行うこと.

ま・や・ら

脈状（みゃくじょう）	脈の状態.
陽（よう）	陰の対極にある状態（表・熱・実・発散・無形）.
陽虚（ようきょ）	気虚から冷えが非常に強くなった病態.
陽明病（ようめいびょう）	急性熱性疾患で病原体への反応が旺盛で，病原体が体内に侵入した病位.
裏（り）	体内全体.
裏寒（りかん）	裏が冷えている病態.
裏熱（りねつ）	裏が熱している病態.
理気（りき）	気を循環させること.
理気剤（りきざい）	気滞を改善させる漢方薬.
利水（りすい）	水毒を改善させること.
利水剤（りすいざい）	水毒を改善させる漢方薬.
利水消腫（りすいしょうしゅ）	水毒を改善させ，腫脹を消退させること.
利胆作用（りたんさよう）	黄疸を改善させる作用.
攣急（れんきゅう）	筋肉が過剰に緊張すること.
肋骨弓角度（ろっこつきゅう）	左右肋骨弓のなす角度.

[索引]

◆各項目の数字はノンブルではなく五十音順の方剤番号です．

あ

アトピー性皮膚炎 …………………… 6, 27, 71, 78
アレルギー性結膜炎 ………………………… 76
アレルギー性鼻炎 …………… 15, 26, 64, 76, 81
あくび ……………………………………… 19
あせも ………………………………… 27, 78
阿膠 ………………………… 5, 23, 67, 104, 105
足腰の冷え ………………………………… 5
足冷え ……………………………………… 38
安神薬 ……………………………………… 50
安中散 ……………………………………… 1
杏仁 ……………………… 29, 41, 72, 88, 133

い

イボ痔 ……………………………………… 12
イライラ ……………………… 10, 17, 24, 50, 51
インフルエンザ ………………… 41, 98, 133
インポテンツ ……………………………… 50
いらだち …………………………………… 50
胃アトニー ………… 1, 2, 36, 126, 129, 142
──症 …………………………… 84, 117, 128
胃炎 ………………………… 10, 62, 126, 127, 142
胃潰瘍 ………………………………… 52, 62
胃拡張 …………………………………… 117
胃下垂 ……………………… 123, 132, 142
──症 ……………………………………… 84
胃酸過多 …………………………………… 62
──症 ……………………………………… 94
胃酸中和 …………………………………… 1
胃弱 …………………………………… 123
胃腸炎 ……………………………………… 44
胃腸カタル ……………………………… 128
胃腸機能 …………………………………… 5
──改善 …………………………… 40, 60
胃腸虚弱 ……………… 16, 22, 40, 42, 63, 124
──症 ……………………………………… 84
胃腸疾患 …………………………………… 84
胃腸病 ……………………………………… 95
胃痛 ………………………………… 1, 18, 142
胃内停水 …………………………………… 48
胃もたれ …………………… 2, 44, 63, 126, 129
胃苓湯 ……………………………………… 2
息切れ ………………………… 25, 51, 67
萎縮腎 …………………………………… 117
遺精 ……………………………………… 33
威霊仙 ………………………………… 90, 114
陰 …………………………… 58, 121, 148

陰

陰萎 ………………… 33, 50, 95, 121, 132
陰液 …………………………………… 47, 87
陰虚 ………………………………… 59, 148
陰嚢水腫 ………………………………… 130
陰陽 …………………………………… 121
咽喉異物感 ……………………………… 54
咽喉痛 …………………………………… 18, 43
咽中炙臠 …………………………… 122, 127
咽頭痛 ………………………… 20, 21, 75
茵蔯蒿 ……………………………………… 3, 4
茵蔯蒿湯 …………………………………… 3
茵蔯五苓散 ………………………………… 4

う

ウイルス ……………………………… 35, 133
うっ血 ……………………………………… 99
うっ血性心不全 ………………………… 138
茴香 ………………………………………… 1
打ち身 …………………………………… 106
烏薬 ……………………………………… 24
温経湯 ……………………………………… 5
温清飲 ………………………………… 6, 26, 53
運動麻痺 ………………………………… 84

え

易感染 ……………………………………… 53
易疲労 ………………………………… 63, 86
──感 ……………………………………… 84
越婢加朮湯 …………………… 7, 64, 131, 136
円形脱毛症 ……………………………… 61
延胡索 ……………………………………… 1
炎症 …………………………………… 20, 53

お

嘔気 …………………………… 11, 54, 115
嘔吐 …………………… 4, 9, 11, 46, 55, 80, 115, 142
黄耆 …………………… 8, 27, 65, 97, 130
黄耆建中湯 ………………………………… 8
黄芩 ………………… 10, 50, 72, 81, 95, 114, 144
黄芩湯 ……………………………………… 9
黄疸 ………………………… 3, 64, 94, 95
黄柏 ………………… 6, 10, 59, 64, 86, 124
黄連 ………………… 6, 10, 49, 85, 98, 116
黄連解毒湯 ……………… 6, **10**, 18, 56, 64
黄連湯 …………………………… 10, **11**, 56
往来寒熱 ……………………… 41, 74, 75, 82

317

◆各項目の数字はノンブルではなく五十音順の方剤番号です．

悪寒	36, 42, 52, 113
悪心	39, 48, 94, 115
悪阻	117
瘀血	5, 37, 38, 44, 94
乙字湯	12
遠志	22, 118
音声チック	19

か

かゆみ	10, 41, 45, 108, 148
咳嗽	18, 28, 51, 74, 82, 145
艾葉	23
角膜炎	14
加減方	31, 40, 64, 90
加味帰脾湯	16
加味逍遙散	**17**, 91, 116
加味方	40, 65, 106
下肢痛	45, 90
下肢のしびれ	45
下腿の浮腫	130
下腹部痛	38, 92, 103, 109, 110
何首烏	108
火傷	61
過食	2
風邪	89, 98
——の初期	28, 35, 42
肩こり	13, 25, 62, 94, 107, 131
脚気	7, 25, 46, 111, 121
喀血	10
葛根	13, 14, 28, 79, 82
葛根加朮附湯	13
葛根湯	13, **14**, 15, 76, 133
——証	79
葛根湯加川芎辛夷	15
滑石	47, 105, 131
化膿	20, 26
化膿性皮膚湿疹	71
花粉症	15, 81
栝楼根	26, 51, 53
栝楼仁	49
肝炎	3
肝機能障害	52, 94
肝硬変症	3
甘温	66
甘草	5, 21, 42, 60, 82, 101, 120, 147
甘草湯	18
甘麦大棗湯	19
甘平	66

寒気	51
寒証	5
寒積	44
寒熱中庸	148
乾姜	11, 51, 93, 117, 128, 145
乾枯	61
乾燥性咳嗽	120, 148
関節炎	130
関節痛	7, 34, 44, 90, 136, 139
関節リウマチ	7, 32, 69, 97, 133, 139
疳の虫	19, 141
感冒	14, 41, 52, 82, 132
顔面紅潮	56

き

キレ痔	12
気管支炎	49, 83, 120, 134, 145
気管支喘息	43, 54, 95, 135, 145
気逆	10, 33, 46, 51, 74
気虚	5, 16, 40, 82, 102
気血双補	70
気血両虚	16, 24, 70
気積	44
気滞	17, 24, 42, 50, 60, 82
気の上衝	35, 36, 92
桔梗	20, 53, 71, 98, 119
桔梗石膏	18, **20**, 75
桔梗湯	21
枳実	26, 62, 82, 106, 126, 137
菊花	102
橘皮	25
帰脾湯	16, **22**
脚部腫脹	39
芎帰膠艾湯	12, **23**
芎帰調血飲	24
急性胃炎	11
急性胃カタル	2, 129
急性胃腸炎	2, 55, 77, 80
急性胃腸カタル	48, 94, 117
急性湿疹	71
急性腸炎	30
急性熱性病	49, 74
急性皮膚疾患	71
急性便秘	96
急痛	8, 68
急迫	68
虚	57
虚弱児	8

◆各項目の数字はノンブルではなく五十音順の方剤番号です．

虚弱体質	8, 17, 22, 42
虚証	17, 28, 29, 35, 51
虚熱	5, 86, 148
虚労	57
羌活	89, 90, 97, 114
胸脇苦満	49, 54, 55, 74
胸膜炎	74
強直	97
去痰	41
去風	78
起立性調節障害	124
近位手指関節痛	34, 39, 139
筋炎	130
筋緊張	94, 95
筋痙攣	90
筋肉痛	90, 136, 139
筋肉リウマチ	69
筋の痙攣	19
緊張	50
緊張型頭痛	46

く

クループ症状	8
くさ	100
くしゃみ	76
駆瘀血薬	12, 37, 92
苦参	78
九味檳榔湯	25

け

けいれん	68
げっぷ	123, 126, 127
荊芥	26, 71, 85, 100, 131
荊芥連翹湯	**26**, 53
桂枝加黄耆湯	27
桂枝加葛根湯	14, **28**
桂枝加厚朴杏仁湯	29
桂枝加芍薬大黄湯	30
桂枝加芍薬湯	8, 30, **31**, 73, 109
桂枝加朮附湯	13, **32**, 136
桂枝加竜骨牡蛎湯	19, **33**
桂枝加苓朮附湯	34
桂枝湯	14, 27, **35**, 52, 109, 133
桂枝人参湯	36
桂枝茯苓丸	12, **37**, 85, 99, 107, 116, 130
桂枝茯苓丸加薏苡仁	38
桂芍知母湯	39

桂皮	1, 11, 25, 50, 70, 113, 133, 145
桂麻各半湯	**41**, 133, 134
啓脾湯	40
解うつ	50
解表	42
――作用	48
下血	10
下焦	144
――の炎症	47
――の湿熱	104, 105
下痢	4, 11, 55, 80, 104, 128
結核症	132
結膜炎	14, 64
血虚	5, 16, 23, 44, 60, 90
血行改善	44
血積	44
血尿	104
血流改善作用	13
月経	1
月経異常	110
月経過多	23
月経困難	5, 6, 17, 37, 92, 111
――症	107
月経痛	44, 103, 106, 109, 112
月経不順	5, 17, 37, 92, 106, 130
健胃	79
健脾	60, 102, 114
肩甲部の神経痛	13
倦怠感	111, 121
犬吠様咳嗽	8

こ

こしけ	5, 37, 144
こむらがえり	68, 69
膠飴	73, 93, 109
紅花	100, 106
口渇	20, 45, 80, 104, 121, 148
口乾	51
口中不快	54, 55
口内炎	3, 11, 123, 131
睾丸炎	37
抗菌作用	61
抗ストレス薬	50
高血圧	10, 56, 95, 121, 131
――症	50, 84, 94
香蘇散	**42**, 82
香附子	24, 42, 60, 98, 114, 116
更年期障害	5, 17, 44, 51, 106, 111

◆各項目の数字はノンブルではなく五十音順の方剤番号です。

更年期症候群……………………………………… 17
粳米………………………………………… 120, 125
合方………………………………… 6, 41, 52, 54, 55
厚朴………………………… 25, 72, 96, 106, 122, 137
肛門炎症…………………………………………… 61
肛門裂傷…………………………………………… 61
呼吸困難…………………………………… 29, 138
五虎湯……………………………………………… 43
五積散……………………………………………… 44
五十肩…………………………………………… 69, 114
五味子………………………………… 76, 86, 88, 118, 145
五淋散……………………………………………… 47
五苓散………………………… 2, 4, **48**, 55, 80, 104, 115
牛膝…………………………………………… 45, 90, 97
牛車腎気丸……………………………………… **45**, 90
牛蒡子……………………………………… 26, 53, 78
腰の冷え………………………………………… 44, 146
呉茱萸………………………………… 5, 25, 46, 110
呉茱萸湯…………………………………………… 46
枯燥……………………………………………… 66, 72
骨盤内鬱血症候群………………………………… 24

さ

柴陥湯……………………………………………… 49
柴胡………………………… 12, 60, 71, 83, 94, 140
柴胡加竜骨牡蛎湯………………………… 19, **50**, 62
柴胡桂枝乾姜湯………………… 49, **51**, 54, 74, 75
柴胡桂枝湯……………………… 49, **52**, 54, 74, 75
柴胡剤………………………………… 62, 74, 92, 95
柴胡清肝湯…………………………………… 26, **53**
柴朴湯……………………………………………… 54
柴苓湯……………………………………………… 55
細辛……………………………… 76, 110, 134, 143, 145
坐骨神経痛……………………………………… 121
左寸……………………………………………… 120
痤瘡…………………………………………… 85, 119
三黄瀉心湯…………………………………… 10, **56**
三物黄芩湯………………………………………… 58
酸寒……………………………………………… 66
酸棗仁…………………………………………… 22, 57
酸棗仁湯…………………………………………… 57
産後回復不全……………………………………… 74
産後の神経症……………………………………… 24
産後の衰弱………………………………………… 24
産後の肥立不良………………………………… 112
産後の疲労………………………………………… 24
産前産後の神経症……………………………… 116
山査子……………………………………………… 40

山梔子…………………………… 3, 10, 47, 81, 131, 144
山茱萸………………………………………… 121, 148
山椒……………………………………………… 93, 113
山薬………………………………………… 40, 121, 148
残尿感………………………………… 47, 87, 104, 144

し

しびれ…………………………………………… 45, 90
しぶり腹………………………………………… 30, 31
しみ……………………………………………… 38, 66
しもやけ…………………………………… 5, 66, 110
しわがれ声……………………………………… 122
痔………………………………………………… 109, 111
痔核……………………………………………… 12, 61
痔疾…………………………………… 92, 94, 95, 112
痔疾患…………………………………………… 24, 37
痔出血…………………………………… 12, 23, 56
滋陰降火湯…………………………………… **59**, 60
滋陰至宝湯………………………………………… 60
滋陰薬…………………………………………… 148
滋潤作用…………………………………………… 49
滋潤薬……………………………………………… 5
紫雲膏……………………………………………… 61
紫根………………………………………………… 61
紫斑……………………………………………… 37, 63
地黄………………………… 47, 65, 90, 121, 144, 148
地骨皮…………………………………………… 60, 87
止咳……………………………………………… 59
止血作用………………………………………… 5, 23
止痛……………………………………………… 26, 85
止痒…………………………………………… 26, 53, 85
自汗………………………………… 27, 41, 43, 52, 76
自律神経失調症………………………………… 24
四逆散…………………………………… 17, 50, **62**
四君子湯………………………… 21, 40, **63**, 70, 132, 142
四肢関節痛……………………………………… 97
四物湯………………………… 6, 21, 44, 66, 90, 105
四苓湯………………………………… 48, **80**, 111
子宮・付属器の炎症…………………………… 37
子宮下垂………………………………………… 132
子宮内膜症……………………………………… 37
脂質異常症……………………………………… 131
梔子柏皮湯……………………………………… 64
七物降下湯………………………………… 65, 147
歯痛……………………………………………… 143
湿疹………………………………… 5, 18, 53, 71, 100
湿性咳嗽………………………………………… 88, 98
湿性胸膜炎……………………………………… 77

◆各項目の数字はノンブルではなく五十音順の方剤番号です．

膝痛	130	静脈瘤	130
蒺藜子	108	少陽病	9, 49, 74, 75
瀉下	30, 72, 101	暑気あたり	2, 48, 55, 80, 86
──作用	56	食あたり	2, 96
──薬	91, 94	食積	44
炙甘草	67	食欲不振	16, 70, 94, 118, 132, 142
炙甘草湯	67	辛夷	15, 81
芍薬	5, 13, 47, 76, 90, 110	辛夷清肺湯	81
芍薬甘草湯	9, **68**, 109, 113	辛温	66
芍薬甘草附子湯	69	心陰液	87
車前子	45, 47, 87, 144	心陰虚	87
習慣性頭痛	46	心下	76
習慣性片頭痛	46	心下痞鞕	10, 123
習慣性流産	111, 112	心下部緊張疼痛	52
十全大補湯	63, 70, 97, 118	心窩部痛	11, 33
十二指腸潰瘍	52	心悸亢進	10, 25, 50
十味敗毒湯	**71**, 85	心血虚	22, 57
縮砂	1	心身症	51
宿酔	64	心臓衰弱	145
出血斑	37	心臓性喘息	138
潤腸湯	72, 137	心臓弁膜症	84, 111
消炎作用	18, 43, 61, 71	心肥大	138
消化不良	2, 9, 40, 84, 123, 142	心不全	84, 138
消風散	**78**, 85, 100	心労	87
承気湯類	92	津液不足	5, 72, 86, 118, 137, 148
生姜	5, 33, 74, 102, 122, 131	腎炎	7, 121, 130
生姜不適応症例	40	腎虚	44, 45, 87, 148
小建中湯	8, **73**	腎石症	104
小柴胡湯	50, 52, 62, **74**, 75	腎臓炎	104
──証	62	腎臓病	145
小柴胡湯加桔梗石膏	75	神経過敏	51
小青竜湯	29, 76, 81, 145	神経質	62, 73
小児疳症	140, 141	神経症	5, 16, 51, 96, 123, 140
小児虚弱体質	73	神経衰弱	33, 84, 95
小児ぜんそく	54, 83, 135	──症	50
小児夜啼症	50	神経性胃炎	1, 122, 127
小児夜尿症	33, 73	神経性食道狭窄炎	122
小児夜なき	140, 141	神経性心悸亢進症	50
小半夏加茯苓湯	**77**, 115	神経痛	32, 44, 90, 112, 136
常習便秘	30, 96	神秘湯	83
衝心	46	滲出性症状	71
焦燥	50	参蘇飲	82
昇提	86	身体虚弱	8, 28, 29
──作用	132	身体やせ	39
升麻	12, 79, 81, 132, 143	真武湯	34, **84**, 134
升麻葛根湯	79	蕁麻疹	3, 4, 10, 42, 78, 94
上熱下寒	17		
上半身の関節リウマチ	13		
上半身の神経痛	14		

◆各項目の数字はノンブルではなく五十音順の方剤番号です。

す

ストレス	4, 50, 83
ストレス性胃炎	33
水気病	27
水逆	80
——の嘔吐	48
水瀉性嘔吐	2
水瀉性下痢	2, 55
水腫性脚気	77
水毒	4, 17, 23, 37, 55, 105
水様の痰	76
水様鼻汁	76
膵臓炎	52
睡眠障害	16, 22
睡眠不足	24
頭重	16, 38, 56, 65, 111
頭痛	28, 42, 62, 89, 102, 124

せ

せつ	119, 130
せつ腫症	119
清上防風湯	26, **85**
清暑益気湯	86
清心蓮子飲	87
清熱	9, 38, 50, 74, 86
——作用	12
——薬	10, 47, 57, 59
清肺湯	88
精神症状	50
精神不安	16, 57, 107
性的神経衰弱	33
生理痛	1
咳	29, 49, 59, 82, 120
石膏	7, 20, 75, 102, 125, 138
川芎	5, 57, 71, 90, 100, 140
川芎茶調散	89
川骨	99
先急後緩の法則	11, 128
前胡	82
前立腺肥大	121
全身倦怠	86
全身倦怠感	87
全身の冷え	112
喘息	83, 133
喘鳴	43, 76, 83, 135
蝉退	78
蠕動促進	44

そ

蒼朮	4, 13, 32, 59, 80, 140
創傷治癒促進作用	61
桑白皮	43, 88
疎肝解鬱	53
疎経活血湯	90
熄風薬	102
鼠径部湿疹	144
蘇木	106
蘇葉	25, 42, 82, 83, 122

た

太陰病	30
太鼓腹	131
太陽病	9, 13, 14, 52
大黄	3, 30, 56, 91, 107, 137
大黄甘草湯	**91**, 101
大黄牡丹皮湯	**92**, 103
大建中湯	**93**, 113
大柴胡湯	49, 51, 62, 74, 94
大柴胡湯去大黄	95
大柴胡湯証	62
大承気湯	**96**, 106
大棗	7, 24, 50, 82, 110, 132
大腸カタル	30
大防風湯	97
体質虚弱	17, 73, 117
体力低下	24, 117
多汗症	130, 132
多尿	45
沢瀉	4, 40, 80, 104, 148
脱肛	12, 61, 109, 132
脱水	35, 41
——予防	86
打撲	99, 106
打撲傷	37
痰	59, 60, 98
痰積	44
胆石症	52, 62, 94, 95
胆のう炎	52, 62, 94, 95

ち

チック	19
知覚麻痺	84
知母	39, 57, 78, 81, 125
竹筎	88, 98

◆各項目の数字はノンブルではなく五十音順の方剤番号です．

竹筎温胆湯･････････････････････････････98
蓄膿症･･････････････････････15, 26, 77, 81
治打撲一方･･･････････････････････････99
治頭瘡一方･･････････････････････85, **100**
血の道症･･･････････････6, 17, 24, 51, 89, 116
中間証･･･････････････････････････17, 62
中耳炎････････････････････････････････14
虫垂炎･･･････････････････････････････103
調胃承気湯････････････････96, **101**, 107, 131
腸カタル･･････････････････････････････9
腸癰湯･･･････････････････････････････103
丁子･････････････････････････････99, 116
釣藤鈎･･････････････････････65, 102, 140
釣藤散････････････････････････････････102
猪苓･･････････････････････4, 48, 80, 104, 105
猪苓湯････････････････････････････････104
猪苓湯合四物湯･･･････････････････････105
鎮咳去痰作用･････････････････････････75
鎮咳作用･････････････････････････41, 59
鎮痙作用････････････････････････････1, 47
鎮痛作用････････････････････････1, 39, 71
陳皮･･･････････････24, 60, 82, 102, 114, 141

つ

つかえ感･････････････････････････････10
つわり･･････････････････････77, 117, 122, 127
通導散････････････････････････････････106
痛風･････････････････････････････････97

て

てんかん･････････････････････････････50
手足のあれ･･････････････････････････5, 38
手足の冷え･･････････････････23, 70, 111, 118
手足のほてり････････････････････････58
手のこわばり･･･････････････････････97
天南星････････････････････････････････114
天麻･･････････････････････････････････124
天門冬････････････････････････････59, 88

と

桃核承気湯･･････････････････････92, **107**, 116
桃仁･･････････････････････37, 72, 90, 103, 107
冬瓜子････････････････････････････92, 103
当帰･･････････････････････5, 47, 78, 90, 116, 144
当帰飲子･････････････････････････････108
当帰建中湯････････････････････････64, **109**

当帰四逆加呉茱萸生姜湯･･･････････････110
当帰芍薬散･････････････････23, 44, 84, **111**, 112
当帰芍薬散加附子････････････････････112
当帰湯････････････････････････････････113
動悸･････････････････････36, 50, 67, 111, 131
動脈硬化･････････････････････････25, 95
動脈硬化症･･････････････････････････50
統血作用･････････････････････････････63
疼痛･･････････････････････････････････8
糖尿病･･････････････････････････48, 94, 121
吐血･････････････････････････････････10
独活･････････････････････････････････71
豚脂･････････････････････････････････61

な

内攻･････････････････････････････････79
内出血･･･････････････････････････16, 22
夏やせ････････････････････････････86, 132
軟膏剤･･･････････････････････････････61

に

にきび･･････････････････････････26, 38, 85
二朮湯････････････････････････････････114
二陳湯･････････････････････････44, 98, **115**
乳汁分泌不足････････････････････････24
乳腺炎････････････････････････････････14
乳幼児の湿疹･･････････････････････････100
尿道炎････････････････････････････････104
尿毒症･･･････････････････････････････48
尿の濁り････････････････････････････144
尿不利･･･････････････････55, 121, 147, 148
尿利減少･････････････････････････････121
尿量減少･･･････････････････45, 48, 104, 115
女神散････････････････････････････････116
人参･･････････････････････5, 22, 63, 97, 113, 138
人参湯･････････････････････36, 63, **117**, 128
人参養栄湯･････････････････････････70, 118
妊娠嘔吐･････････････････････････････77
妊娠悪阻･････････････････････････････77
妊娠腎････････････････････････････････130
忍冬･････････････････････････････････100

ね

ネフローゼ･･････････････････3, 7, 48, 84, 130
寝汗･････････････････････････8, 27, 70, 86, 118
熱･･･････････････････････････････････53

◆各項目の数字はノンブルではなく五十音順の方剤番号です．

熱証……………………………………… 6
熱症状…………………………………… 86
熱性疾患………………………………… 52
熱中症………………………………… 125
熱取り…………………………………… 53
粘稠痰……………………………… 59, 60

の

ノイローゼ………………………… 10, 94
のどの異常感………………………… 122
のどの渇き…………………………… 125
のぼせ……………………… 10, 36, 56, 131
脳溢血……………………………… 10, 84, 94
膿性鼻汁………………………………… 26

は

はっ酵性下痢………………………… 123
肺炎…………………………… 49, 52, 60, 74, 98
肺結核……………………………… 52, 74
肺の炎症…………………………… 54, 55
梅核気………………………………… 122
排尿困難…………………… 27, 45, 105, 148
排尿痛……………………… 47, 87, 104, 105, 144
排膿………………………………… 26, 53, 71
──作用………………………………… 75
排膿散及湯…………………………… 119
背部痛………………………………… 113
貝母………………………………… 60, 88
吐き気…………………………… 52, 55
麦芽………………………………… 124
麦門冬…………………… 5, 60, 81, 98, 120
麦門冬湯………………………… **120**, 148
拍動性頭痛…………………………… 46
肌の乾燥……………………………… 66
八味地黄丸……………………… 45, **121**, 148
薄荷……………………… 17, 53, 60, 85, 131
発汗………………………………… 41, 42
──過剰………………………………… 14
──作用………………………………… 79
発疹…………………………… 6, 41, 79
発赤腫脹……………………………… 119
発熱………………………… 3, 20, 35, 74, 89, 134
抜歯後の疼痛………………………… 143
鼻かぜ………………………………… 14
鼻カタル……………………………… 62
鼻汁…………………………………… 81
鼻血…………………………………… 56

鼻づまり………………………… 15, 81
半夏………………………… 5, 50, 95, 120, 145
半夏厚朴湯…………… 44, 54, 113, 120, **122**, 127
半夏瀉心湯………………… 10, 11, 56, **123**
半夏白朮天麻湯……………………… 124
半身不随………………… 84, 95, 111, 132
反跳圧痛…………………………… 92, 103
煩熱不得臥…………………………… 121

ひ

ヒステリー………………… 19, 50, 62
ひきつけ……………………………… 19
ひきつり……………………………… 68
ひびわれ……………………………… 61
脾胃………………………………… 142
脾虚…………………… 16, 19, 22, 117, 132
冷え…………………… 66, 128, 146
　──症……………… 1, 17, 37, 51, 66, 108
　──腹………………………………… 2
鼻炎…………………………… 76, 81
鼻閉………………………… 15, 76, 81
鼻閉塞………………………………… 133
皮膚炎……………………………… 26, 79
皮膚乾燥症…………………………… 108
皮膚搔痒症………………… 10, 64, 78
皮膚の炎症…………………………… 10
皮膚のかさつき感…………………… 53
皮膚病………………………………… 130
肥満…………………………………… 131
　──症…………………………… 130, 131
百合…………………………………… 81
白芷…………………… 26, 44, 85, 89, 90
白朮…………………… 22, 60, 114, 128, 146
白虎加人参湯………………………… 125
表……………………………………… 7, 51
表証……………………………… 28, 36, 42
表病変………………………………… 34
病後の衰弱…………………………… 8
病後の体力低下……………………… 70
標治………………………………… 135
疲労回復……………………………… 66
疲労感…………………… 70, 106, 118
疲労倦怠…………………… 70, 73, 118
　──感………………………………… 25
枇杷葉………………………………… 81
貧血…………………… 16, 44, 51, 110, 118
　──症………………………………… 24
頻尿………………… 45, 87, 104, 121, 148

◆各項目の数字はノンブルではなく五十音順の方剤番号です。

檳榔子	25, 116

ふ

ふらつき	50
ふるえ	50
不安	16, 33, 50, 56, 87
——感	25, 140
不安神経症	54, 122, 127
不正性器出血	5, 23
不整脈	67
不登校	95
不妊症	111
不眠	5, 16, 22, 50, 87, 118
——症	16, 22, 51, 94, 122
腹直筋緊張	30, 31
腹痛	2, 9, 30, 73, 111
腹部膨満	30, 92, 115
腹部膨満改善	44
腹部膨満感	31, 93, 113, 123
腹膜炎	37, 84
副鼻腔炎	26, 81
茯苓	4, 24, 48, 87, 90, 126, 148
茯苓飲	126
茯苓飲合半夏厚朴湯	127
附子	13, 32, 84, 112, 134
附子理中湯	128
浮腫	2, 34, 80, 111, 138
婦人の冷え症	112
二日酔	4, 11, 48, 123

へ

平胃散	2, 44, **129**
平喘	83
便失禁	132
便秘	30, 56, 91, 101, 131
——症	91
片頭痛	46
扁頭炎	21, 75
扁頭周囲炎	21, 75
扁桃腺炎	14

ほ

ほてり	5, 50, 86, 116, 125
補陰	58
補気	22, 27, 37, 60
——薬	86
補気健脾	5
補血	6, 39, 74
——作用	35, 37
——薬	57
補中益気湯	12, 86, 88, **132**
補陽	84
補養作用	87
防已	90, 130, 138
防已黄耆湯	**130**, 136
防風	26, 71, 90, 131, 143
防風通聖散	131
膀胱カタル	121
芳香性健胃薬	1
芒硝	92, 96, 101, 106, 131
亡津液	86, 87
樸樕	71, 99
母子同服	141
牡丹皮	5, 17, 37, 92, 103, 148
哺乳困難	133
牡蛎	1, 33, 50, 51
本治	121, 135

ま

麻黄	7, 13, 39, 76, 131, 145
麻黄湯	44, 76, 83, **133**, 134
麻黄附子細辛湯	64, 133, **134**
麻杏甘石湯	43, 83, **135**
麻杏薏甘湯	136
麻子仁	67, 72, 137
麻子仁丸	72, **137**
麻疹	79
麻痺	97
慢性胃炎	1, 63
慢性胃カタル	2, 129
慢性胃腸炎	36, 40, 73
慢性胃腸カタル	117, 123
慢性胃腸障害	74
慢性肝炎	74
慢性関節炎	69, 97
慢性湿疹	108
慢性腎炎	111, 112
慢性腎臓病	50
慢性神経痛	69
慢性腸炎	84
慢性鼻炎	15, 26, 81
慢性扁頭炎	26
慢性扁桃腺炎	53

◆各項目の数字はノンブルではなく五十音順の方剤番号です．

み

水太り	27
水虫	71, 78
蜜蝋	61
耳鳴り	65, 121

む

むくみ	4, 45, 55, 80, 131, 148
夢精	33
胸やけ	123

め

メタボリックシンドローム	131
めまい	4, 44, 102, 111, 124
目のかゆみ	64
面疔	119

も

毛髪脱落	61
木通	47, 78, 110, 144
木防已湯	138
木香	22, 25, 116

や

やせ	40
益母草	24
夜尿症	7, 146

ゆ

指のこわばり	34, 139

よ

陽	58, 121, 148
陽虚	121
陽明病	9, 96, 101, 125
瘍	119
癰	130
腰椎ヘルニア	90
腰痛	44, 107, 121, 146
薏苡仁	38, 103, 136, 139
薏苡仁湯	139

抑うつ	50
──状態	16
抑肝散	19, **140**
抑肝散加陳皮半夏	141
夜泣き	19, 73, 141

り

リウマチ	84
リラックス効果	53
リンパ腺炎	14, 174
裏	31, 51
裏寒	51
理気	22, 29, 37, 74, 102
──薬	42, 44, 48, 50, 60
利水	45, 74
──薬	4, 7, 37, 40, 47
──作用	31
利水消腫	27
利胆作用	3, 4
六君子湯	63, 115, 126, 127, **142**
立効散	143
溜飲	126, 127
流感	52
流涙	76
竜眼肉	22
竜骨	33, 50
竜胆	90, 143, 144
竜胆瀉肝湯	144
苓甘姜味辛夏仁湯	29, **145**
苓姜朮甘湯	44, **146**
苓桂朮甘湯	34, 44, **147**
良姜	1
淋炎	104

れ

攣急	68, 91, 137
連翹	53, 85, 100, 131
蓮肉	40, 87

ろ

老人性掻痒症	84
老人のかすみ目	45
肋膜炎	95
六味丸	120, **148**

漢方処方と方意

| 2010年 4月15日　1版1刷 | ©2010 |
| 2021年 9月30日　　5刷 | |

著　者
いしげ　あつし　　にしむら　こう
石毛　敦　　西村　甲

発行者
株式会社　南山堂　代表者　鈴木幹太
〒113-0034　東京都文京区湯島 4-1-11
TEL 代表 03-5689-7850　www.nanzando.com

ISBN 978-4-525-47471-3

JCOPY　<出版者著作権管理機構 委託出版物>
複製を行う場合はそのつど事前に(一社)出版者著作権管理機構(電話03-5244-5088、FAX 03-5244-5089, e-mail: info@jcopy.or.jp)の許諾を得るようお願いいたします。

本書の内容を無断で複製することは、著作権法上での例外を除き禁じられています。
また、代行業者等の第三者に依頼してスキャニング、デジタルデータ化を行うことは認められておりません。